血液病和肿瘤病例精粹

Hematology and Oncology Pearls

注 意

医学在不断进步。虽然有关安全问题的注意事项必须遵守，但是由于新的研究和临床经验在不断拓宽我们的知识，在治疗和用药方面做出某些改变也许是必需的或适宜的。建议读者核对所开每种药品生产厂商的最新产品信息，确认推荐剂量、服药方法、时间和禁忌证。决定患者服药剂量和最佳治疗方式的责任在于实施治疗的医师，即有赖于其个人经验和对每位患者的了解而定。出版商和著者对可能引起的人身或财产的任何损伤和（或）损失，不承担任何责任。

出版者

血液病和肿瘤病例精粹

主　编　Michael A.Danso
　　　　Ethan M.Basch
主　译　刘开彦
译　者　孔　圆　闫晨华　赵　婷
　　　　贾晋松

北京大学医学出版社
PeKing University Medical Press

Hematology and Oncology Pearls, 1st edition
Michael A. Danso，Ethan M. Basch
ISBN-13: 978-1-56053-577-5
ISBN-10: 1-56053-577-6

Authorized Simplified Chinese translation from English language edition published by the Proprietor.
978-981-259-553-9
981-259-553-8

Elsevier (Singapore) Pte Ltd.
3 Killiney Road，#08-01 Winsland House I，Singapore 239519
Tel: （65）6349-0200, Fax:（65）6733-1817
First Published 2007
2007 年初版

北京市版权局著作权合同登记号：图字：01-2006-1182

XUEYEBING HE ZHONGLIU BINGLI JINGCUI

图书在版编目（CIP）数据

血液病和肿瘤病例精粹／（美）丹索（Danso, M, A），（美）巴史克（Basch, E. M.）著；刘开彦等译. —北京：北京大学医学出版社，2006.9

书名原文：Hematology and Oncology Pearls

ISBN 7-81116-052-8

Ⅰ. 血… Ⅱ. ①丹… ②巴… ③刘… Ⅲ. ①血液－诊疗 Ⅳ. ① R55 ② R73

中国版本图书馆 CIP 数据核字（2006）第 064413 号

血液病和肿瘤病例精粹

主　　编：Michael A. Danso，Ethan M. Basch

主　　译：刘开彦

出版发行：北京大学医学出版社（电话：010－82802230）

地　　址：(100083) 北京市海淀区学院路 38 号　北京大学医学部院内

网　　址：http://www.pumpress.com.cn

E-mail：booksale@bjmu.edu.cn

印　　刷：莱芜市圣龙印务有限责任公司

经　　销：新华书店

责任编辑：白玲　樊景禹　　责任校对：程明　　责任印制：郭桂兰

开　　本：880mm × 1100mm　1/32　印张：11.25 字数：316 千字

版　　次：2006 年 12 月第 1 版　2006 年 12 月第 1 次印刷

书　　号：ISBN 7-81116-052-8 /R·052

定　　价：36.00 元

原著者名单

Ethan M. Basch, MD
Fellow, Medical Oncology and Hematology Service, Memorial Sloan-Kettering Cancer Center, New York, New York

Kathleen Beekman, MD
Chief Fellow, Medical Oncology and Hematology Service, Memorial Sloan-Kettering Cancer Center, New York, New York

Emily Chan, MD, PhD
Fellow, Medical Oncology and Hematology Service, Memorial Sloan-Kettering Cancer Center, New York, New York

Anne Chiang, MD, PhD
Fellow, Medical Oncology and Hematology Service, Memorial Sloan-Kettering Cancer Center, New York, New York

Adam Cohen, MD
Fellow, Medical Oncology and Hematology Service, Memorial Sloan-Kettering Cancer Center, New York, New York

Michael A. Danso, MD
Chief Fellow, Medical Oncology and Hematology Service, Memorial Sloan-Kettering Cancer Center, New York, New York

Leslie Ellis, MD
Fellow, Medical Oncology and Hematology Service, Memorial Sloan-Kettering Cancer Center, New York, New York

David Feltquate, MD, PhD
Fellow, Medical Oncology and Hematology Service, Memorial Sloan-Kettering Cancer Center, New York, New York

Mark Fleming, MD
Fellow, Medical Oncology and Hematology Service, Memorial Sloan-Kettering Cancer Center, New York, New York

Matthew Fury, MD, PhD

Fellow, Medical Oncology and Hematology Service, Memorial Sloan-Kettering Cancer Center, New York, New York

Matthew Galsky, MD
Clinical Assistant Physician, Medical Oncology and Hematology Service, Memorial Sloan-Kettering Cancer Center, New York, New York

John Gerecitano, MD, PhD
Fellow, Medical Oncology and Hematology Service, Memorial Sloan-Kettering Cancer Center, New York, New York

Jeffrey Halaas, MD, PhD
Fellow, Medical Oncology and Hematology Service, Memorial Sloan-Kettering Cancer Center, New York, New York

Gregory Leonard, MD
Fellow, Gastrointestinal Oncology Service, Memorial Sloan-Kettering Cancer Center, New York, New York

Michaela Liedtke, MD
Fellow, Medical Oncology and Hematology Service, Memorial Sloan-Kettering Cancer Center, New York, New York

Igor Matushansky, MD
Fellow, Medical Oncology and Hematology Service, Memorial Sloan-Kettering Cancer Center, New York, New York

Daniel Milton, MD
Fellow, Medical Oncology and Hematology Service, Memorial Sloan-Kettering Cancer Center, New York, New York

Luke Nordquist, MD
Fellow, Medical Oncology and Hematology Service, Memorial Sloan-Kettering Cancer Center, New York, New York

Daniel Persky, MD
Fellow, Medical Oncology and Hematology Service, Memorial Sloan-Kettering Cancer Center, New York, New York

Carlos Ramos, MD
Fellow, Medical Oncology and Hematology Service, Memorial Sloan-Kettering Cancer Center, New York, New York

Gregory Riely, MD, PhD
Chief Fellow, Medical Oncology and Hematology Service, Memorial Sloan-Kettering Cancer Center, New York, New York

Petra Rietschel, MD, PhD
Fellow, Medical Oncology and Hematology Service, Memorial Sloan-Kettering Cancer Center, New York, New York

Ellen Ronnen, MD
Fellow, Medical Oncology and Hematology Service, Memorial Sloan-Kettering Cancer Center, New York, New York

Karen Smith, MD, MPH
Fellow, Medical Oncology and Hematology Service, Memorial Sloan-Kettering Cancer Center, New York, New York

Mika A. Sovak, MD, PhD
Fellow, Medical Oncology and Hematology Service, Memorial Sloan-Kettering Cancer Center, New York, New York

Yungpo Bernard Su, MD
Clinical Assistant Physician, Medical Oncology Service, Memorial Sloan-Kettering Cancer Center, New York, New York

Tiffany Traina, MD
Chief Fellow, Medical Oncology and Hematology Service, Memorial Sloan-Kettering Cancer Center, New York, New York

Jennifer Wheler, MD
Fellow, Medical Oncology and Hematology Service, Memorial Sloan-Kettering Cancer Center, New York, New York

译 者 前 言

随着现代分子生物学、免疫学、遗传学等基础医学的迅速发展，医学理论和临床诊断治疗也日新月异，新理论、新诊断方法和新治疗方法也不断涌现。本书通过血液病专家和肿瘤专家提供的一些临床常见及少见病例的描述，以临床循证为特点，建立了激发读者独立诊断及鉴别诊断、制定临床治疗方案的教学模式。是一本非常优秀的血液系统疾病和肿瘤性疾病的教学参考书。作者从症状出发，充分展开思维方法和思维程序，给出详细的诊断分析和结论，并详尽介绍了血液系统疾病和其他系统疾病合并血液系统相关问题的有关理论知识及最新的治疗进展。

需要指出的是编著者均为美国的临床医师、药师和研究人员，有些数据、观点可能不适用于国人和国情；一些实验室检查数据的单位亦与我国不同，部分检查数据原来就无单位。因此，读者应当有借鉴、有分析地从中汲取知识，借它山之石为所用。

虽然译者在翻译过程中已竭尽全力，但书中仍可能有不妥甚至错误之处，恳请前辈及同仁及时指出以便改正。如果本书对读者能有所裨益，我们将感到莫大的欣慰。

刘开彦

2006-9-20

著 者 前 言

我们很高兴向大家推荐第一版《血液病和肿瘤病例精粹》，它是经过 Memorial Sloan-Kettering 癌症中心各位同事的共同努力完成的。本书中的病例是根据血液病专家和肿瘤专家提供的临床常见和少见病而编辑的教学参考书。书中部分内容来源于我们每周的临床病例讨论—— 一种流行的以病例为基础的教学讨论会，在会上有难度的病例被提出来并选择有经验的医生进行讨论。

虽然在血液学和肿瘤学领域有许多优秀的参考书，但本书提供了一种独一无二的以病例为基础的模式，以激发读者自己去进行鉴别诊断和制定治疗方案。作为Memorial Sloan-Kettering 癌症中心常见病人的一个反映，我们的探索侧重于血液肿瘤和实体肿瘤。对于临床肿瘤学家实践中可能会碰到的那些常见肿瘤，本书也给予了评述。

我们的目的是为对血液和肿瘤学感兴趣的医学生、住院医师及医学爱好者提供一本有价值的参考书。在进行血液和肿瘤临床训练的医生会发现本书模式不仅对准备考试有益而且还是一个非常有意义的临床循证纲要。实践中的血液学和肿瘤学专家或许会同样从本书的病例中发现许多有意义的问题和挑战。

Michael A. Danso, MD
Ethan M. Basch, MD
Editors

致 谢

本书是 Memorial Sloan-Kettering 癌症中心 50 多位同事共同努力的结果。我们希望这本通过每位同事一丝不苟的工作和研究编写的书会对读者有用。我们的目的是激起读者同作者一样的对科学的好奇心和热情以及对患者的同情心。

我们对本书中提到的所有病例致以崇高的敬意；我们谨以本书作为对他们健康的祝福和纪念。本写作计划的实现要特别感谢那些对我们教育作出无私奉献和对一些章节的文章提出指导意见和编审的医教职员和良师益友。

Memorial Sloan-Kettering 癌症中心的学术连续性和协作精神为本书的完成提供了理想的环境。在这里要特别感谢我们团队的领导者 Dean Bajorin，作为一名肿瘤医学专家他为我们专业的发展提供了巨大的支持和鼓励，并且强烈倡导本书的出版。George Bosl, 内科学主席，是一位无与伦比的学者，他对这一领域的热爱和学识激励了几代住院医师，其中包括本书的撰稿人。

感谢教育和训练局提供的帮助，特别感谢 Cheryl James, Liana Purnama 和 Lillie Dilaurao。最后感谢我们的家人和朋友们的支持和理解，特别是 Elizabeth。

病例审阅者

本书中病例承蒙以下医师审阅

Breast Oncology Service

Maura Dickler, MD
Assistant Attending Physician, Memorial Sloan-Kettering Cancer Center

Clifford Hudis, MD
Chief, Breast Cancer Medicine Service, Memorial Sloan-Kettering Cancer Center

Andrew Seidman, MD
Associate Attending Physician, Memorial Sloan-Kettering Cancer Center

Genitourinary Oncology Service

George J. Bosl, MD
Chairman, Department of Medicine
Attending Physician, Memorial Sloan-Kettering Cancer Center

Dean F. Bajorin, MD, FACP
Program Director, Medical Oncology, Hematology Fellowship
Attending Physician, Memorial Sloan-Kettering Cancer Center

Beverly Drucker, MD
Clinical Assistant Physician, Memorial Sloan-Kettering Cancer Center

Lewis Kampel, MD
Associate Attending Physician, Memorial Sloan-Kettering Cancer Center

Michael J. Morris, MD
Clinical Assistant Physician, Memorial Sloan-Kettering Cancer Center

Susan F. Slovin, MD, PhD
Assistant Attending Physician, Memorial Sloan-Kettering Cancer Center

Gastrointestinal Oncology Service

Ghassan K. Abou-Alfa, MD
Clinical Assistant Physician, Memorial Sloan-Kettering Cancer Center

David H. Ilson, MD, PhD
Associate Attending Physician, Memorial Sloan-Kettering Cancer Center

Nancy E. Kemeny, MD
Attending Physician, Memorial Sloan-Kettering Cancer Center

Jeremy S. Kortmansky, MD
Clinical Assistant Physician, Memorial Sloan-Kettering Cancer Center

Robert G. Maki, MD, PhD
Assistant Attending Physician, Memorial Sloan-Kettering Cancer Center

Eilleen M. O'Reilly, MBBCh, BAO
Assistant Attending Physician, Memorial Sloan-Kettering Cancer Center

Leonard B. Saltz, MD
Attending Physician, Memorial Sloan-Kettering Cancer Center

Deborah Schrag, MD, MPH
Assistant Attending Physician, Memorial Sloan-Kettering Cancer Center

Manish A. Shah, MD
Clinical Assistant Physician, Memorial Sloan-Kettering Cancer Center

Thoracic Oncology Service

Christopher G. Azzoli, MD
Clinical Assistant Physician, Memorial Sloan-Kettering Cancer Center

Lee M. Krug, MD
Assistant Attending Physician, Memorial Sloan-Kettering Cancer Center

Vincent A. Miller, MD
Assistant Attending Physician, Memorial Sloan-Kettering Cancer Center

Head and Neck Oncology Service

David G. Pfister, MD
Attending Physician, Memorial Sloan-Kettering Cancer Center

Immunology Service

Wen-Jen Hwu, MD, PhD
Assistant Attending Physician, Memorial Sloan-Kettering Cancer Center

Jedd D. Wolchok, MD, PhD
Assistant Attending Physician, Memorial Sloan-Kettering Cancer Center

Leukemia Service

Mark L. Heaney, MD, PhD
Co-Director, Medical Oncology/Hematology Fellowship Program
Assistant Attending Physician, Memorial Sloan-Kettering Cancer Center

Lymphoma Service

Paul A. Hamlin, MD
Clinical Assistant Physician, Memorial Sloan-Kettering Cancer Center

Steve M. Horowitz, MD
Clinical Assistant Physician, Memorial Sloan-Kettering Cancer Center

Carol S. Portlock, MD
Attending Physician, Memorial Sloan-Kettering Cancer Center

Gynecology-Oncology Service

Carol Aghajanian, MD
Assistant Attending Physician, Memorial Sloan-Kettering Cancer Center

Jakob Dupont, MD
Clinical Assistant Physician, Memorial Sloan-Kettering Cancer Center

Hematology Service

Raymond L. Comenzo, MD
Associate Attending Physician, Memorial Sloan-Kettering Cancer Center

Hani Hassoun, MD
Associate Attending Physician, Memorial Sloan-Kettering Cancer Center

Allogenic Transplant Service

Esperanza B. Papadopoulos, MD
Associate Attending Physician, Memorial Sloan-Kettering Cancer Center

目　录

病例 1　右股骨病理性骨折

Michael Danso

患者男性，45 岁，因右侧股骨近端病理性骨折就诊。患者既往无明显病史，诉间断劳累后轻度气短及右侧大腿疼痛 2 个月。有吸烟史 30 年，2 包 / 日。

体格检查：

T 36.6℃，P 110 次 / 分，BP 160/90mmHg。一般情况：营养状态良好。头颅和五官：轻度苍白，无黄疸，无腺体肿大。心血管系统：心率规整，律齐，未闻及杂音。胸部：肺部听诊呼吸音清。腹部：可触及脾脏边缘，未触及肝脏肿大，无腹水。四肢：右侧下肢屈曲位。

实验室检查：

血常规：血红蛋白 10.1g/dl，血小板 92 000/μl，白细胞 24 200/μl（中性粒细胞 15%，杆状核细胞 1%，淋巴细胞 16%，浆细胞样淋巴细胞26%，浆细胞 30%）。肝功能检查：正常。胸部放射线检查：正常。右侧股骨放射线检查：右侧股骨近端* 溶骨性病变，伴发无移位性骨折（见图）。

问题：

该患者最可能的诊断是什么？还需要接受何种检查才能够确诊？

---

* 译者注：根据图病变在股骨原端

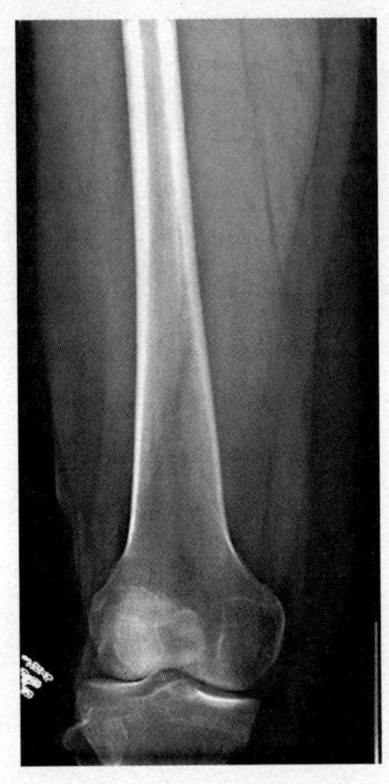

回答：

1．诊断：浆细胞白血病伴溶骨性骨损害。

2．还需要进行的检查包括：乳酸脱氢酶（LDH），血清钙，血清蛋白电泳。

讨论：

浆细胞白血病（PCL）是一种少见的变异型多发性骨髓瘤。其诊断标准是循环中浆细胞数超过2 000/μl，或外周血中浆细胞超过20%。PCL占全部骨髓瘤的2%～4%。目前已经确定了两种PCL的变异型。第一种为原发性PCL，是一种恶性浆细胞增生性疾病，初诊即为白血病期。第二种为继发性PCL，此类患者既往诊断为多发性骨髓瘤，随后疾病出现白血病转化，为难治性或复发性骨髓瘤的终末阶段。约60%的PCL为原发性。

患者的中位发病年龄是53～57岁，比多发性骨髓瘤的约提前10年。与多发性骨髓瘤相比，典型的PCL有更具侵袭性的临床表现，PCL患者贫血、血小板减少、高钙血症、肾功能损害及髓外浸润的发生率更高。而其他预后不良的指征，如：LDH、β_2-微球蛋白水平及S期浆细胞的比例等，PCL也比多发性骨髓瘤高。

骨髓瘤与PCL在免疫表型方面有许多区别。在大多数病例中，与多发性骨髓瘤相比，PCL来源的浆细胞持续表达高水平的CD20，表明其浆细胞为更幼稚的表型。PCL细胞趋向于缺乏CD56，而CD56被认为是将浆细胞固定于骨髓基质的一个重要抗原。骨髓瘤患者CD56表达提示预后较好。CD28阳性在原发性PCL中更常见。

在多发性骨髓瘤中，DNA超二倍体是最常见的细胞遗传学异常。与之相反，大多数PCL患者常为二倍体或亚二倍体。细胞遗传学分析揭示，PCL中13号染色体单体发生率高，而骨髓瘤患者发生率较低。在骨髓瘤患者中这种染色体异常通常预后较差。在骨髓瘤中提示预后好的其他细胞遗传学异常，如：6、9及17号染色体三体，在原发性PCL中通常缺乏。

该患者需要进行的其他检查包括：全面的生化检查、血清钙、LDH、血清蛋白电泳、血清免疫球蛋白电泳、尿蛋白电泳及β_2-微球蛋白。同时应该进行全身骨骼检查以便寻找其他溶骨性病变。还应该进行腹部CT检查来确定是否存在髓外浸润。

PCL在诊断时存在多个预后不良的因素，因此PCL治疗反应差也并不令人惊讶。PCL患者总体治疗有效率为37%～47%，中位生存期6.8～12个月。与应用增强的联合化疗方案相比，应用美法仑联合泼尼松治疗的患者，其疗效及生存明显减低。典型的联合化疗方案是长春新碱—阿霉素—地塞米松（VAD）。给予联合化疗方案治疗的患者有效率可达60%，中位生存期20个月。考虑到原发性PCL预后差，应给予患者大剂量治疗方案进行强化治疗，随后输注造血干细胞进行挽救治疗。继发性PCL患者通常预后差，中位生存期1个月。

该患者X线显示右侧股骨骨髓腔内可见斑纹样改变，与骨髓瘤浸润的表现一致。给予该患者1个周期的VAD方案化疗，但是治疗反应差，并且疾病迅速进展。在诊断后8周内，该患者最终死于呼吸道感染的合并症。

临床要点

1. PCL是多发性骨髓瘤的一个少见的变异型，其特点是循环中浆细胞数大于2 000/μl或外周血浆细胞大于20%。
2. 原发性PCL是一种恶性浆细胞增生性疾病，且初诊时即为白血病期。继发性PCL患者是既往诊断为多发性骨髓瘤，随后转化为白血病。
3. 与多发性骨髓瘤相比，PCL的临床表现更具侵袭性，并且预后更差。
4. PCL患者应给予联合化疗。

（闫晨华译　赵婷校）

参考文献

1．Blade J, Kyle RA: Nonsecretory myeloma, immunoglobulin D myeloma, and plasma cell leukemia. Hematol Oncol Clin North Am 13(6):1259-1271, 1999.
2．Garcia-Sanz R, Orfao A, Gonzalez M, et al: Primary plasma cell leukemia: Clinical, immunophenotypic, DNA ploidy, and cytogenetic characteristics. Blood 93(3):1032-1037, 1999.
3．Costello R, Sainty D, Bouabdallah R, et al: Primary plasma cell leukemia: A report of 18 cases. Leuk Res 25:103-107, 2001.

病例 2　生长迅速的腋下包块

John Gerecitano

患者男性，28岁，入院前两周发现左腋窝一个小结节。随后十天，包块增大，CT扫描可见聚合的结节状包块，最大直径为 7cm。4 天后，行手术切除，包块直径为 11cm。病理检查显示：增殖指数高的中等大小的淋巴细胞，吞噬性巨噬细胞散布其中。免疫组织化学检查显示：淋巴细胞为 CD5 阴性、CD10 阳性、CD20 阳性、BCL2 阴性以及 MIB-1 大于 95%。

体格检查：

一般状况：良好。生命体征：T37.6℃，P 96次/分, BP106/50 mmHg。头颅和五官：巩膜无黄疸。淋巴结：左腋窝可触及大量肿大的淋巴结；颈部、锁骨上和腹股沟淋巴结无肿大。心血管系统：心率正常，律齐，未闻及杂音。胸部：双肺呼吸音清晰。腹部：腹软，无触痛，无腹胀。四肢：无水肿。

实验室检查：

全血细胞计数：血红蛋白16.6 g/dl，白细胞8 500/μl，血小板285 000/μl。生化全项：钾4.4， 血尿素氮15 mg/dl，肌酐1.2 mg/dl，尿酸4.2，乳酸脱氢酶660。淋巴结活检：中等大小单形性的淋巴细胞，巨噬细胞呈满天星状散布其中（见图）。

问题：

患者的诊断是什么？应采取何种治疗方案？对患者开始进行治疗时最直接的危险是什么？

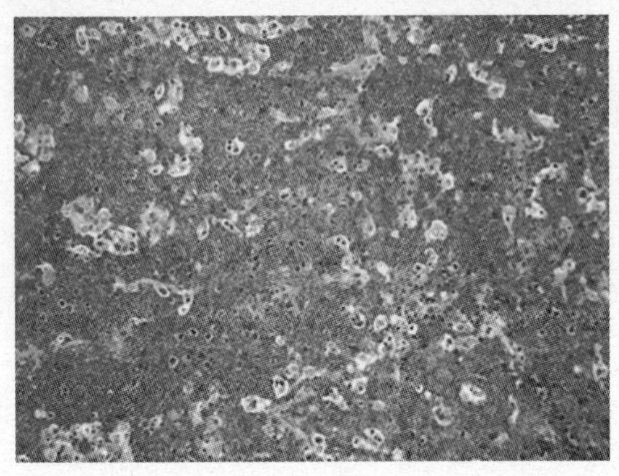

回答：

诊断为伯基特淋巴瘤Ⅱ A 期，高危。治疗方案应包括强化联合化疗，该治疗可能会导致肿瘤溶解综合征。

讨论：

伯基特淋巴瘤 (BL) 是一种高度恶性的 B 细胞淋巴瘤，占非地方性儿童淋巴瘤的 30%，而在成人非霍奇金淋巴瘤中则不到 1%。c-*myc* 原癌基因易位于强启动子（如免疫球蛋白重链基因座）附近，导致该原癌基因过度表达，发生克隆性扩增。具有该种易位的细胞不断分裂，使肿瘤的倍增时间缩短为数小时。根据具有快速增大的包块病史和增殖指数大于 99% 的中等大小单形性B淋巴细胞的病理学所见，通常不难做出 BL的诊断。与本例患者不同，大多数散发病例表现为初发于回肠末端、盲肠或肠系膜的腹腔内包块。地方性病例通常伴有颌骨或其他颅面骨包块。

尽管不采取治疗会迅速致命，但是BL对强化联合化疗高度敏感。若肿瘤复发，则几乎全部患者都将死亡，这就更加说明初始强化治疗的重要性。已经证明，由国立癌症研究所制定的 CODOX-M/IVAC 方案可治愈大多数患者。本方案交替使用无交叉耐药的化疗药物，包括环磷酰胺、长春新碱和阿霉素，随后给予大剂量甲氨蝶呤持续性输注，并应用异环磷酰胺、依托泊苷和阿糖胞苷进行巩固治疗。必须预防性鞘注阿糖胞苷和甲氨蝶呤以防止该病在中枢神经系统复发。对于高危患者（即有LDH增高、一般情况差、高分期和包块大于 10cm），应交替应用 CODOX-M方案和IVAC方案治疗4个周期；而对于低危患者（不具备上述任何一项危险因素），则只需应用CODOX-M方案治疗3个周期。与本例患者相似，大部分 BL 患者为高危患者。

由于肿瘤负荷高且对化疗高度敏感，因此BL极易发生肿瘤溶解综合征。肿瘤细胞内容物释放入血循环，血钾、尿酸和磷的浓度迅速升高可导致肿瘤溶解综合征的发生。高钾血症可导致严重的心律失常，而尿酸和钙磷沉积于外周组织和肾脏，可导致急性肾衰竭。在开始治疗前，所有 BL 患者都应该口服别嘌呤醇，并辅助充分水化以防止上述并发症的发生。治疗期间应该经常监测血钾、尿酸和磷的水平。肿瘤负荷高且LDH水平高的患者发生肿瘤溶解综合征的风险更高，一些患者甚至需要进行血液透析以治疗高钾血症。

本例患者应用 CODOX-M/IVAC 方案化疗有效，目前处于临床完全缓解状态。

临床要点

1. 伯基特淋巴瘤（BL）是一种高度恶性的 B 细胞淋巴瘤，以进行性淋巴结肿大为特征（常见于腹部）。
2. 尽管若不进行治疗死亡率很高，但是BL对强化的联合化疗高度敏感。若肿瘤复发，则几乎全部的患者都将死亡。
3. 可将患者分为高危（即有LDH增高、一般情况差、高分期和包块大于10cm）和低危（不具备高危特征）。需要根据患者的危险度分类采用不同的方案进行治疗。
4. 中枢神经系统受累常见，因此必须进行预防性鞘注治疗。
5. 在BL治疗过程中常并发肿瘤溶解综合征，特别是在高肿瘤负荷和（或）LDH水平增高的患者中更为常见。应严密监测血钾、尿酸和磷的水平。

（孔圆译　王志东校）

参考文献

1．Magrath I, Adde M, Shad A, et al: Adults and children with small non-cleaved-cell lymphoma have a similar excellent outcome when treated with the same chemotherapy regimen. J Clin Oncol 14:925-934, 1996.

2．Mead GM, Sydes MR, Walewski J, et al: An international evaluation of CODOX-M and CODOX-M alternating with IVAC in adult Burkitt's lymphoma: Results of United Kingdom Lymphoma Group LY06 study. Ann Oncol 13:1264-1274, 2002.

病例3　发热、黄疸、肝脾大和全血细胞减少

Michael Danso

患者男性，35岁，8周前自发脾破裂，之后继发EB病毒感染，为进一步诊治收入院。主诉疲倦、厌食、体重减轻9Kg，反复发热、盗汗和进行性黄疸加重。

体格检查：

T 38.8℃，P 96 次 / 分，BP 106/50 mmHg，室内空气下血氧饱和度：90%。头颅和五官：消瘦，黄疸，面色轻度苍白，可触及颌下淋巴结肿大。心血管系统：心率正常，节律规则，未闻及杂音。胸部：右上肺叩浊音、呼吸音减低。腹部：正中线可见手术切口瘢痕，可触及腹股沟淋巴结肿大。四肢：腿部肌肉萎缩，无水肿。

实验室检查：

血红蛋白 8.2 g/dl，白细胞：1 700/μl，血小板：20 000/μl，网织红细胞：6%，结合珠蛋白：<5%，凝血酶原时间：15.9，国际标准化比率：1.74，部分凝血活酶时间：40，铁蛋白：>2 000。生化全项：电解质正常，尿素氮：10mg/dl，肌酐：0.7 mg/dl，甘油三酯：576。肝功能检查：谷丙转氨酶：50，谷草转氨酶：190，碱性磷酸酶：151IU/L，总胆红素：15.6 mg/dl，直接胆红素：9.5 mg/dl，乳酸脱氢酶921，白蛋白：2.3 g/dl。胸部X线片：右侧胸膜大面积渗出性病变。骨髓活检：可见吞噬红细胞、白细胞、血小板及其前体细胞的大量活化巨噬细胞（见图）。

问题：

最可能的诊断是什么？该病的预后如何？

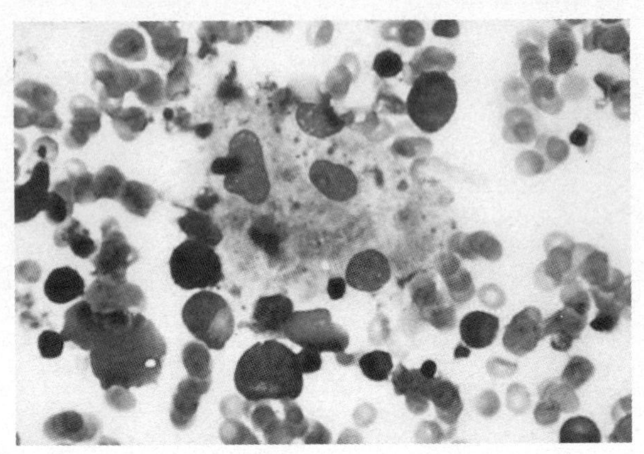

回答：

EB病毒相关嗜血细胞性淋巴组织细胞增生症（HLH）为最可能的诊断，本病预后差。

讨论：

HLH 是一种以发热、脾肿大和黄疸为特征的罕见综合征。病理检查可见：吞噬红细胞、白细胞、血小板及其前体细胞的巨噬细胞。这种吞噬现象主要见于骨髓、脾脏、肝脏和淋巴结中。家族性HLH是一种发生于青少年的常染色体隐性遗传病。成人中，散发性HLH的发生常与各种病毒感染、细菌感染、真菌感染及寄生虫感染有关。结缔组织疾病和恶性肿瘤，特别是 T 细胞淋巴瘤也可导致散发性 HLH 的发生。

HLH的临床表现包括：发热、脾肿大、肝肿大、淋巴结肿大、皮疹（典型为斑丘疹）和神经系统病变。中枢神经系统受累常表现为：癫痫 、脑膜炎和脑病。实验室检查异常包括：贫血、血小板减少、中性粒细胞减少，生化检验提示有溶血征象：高胆红素血症和乳酸脱氢酶增高。大多数患者血清铁蛋白和甘油三酯明显升高。通常出现血清纤维蛋白原降低，也可有弥散性血管内凝血的证据。组织病理学检查在骨髓、脾脏、淋巴结和肝脏中发现吞噬血细胞现象为本病的特征，可见吞噬红细胞、白细胞、血小板及其前体细胞的大量活化巨噬细胞。

多种感染与 HLH 的发病有关（见表）。患者应进行常规血培养、尿培养和胸部 X 线检查。也需要进行人类免疫缺陷病毒（HIV）、爱泼斯坦-巴尔病毒(EBV)和巨细胞病毒（CMV）的血清学检查。由于 T 细胞淋巴瘤与 HLH 发病之间存在密切关联，即使已证实存在感染，也应对骨髓进行 T 细胞受体基因重排的检测，以除外淋巴瘤。

理解了 EBV 相关的 HLH 的病理生理特征，对制定最佳的治疗策略非常有益。某种亚型 EBV 感染并激活 T 淋巴细胞，导致该群淋巴细胞发生克隆性扩增。激活的淋巴细胞可以分泌大量的 γ 干扰素和肿瘤坏死因子 α 。大量的细胞因子促进巨噬细胞和单核细胞的活化，从而吞噬红细胞、中性粒细胞、血小板及其前体细胞。治疗策略应着重于控制细胞因子的产生、抗感染治疗和应用免疫化学疗法清除 EB 病毒感染后克隆性扩增的淋巴细胞。

因为散发性HLH是一种罕见的疾病，目前尚无通过临床对照研究确定的最佳治疗方案。已经尝试应用可的松、环孢素、血浆置换疗法以及静脉内免疫球蛋白输注来控制“细胞因子”风暴。正在尝试应用依托泊苷为基础的联合化疗来根除EB病毒感染所导致的淋巴细胞增殖克隆。同时，抗感染治疗也非常重要；但是，阿昔洛韦治疗EBV相关的HLH无效。支持治疗和预防性抗感染治疗可治愈 65% 的非 EBV 相关 HLH。但是，EBV 相关的 HLH 预后差，几乎全部死亡。

本例患者 T 细胞受体基因重排检查提示存在潜在淋巴瘤。该患者联合应用了糖皮质激素、免疫球蛋白静脉输注、血浆置换；广谱抗生素和细胞菌素、柔红霉素、长春新碱、强的松（CHOP）方案化疗治疗。尽管给予了强有力的治疗，该患者病情仍进行性加重。出现进行性全血细胞减少，导致肺出血和念珠菌血症。该患者于入院 8 周后死于多器官功能衰竭。

与嗜血细胞性淋巴组织细胞增生症发病有关的感染

结核病	利什曼病
组织胞浆菌病	立克次体病
疟疾	布（鲁）氏（杆）菌病
伤寒沙门菌	爱泼斯坦-巴尔病毒
巨细胞病毒	细小病毒
人类免疫缺陷病毒	真菌感染

临床要点

1. 嗜血细胞性淋巴组织细胞增生症（HLH）是一种以发热、脾肿大和黄疸为特征的罕见综合征。病理检查可见巨噬细胞对红细胞、淋巴细胞、白细胞及其前体细胞的异常吞噬作用。
2. 本病的特征是在骨髓、脾脏、淋巴结和肝脏出现吞噬血细胞现象的组织病理学改变。
3. 散发性 HLH 的发病与包括 EB 病毒、人类免疫缺陷病毒（HIV）和巨细胞病毒（CMV）在内的多种感染有关。

（孔圆译　王志东校）

参考文献

1. Fisman DN: Hemophagocytic syndromes and infection. Emerg Infect Dis 6(6):601-608, 2000.
2. Imashuku S: Advances in the management of hemophagocytic lymphohistiocytosis. Int J Hematol 72(1):1-11, 2000.

病例 4　呼吸困难和前纵隔肿块

Michael Danso

患者男性，25 岁，既往体健，因呼吸困难来急诊科就诊。入院前一个月开始出现明显不适、盗汗及体重明显下降。近一周来，患者出现进行性呼吸困难、咳嗽以及颈面部肿胀感。

体格检查：

T37.5℃，P110 次 / 分，BP140/90mmHg，R32 次 / 分，室内空气下血氧饱和度 85%。一般状况：呼吸急促，急性病容。头颅和五官：发绀、面部充血。颈部：颈静脉怒张。心血管系统：心率正常，节律规整，未闻及杂音。胸部：双侧肺底叩诊呈实音，听诊呼吸音减低。腹部：未触及脏器肿大，腹水征阴性。四肢：无水肿及腓肠肌压痛。

实验室检查：

血红蛋白 12 g/dl，白细胞：8 000/μl，血小板：350 000/μl，生化全项：正常。乳酸脱氢酶：280。胸部CT扫描：前纵隔巨大肿块及双侧胸腔积液（如图所示）。纵隔肿块活检：可见末端脱氧核苷酸转移酶（TDT）染色阳性的原始样细胞。

问题：

该纵隔肿块最可能的诊断是什么？该患者出现了何种并发症？

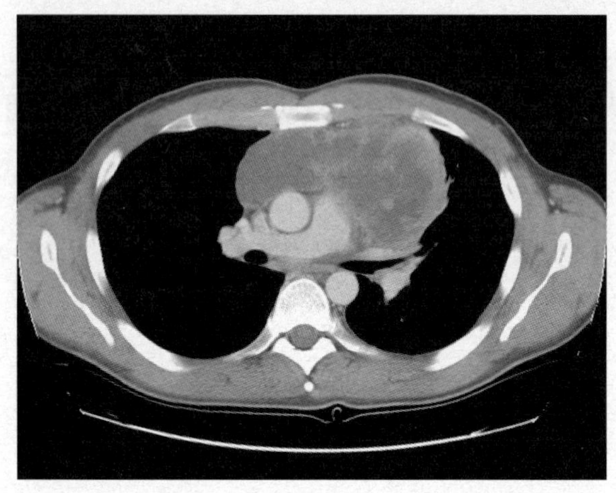

回答：

该纵隔肿块的诊断为淋巴母细胞淋巴瘤，并发上腔静脉阻塞综合征和急性呼吸困难。

讨论：

淋巴母细胞淋巴瘤占成人非霍奇金淋巴瘤（NHL）的3%～4%。该病多见于儿童，占儿童NHL的40%。成人患者的预后明显差于儿童。高发年龄为10～20岁，男女发病率之比为2∶1。

典型淋巴母细胞淋巴瘤表现为症状性膈上淋巴结肿大。前纵隔巨大肿块为特征性体征。可表现为咳嗽、喘息、呼吸急促以致呼吸困难等不同的症状。若纵隔肿块直径达10cm时，上腔静脉阻塞综合征、气管阻塞和心脏填塞是其常见并发症。其他可导致纵隔肿块的恶性肿瘤包括：神经内分泌肿瘤、霍奇金病、生殖细胞肿瘤、肉瘤、胸腺瘤以及伯基特淋巴瘤和大细胞淋巴瘤等其他类型非霍奇金淋巴瘤。

多达90%的淋巴母细胞淋巴瘤患者处于Ⅲ期或Ⅳ期。初发时也可表现为伴骨痛的骨病、高钙血症和溶骨性改变等。超过50%的患者出现骨髓浸润。初发时有20%的患者出现中枢系统受累，而且骨髓浸润和中枢神经系统受累具有很好的相关性。由于中枢神经系统受累率高，因此非常有必要在初发时即行脑脊液检查并给予甲氨蝶呤（MTX）鞘注以预防中枢神经系统受累。

某些情况下，淋巴母细胞淋巴瘤很难与急性淋巴细胞白血病（ALL）相鉴别。但是，ALL患者很少出现外周淋巴结明显肿大，而外周血原始细胞计数常明显增高。此外，脾肿大很少见于淋巴母细胞淋巴瘤，而在ALL中则是常见和主要的体征。外周血和骨髓中血小板减少很少见于淋巴母细胞淋巴瘤，而在ALL中非常常见。骨髓检查原始淋巴细胞超过25%是白血病的确诊依据。

初诊时需要做以下检查：(a) 翔实的病史和体格检查，尤其注意是否具B-症状，即进行性体重减轻、发热和盗汗；(b) 全身淋巴结检查；(c) 常规血液生化和乳酸脱氢酶检查；(d) 胸部X片、胸部、腹部和盆腔CT扫描；(e) 骨髓穿刺及活检，包括TdT染色、免疫表型和染色体检查；(f) 腰椎穿刺及细胞学检查；(g) 若并发胸腔积液，需做细胞学检查；(h) 骨扫描和中枢神经系统核磁共振（MRI）检查以除外脑膜受累。

Ann Arbor评分系统适用于成人淋巴母细胞淋巴瘤的疾病分期。细胞形态学和淋巴结活检可见细胞浆少、中等密度核染色质、核仁小或不易辨别的中等或大的典型淋巴母细胞。淋巴母细胞可能为T细胞或B细胞来源，很难根据细胞形态学特征确定，但可以通过免疫分型加以区别。90%淋巴母细胞淋巴瘤患者TdT染色阳性。TdT是在免疫球蛋白或T细胞受体基因重排过程中催化脱氧核苷酸随机利用的DNA聚合酶。其他类型的非霍奇金淋巴瘤TdT染色均为阴性。

前体B细胞淋巴母细胞淋巴瘤表现为B细胞免疫表型，如CD19、CD20、CD22和CD34阳性。前体T细胞淋巴母细胞淋巴瘤更为常见，免疫表型表现为CD3、CD5和CD7阳性。从免疫表型考虑，淋巴母细胞淋巴瘤是一种异质性疾病，30%的肿瘤细胞同时表达髓系和淋巴系抗原。因此免疫分型未被常规用于预后评估，除t（9；17）易位患者表现为进行性恶化的临床过程外，核型分析和染色体检查亦不能用于预后评估。

成人患者典型的预后不良因素包括：疾病Ⅳ期伴有骨髓浸

润或中枢神经系统受累，乳酸脱氢酶升高（>300）、高白细胞血症、发病时并发贫血（血红蛋白<10）、年龄大于30岁、有B症状以及治疗后未获完全缓解。

淋巴母细胞淋巴瘤最初的化疗方案是在标准的非霍奇金淋巴瘤化疗方案，例如环磷酰胺、羟基柔红霉素、长春新碱和泼尼松（CHOP方案）基础上的改良方案。但是，这些方案的疗效有限，完全缓解率为50%，治疗有反应的患者的无病生存率仅为25%～50%。由于ALL化疗方案在儿童患者中的应用取得了很好的疗效，因此目前成人患者也开始应用该化疗方案。在ALL的化疗方案中，化疗药物的剂量大，维持期长，完全缓解率达到75%～90%，初治有反应患者的长期无病生存率达到了60%。中枢神经系统是常见的复发部位，因此必须加强鞘注治疗，MTX是常用的鞘注药物。

同种异基因和自体骨髓移植的疗效尚未得到很好的证实。许多研究骨髓移植在淋巴母细胞淋巴瘤治疗中的疗效的临床试验，由于存在病例选择偏倚、预处理方案不同以及疾病的异质性，很难得出骨髓移植治疗是否有效的确切结论。绝大部分患者通过常规ALL方案化疗可达到完全缓解，因此多建议患者最好在经常规巩固治疗复发，达到第二次缓解时接受骨髓移植治疗。

纵隔放疗的疗效亦未得到很好的证实。局部放疗有导致心脏毒性、放射性肺炎、骨髓发育不良和乳腺癌等继发肿瘤发生的风险。中枢神经系统和骨髓为常见的复发部位，因此纵隔放疗可能并无确切疗效，相反可能会导致严重的毒性作用。

本例患者因存在上腔静脉闭塞（SVCO）所致急性呼吸困难，需要立即进行气管插管和机械通气治疗。大剂量激素冲击疗法联合纵隔放疗能有效缓解SVCO，有助于尽早拔管。胸腔积液细胞学检查未见淋巴瘤细胞浸润。目前该患者正在接受ALL方案，即大剂量CVAD方案化疗（环磷酰胺、阿霉素、长春新碱和泼尼松联合化疗，之后尽快应用甲氨蝶呤和大剂量阿糖胞苷，两个方案交替进行），反应良好。

临床要点

1. 典型淋巴母细胞淋巴瘤表现为巨大的前纵隔肿块。
2. 大约90%的淋巴母细胞淋巴瘤患者处于疾病的III期或IV期。
3. 大约 90% 的淋巴母细胞淋巴瘤患者 TdT 染色阳性。
4. 成人患者预后不良的因素包括：疾病IV期、乳酸脱氢酶升高（>300）、高白细胞血症、发病时并发贫血（血红蛋白<10）、年龄超过30岁、有B症状以及初治未获完全缓解。
5. 延长应用急性淋巴细胞白血病的化疗方案，并行MTX鞘注预防中枢神经系统浸润，已经提高了淋巴母细胞淋巴瘤患者的无病生存率和长期生存率。

（孔圆译　王志东校）

参考文献

1. Thomas DA, Kantarjian HM: Lymphoblastic lymphoma. Hematol Oncol Clin North Am 15(1):51-95, 2001.
2. Hoelzer D, Gökbuget N, Digel W, et al: Outcome of adult patients with T-lymphoblastic lymphoma treated according to protocols for acute lymphoblastic leukemia. Blood 99:4379-4385, 2002.

病例 5　持续性咳嗽

Daniel Milton

患者女性，75岁，有吸烟史，既往身体状况良好，2个月前出现干咳和进行性右侧胸膜胸痛。胸部 X 线检查发现右上肺叶浸润并右侧胸膜少量渗出。尽管接受了一个疗程的经验性抗生素治疗，患者症状仍未见好转。胸部CT扫描，右上肺叶内可见一个 3cm 的星状结节，左肺内发现 2 个不足 1cm 的结节，右侧胸膜中等范围渗出并纵隔淋巴结肿大。与 3 年前普查时的胸部CT相比，以上均为新发表现。

体格检查：

一般状况：消瘦；无急性病容。T 36.1℃，P 90次/分，BP 110/50mmHg。心血管系统：心率正常，节律规整，未闻及杂音。胸部：双肺呼吸音清晰。腹部：腹软，无压痛，未触及脏器肿大及异常肿块。背部：脊柱棘突无压痛。四肢：双侧杵状指明显。

实验室检查：

全血细胞计数、凝血功能检查和生化全项：正常。肝功检查：正常。诊断性胸腔穿刺术：胸腔积液中可见恶性细胞，考虑为鳞状细胞癌。

问题：

该患者处于肺癌的哪一期？推荐的治疗方案是什么？

回答：

该患者为Ⅳ期或“湿性ⅢB”期非小细胞肺癌。建议患者进行联合化疗，根据患者病情选择用药并在考虑到潜在的副作用的前提下参考患者的意愿。

讨论：

非小细胞肺癌（NSCLC）应用肿瘤淋巴结转移（TNM）分期法进行分期。NSCLC患者经常发生细胞学检查未见癌细胞的胸腔积液。鉴于胸腔穿刺术得到的细胞标本的阳性诊断率低，因此必需是非血性、渗出性的胸腔积液，并且多次细胞病理学检查均未见癌细胞，才能作为该患者疾病分期的依据。对于这些患者来说，可以考虑应用视频辅助的胸腔穿刺术和（或）胸膜固定术来缓解症状或者预防胸腔积液的复发。

该患者胸腔积液的细胞病理学检查发现肿瘤细胞，表明疾病处于ⅢB期，即存在T_4（原发性肿瘤累及其他器官或胸部的大血管，同一肺叶中发现其他星状癌结节灶，或者伴癌性胸腔积液）或N_3期病变（对侧胸腔内淋巴结，同侧或对侧斜角肌或锁骨上淋巴结转移）。处于上述分期且伴有癌性胸腔积液的患者，通常称之为具有“湿性ⅢB”疾病。

胸部CT发现患者对侧肺叶出现新的癌结节灶，表明疾病可能已经发展为Ⅳ期。若无癌性胸腔积液，为了谨慎应取对侧癌结节灶进行活检以证实本患者是否已处于肺癌晚期。由于湿性ⅢB期和Ⅳ期患者的预后和治疗方案相似，而且一起被纳入“晚期”NSCLC，因此不需为了明确疾病分期而进一步进行诊断性研究。

传统上认为非小细胞肺癌主要是发生在男性患者中的恶性肿瘤，然而最近的报告表明事实并非如此。尽管男性肺癌的发病率在过去的20年持续下降，但是自20世纪30年代以来，女性肺癌的发病率却在稳步上升。近年来，每年大约有68 000位女性死于肺癌，大于乳腺癌、卵巢癌和子宫癌死亡人数之和。

对于晚期NSCLC患者，主要的治疗目的是延长患者的生存时间和缓解症状以提高患者的生活质量。荟萃分析表明，以顺铂为基础的两药联合化疗可以改善晚期 NSCLC 患者的中位生存期、提高生活质量并节省治疗费用。只要患者无脏器功能衰竭，并且没有需要进行局部姑息性放疗的重要部位转移，目前认为全身化疗就是晚期NSCLC患者的标准治疗方案。对于晚期NSCLC患者最常用的两药联合化疗包括铂类药物（顺铂或卡铂）联合多西紫杉醇、紫杉醇、吉西他滨或长春瑞滨。大量研究结果表明，基于铂类药物的两药联合化疗比铂类药物或其他化疗药物的单独应用具有更好的疗效。三药联合化疗虽然能够提高患者的缓解率，但是可导致更为严重的毒副作用，而且并不能改善患者的长期生存，因此尽管进行了广泛评估，目前尚无三药联合化疗的应用标准。晚期 NSCLC 患者接受放疗的目的主要是为了减轻症状，目前尚无同步放化疗的治疗标准。

目前许多Ⅲ期临床试验结果表明，晚期NSCLC患者应用不同的两药联合化疗方案的疗效相似。一项大样本的随机对照试验将患者分为 4 组，3 个试验组患者分别接受顺铂 / 多西紫杉醇、顺铂 / 吉西他滨或卡铂 / 紫杉醇两药联合化疗，对照组给予顺铂和紫杉醇 24 小时输注。研究结果表明，3 个接受两药联合化疗的试验组与对照组疗效相似，缓解率为 17% ~ 21%，中位生存期为 8 个月，1 年生存率为 31% ~ 36%。不同治疗组的毒副作用不同。

TAX326 试验是一项样本量最大的晚期 NSCLC 随机试验，该试验将患者分成3组，试验组分别给予顺铂/多西紫杉醇或卡铂 / 多西紫杉醇，对照组给予顺铂 / 长春瑞滨化疗。顺铂 / 多西紫杉醇组患者的缓解率和中位生存期均明显优于对照组，分别为 31.6% 和 24.5%，11.3 个月和 10.1 个月。卡铂 / 多西紫杉醇组的疗效略差于对照组，且差异并不具有统计学意义，但是本试验在试验设计时并没有直接比较顺铂和多西紫杉醇与卡铂和多西紫杉醇的疗效。三组患者的毒副作用相似。本试验结果为晚期 NSCLC患者联合应用顺铂与多西紫杉醇治疗的疗效优于顺铂和长春瑞滨联用提供了很好的佐证。一些肿瘤学家也以此作为顺铂与多西紫杉醇联用的疗效优于卡铂与多西紫杉醇联用的证据，但是目前还尚无定论。

目前的研究热点为探讨不含铂类药物的两药联合化疗方案作为主要治疗的作用以及高龄患者的最佳方案。在临床实践中，通常让患者综合考虑治疗的费用、方便性和毒副作用等非治疗的因素，来选择最适当的两药联合化疗方案进行个体化治疗。

最近，已经研制出了易瑞沙（gefitnib，Iressa）和埃洛替尼（erlotinib，Tarceva）等针对表皮生长因子受体（EGFR）的新的靶向治疗药物。这些口服药物通过阻断EGFR位于胞浆内尾部的酪氨酸激酶的磷酸化作用，从而减少刺激细胞生长、增殖和浸润的下游信号。不论患者的体质和既往治疗的疗程如何，每日单用gefitnib治疗， 可使10%～15%的患者达到缓解，40%患者的症状得到改善。通常在治疗后的一个月内显效。与常规的化疗药物不同，这些靶向治疗药物的毒副作用小，大多只表现为痤疮样皮疹和腹泻。靶向治疗药物通常对以下三组患者有效：女性、无吸烟史（吸烟少于100支）和支气管肺泡癌的组织学改变。近期的研究显示，激活的EGFR-酪氨酸激酶区域内突变可能是预测该类靶向治疗药物有效的最佳分子标记。

临床要点

1. “湿性” IIIB期和IV期非小细胞肺癌（NSCLC）的预后和治疗方案相似，因此应该将其一起纳入“晚期”NSCLC。
2. 联合化疗仍为晚期NSCLC患者的治疗基础。通常让患者综合考虑治疗的潜在毒副作用和方便性等非治疗的因素来选择两药联合化疗方案。
3. 表皮生长因子受体（EGFR）的酪氨酸激酶抑制剂可能对具有下列临床特征的患者治疗有效，包括女性、无吸烟史和支气管肺泡癌的组织学改变。EGFR-酪氨酸激酶区域内激活的突变可能是预测靶向治疗有效的最佳分子标记。

（孔圆译　张剑权校）

参考文献

1. Mountain CF: Revisions in the international system for staging lung cancer. Chest 111(6):1710-1717, 1997.
2. Schiller JH, Harrington D, Belani CP, et al: for the Eastern Cooperative Oncology Group. Comparison of four chemotherapy regimens for advanced non-small cell lung cancer. N Engl J Med 346(2):92-98, 2002.
3. Fossella F, Pereira JR, von Pawel J, et al: Randomized, multinational, phase III study of docetaxel plus platinum combinations versus vinorelbine plus cisplatin for advanced non-small-cell lung cancer: The TAX 326 Study Group. J Clin Oncol 21(16):3016-3024, 2003.
4. Kris MG, Natale RB, Herbst RS, et al: Efficacy of gefitinib, an inhibitor of the epidermal growth factor receptor tyrosine kinase, in symptomatic patients with non-small cell lung cancer: A randomized trial. JAMA 290 (16):2149-2158, 2003.
5. Lynch TJ, Bell DW, Sordella R, et al: Activating mutations in the epidermal growth factor receptor underlying responsiveness of non-smallcell lung cancer to gefitinib. N Engl J Med 350(21):2129-2139, 2004.
6. Patel JD, Bach PB, Kris M: Lung cancer in U.S. women: A contemporary epidemic. JAMA 291(14):1763-1768, 2004.

病例6　淋巴细胞增多、贫血、血小板减少

Daniel Persky

患者男性，77岁，既往有冠状动脉疾病史，正压实验阳性，血管造影之前常规行全血细胞计数发现淋巴细胞增多、贫血和血小板减少。

体格检查：

T 36.4℃，P 56 次 / 分， BP 142/58mmHg。一般状况：肥胖。头颅和五官：无黄疸，无扁桃体增大。心血管系统：轻度心动过缓，节律规整，心尖部可闻及2/6级收缩期喷射性杂音。胸部：双肺呼吸音清晰。腹部：腹软，未触及肝脾肿大。四肢：轻度踝部水肿，无溃疡。淋巴结：左腋窝和右腋窝可分别触及1.5cm 和 0.8cm 肿大淋巴结。

实验室检查：

血红蛋白 11.4g/dl，白细胞 47 900/μl，血小板 142 000/μl，淋巴细胞 86%，网织红细胞 0.8%。外周血涂片：成熟的淋巴细胞数量增多（见图）。外周血细胞流式细胞仪检测：单克隆性B淋巴细胞占全血细胞计数的84%，CD20 λ 轻链中度阳性，CD5、CD19、CD23 和 CD52 阳性，CD10、CD38 和 CD103 阴性。

问题：

最可能的诊断是什么？下一步应该如何处理？

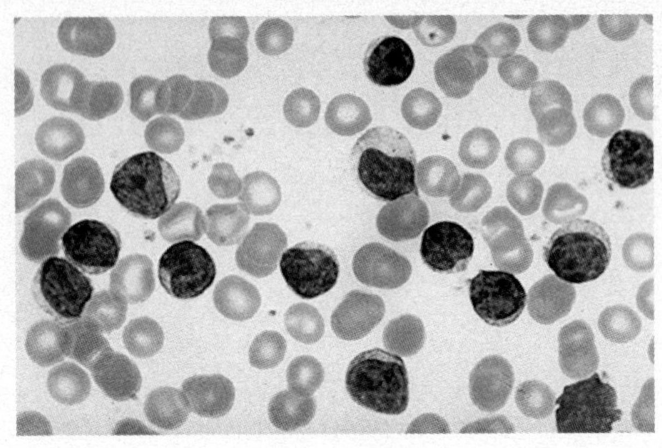

回答：

最可能的诊断为慢性淋巴细胞白血病，Rai Ⅰ期。目前观察最为适宜。

讨论：

慢性淋巴细胞白血病（CLL）占所有白血病的25%，为最常见的类型。在2003年，大约有7 300例患者被诊断为CLL，4 400例患者死于本病。中位确诊年龄已经降至62岁，这可能与常规全血细胞计数可以检出无症状患者有关。5年生存率为73%。风险因素尚不清楚，但一些研究发现20%的CLL患者具有白血病或淋巴瘤的家族史。

确诊时20%～25%的患者无症状，特别是与本例患者相似被偶然确诊的患者。仅有5%～10%的初诊患者具有B症状，其临床表现包括：发热38℃以上、夜间盗汗和体重减轻大于10%。大部分患者有淋巴结肿大，半数以上患者有脾肿大，一些患者有肝肿大。实验室数据表明有30%的患者出现淋巴细胞增多，至少为5 000/μl，甚至达100 000/μl。该种淋巴细胞类似于正常大小的成熟淋巴细胞。其他的实验室异常包括：轻度贫血和血小板减少症，Coombs试验阳性和低丙种球蛋白血症。

尽管CLL细胞可能有类似成熟淋巴细胞的形态学表现，事实上这些细胞发育延缓且免疫无能。它们产生的自身抗体是导致

11% 的 CLL 患者发生自身免疫溶血性贫血，以及 2% ～ 3% 的 CLL 患者出现自身免疫血小板减少的原因。其他血液系统和实体肿瘤的发病风险增加，因此应该进行定期检查。CLL 细胞不能产生有功能的免疫球蛋白，因此患者发生上呼吸道感染，和晚期发生带状疱疹的风险增高。

在至少 95% 的时间中，恶性 CLL 细胞源自一个 B 细胞克隆，因为通过免疫组织化学或流式细胞仪可在CLL 细胞表面检测到 B 细胞的表面标记：CD19 和 CD20 弱表达，CD21、CD23 和CD24阳性。细胞膜表面免疫球蛋白单一轻链极低水平的表达可以证实克隆性的存在。CLL 细胞也同时表达 T 细胞的表面标记：CD5。虽然 CLL 不具有特异性的细胞遗传学异常，但是可见三体 12，和 17p、11q 和 13q 缺失，并具有预后意义。不良预后因素包括：弥漫性骨髓浸润、淋巴细胞的倍增时间小于 1 年、17p 缺失（与 P53 突变有关）、118 缺失、CD38 阳性和出现非突变的重排的免疫球蛋白重链可变区基因（起源于前生发中心B细胞）、ZAP-70 的表达。

慢性淋巴细胞白血病的 Rai 分期和改良 Rai 分期法

分期：Rai ；改良 Rai （生存）	定 义
0；低危（超过 10 年）*	淋巴细胞增多（外周血或骨髓）
1；中危（6 年）	淋巴细胞增多 + 淋巴结增大
2；中危（6 年）	淋巴细胞增多 + 肝肿大或脾肿大
3；高危（2 年）	淋巴细胞增多+贫血（血红蛋白低于11）
4；高危（2 年）	淋巴细胞增多+血小板减少（血小 板低于 100）

* 占就诊患者的 50%

Rai分期是最常用的CLL分期法，目前常应用改良的Rai分期使其更为简单，且能更为准确地反映患者的生存（见表）。Binet 分期与改良的Rai分期大体相似。本例患者为 I 期CLL，表现为淋巴细胞增多伴淋巴结肿大。对于本期患者，观察最为适宜。

除外自身免疫性因素的影响之后，贫血和血小板减少症为治疗的主要适应证。许多症状，例如症状性的淋巴结肿大和对治疗产生抵抗的自身免疫性溶血性贫血或免疫性血小板减少症也是治疗的适应证。氟达拉滨为最主要的化疗药，在临床试验中常常和克拉曲宾和喷妥司丁等其他的嘌呤类似物同时应用。尽管CLL细胞弱表达CD20，也常加用美罗华治疗。苯丁酸氮芥作为一种老药，仍可用于高龄、一般状况差的患者的治疗。

临床要点

1. 慢性淋巴细胞白血病（CLL）是B细胞样细胞起源的常见白血病类型。需要根据外周血淋巴细胞计数持续超过5 000/μl而确诊。
2. 对外周血细胞进行流式细胞仪检测通常可证实CLL的诊断。CLL细胞表达CD5，且至少表达一种B细胞系表面标记（如CD19、CD20、CD21、CD23或CD24），细胞膜表面免疫球蛋白弱阳性伴有轻链限制。通常不需要进行骨髓检查。
3. CLL细胞为免疫无能细胞。患者易患上呼吸道感染、带状疱疹、自身免疫性溶血性贫血和血小板减少症，发生其他恶性肿瘤的风险增加。
4. CLL是一种高度异质性的疾病。可根据免疫表型分析和细胞遗传学异常来判断预后。
5. 贫血和血小板减少症为治疗的主要适应证。常用氟达拉滨或苯丁酸氮芥进行化疗，有时也加用美罗华治疗。

（孔圆译　王志东校）

参考文献

1. Dohner H, Stilgenbauer S, Benner A, et al: Genomic aberrations and survival in chronic lymphocytic leukemia. N Engl J Med 343(26):1910-1916, 2000.
2. Rai KR, Peterson BL, Appelbaum FR, et al: Fludarabine compared with chlorambucil as primary therapy for chronic lymphocytic leukemia. N Engl J Med 343:1750-1757, 2000.
3. Keating MJ, Chiorazzi N, Messmer B, et al: Biology and treatment of chronic lymphocytic leukemia. American Society of Hematology Education book: Hematology. Washington, DC, ASH, 2003, pp 153-175.

病例 7　全血细胞减少伴脾肿大

Michael Danso

患者男性，42岁，主因频繁发生非外伤性青紫，以致不能耐受运动前来就诊。近期同时出现咳嗽伴轻度咯血。经内科医师行全血细胞计数检查提示全血细胞减少。该患者近期无发热病史。

体格检查：

一般状况：良好。头颅和五官：舌尖可见瘀点。淋巴结：未触及肿大。心脏：心率规整，律齐。胸部：双侧呼吸音清。腹部：腹软，无压痛，脾脏于左肋缘下3cm可触及，肝脏未触及肿大。四肢：无杵状指，无苍白及水肿。皮肤：右手和双侧胫骨前可见瘀点。

实验室检查：

血红蛋白 11 g/dl，血小板：60 000/μl，白细胞：18 500/μl，中性粒细胞绝对值：0.3/μl。外周血涂片：以异常淋巴细胞为主，细胞浆丰富，并多突出（见图）。骨髓穿刺及活检：CD20 阳性及 CD25 阳性淋巴细胞浸润。腹部超声检查：轻度脾脏肿大。

问题：

该患者出现全血细胞减少症的最可能病因是什么？应采取哪些治疗措施？

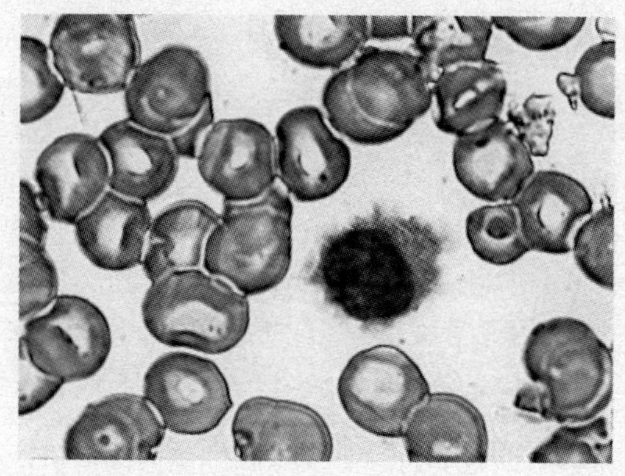

回答：

该患者最可能为毛细胞白血病。应采用 2-氯脱氧腺苷（CdA）治疗。

讨论：

毛细胞白血病（HCL）是一种少见的 B 细胞恶性疾病，其临床特征包括：全血细胞减少、脾脏肿大以及在外周血、脾脏和骨髓中出现细胞浆呈毛发样突起的细胞。HCL 约占全部白血病的2%。平均发病年龄为50岁，男女性发病率之比大约为4：1。

最常见的初发症状包括乏力、体重减轻和呼吸困难。血小板减少继发的频发青紫，以及粒细胞减少症引起的细菌感染亦为常见症状。85%的患者可触及脾脏肿大。尽管发病时并不常见，但是随着病程的进展，15% 的患者出现明显的腹部淋巴结肿大。

2/3的患者确诊时出现全血细胞减少。大部分患者出现白细胞减少，但是也有少数患者白细胞计数正常。极少数情况下，患者出现高白细胞血症，白细胞计数超过 200 000/μl；该种白细胞异常增高多见于变异型毛细胞白血病。大部分患者具有中性粒细胞减少症和单核细胞减少症。

本病可根据外周血细胞出现毛发样细胞浆突起的特征性的形态学改变而确诊。毛细胞内含有大量的耐酒石酸盐的酸性磷酸酶（TRAP)。因此，TRAP细胞化学染色是一种重要的诊断手段。

免疫表型检查可见外周血或骨髓中出现一群同时表达成熟B细胞表面标记（CD19、CD20、CD22和FMC7）以及毛细胞表面标记（CD11c、CD25和CD103）细胞的克隆性扩增。有别于慢性淋巴细胞白血病和滤泡性淋巴瘤，该群细胞常常不表达CD5、CD10和CD23。

50%的患者出现骨髓干抽。骨髓活检表现为特征性的局部或弥漫性白血病细胞浸润。毛细胞的细胞核被清晰的细胞浆淡染区所环绕，称之为特征性的“光晕”现象。HCL骨髓检查的另一个少见的特征为出现网硬蛋白纤维化。

易被误诊为毛细胞白血病的两个疾病为带有绒毛淋巴细胞的脾淋巴瘤（SLVL）和变异型毛细胞白血病（HCL-V）。HCL-V患者的中位年龄为70岁，以高白细胞计数为特征，不出现粒细胞减少症和单核细胞减少症。此外，与HCL的细胞不同，CD25阴性为变异型毛细胞的特征。SLVL患者的外周血中可出现类似于毛细胞的肿瘤细胞。该类患者具有巨脾的典型特征。多无骨髓浸润，亦无单核细胞减少症。与HCL的细胞不同，SLVL细胞不表达CD103。

无症状的患者应该延迟治疗。治疗的常见适应证包括：有症状的脾脏肿大、血细胞减少以及毛细胞白血病的白血病阶段(白细胞超过20 000/μl)。嘌呤类似物，例如2-氯脱氧腺苷(CdA）和脱氧肋间型霉素（dCF）为首选的治疗药物。CdA治疗毛细胞白血病疗效确切。绝大多数患者经单一疗程的CdA治疗即可达到缓解，CdA的常用剂量为每天0.09mg/kg，静脉滴注持续7天。CdA的最大副作用为骨髓抑制，粒细胞减少所致的发热亦常见。dCF的常用剂量为4mg/m^2，隔周1次静脉点滴。应用dCF的患者亦可出现粒细胞减少症和发热。以上两种核苷类似物均可导致长时间的CD4+T细胞缺乏。经常应用磺胺甲基异恶唑对卡氏肺囊虫进行预防性治疗。对嘌呤类似物耐药的患者，可应用针对毛细胞CD22抗原的重组免疫毒素诱导达到完全缓解。

本例患者接受了单一疗程的CdA治疗。治疗过程中出现了一过性发热的并发症，收住院并给予抗生素进行治疗。治疗后随访 2 年，患者仍然处于持续性血液学缓解状态。

临床要点

1. 毛细胞白血病（HCL）是一种少见的 B 细胞恶性疾病，具有以下特征：全血细胞减少症、脾脏肿大、外周血、脾脏和骨髓中出现细胞浆呈毛发样突起为特征性形态学改变的细胞。
2. 外周血或骨髓出现一群同时表达成熟 B 细胞表面标记（CD19、CD20、CD22 和 FMC7）以及毛细胞表面标记（CD11c、CD25 和 CD103）细胞的克隆性扩增。
3. 50% 的患者出现骨髓干抽。
4. 嘌呤类似物，例如 2-氯脱氧腺苷（CdA）和脱氧肋间型霉素（dCF）为 HCL 治疗的首选药物。

（孔圆译　王志东校）

参考文献

1. Allsup DJ, Cawley JC: The diagnosis and treatment of hairy-cell leukemia. Blood Rev 16:225-262, 2002.
2. Andrey J, Savan A: Therapeutic advances in the treatment of hairy cell leukemia. Leuk Res 25:361-368, 2000.
3. Kreitman RJ, Wilson HW, Bergeron K, et al: Efficacy of the anti-CD22 recombinant immunotoxin BL22 in chemotherapy-resistant hairy-cell leukemia. N Engl J Med 345(4):241-247, 2001.

病例8　发热，盗汗，体重减轻

Michael Danso

患者男性，53岁，发热、盗汗3个月，体重下降18kg。发病前1个月出现左侧胸骨后疼痛，劳累后呼吸困难，心脏检查未发现冠心病证据。患者有长期吸烟史。

体格检查：

一般状况：良好，T37.5℃。头颅和五官：无黄疸，黏膜湿润。淋巴结：未触及肿大。心脏：心率正常，心律规则。肺部：双侧呼吸音清。腹部：柔软，无压痛。四肢：无水肿及发绀。

实验室检查：

全血细胞计数：正常。生化检查：正常。胸部CT扫描：多发肺部结节影，左侧胸膜上结节明显（如图）。直视下胸腔镜外科活检：组织细胞浸润，CD1a、S100染色阳性。

问题：

该患者的诊断是什么？

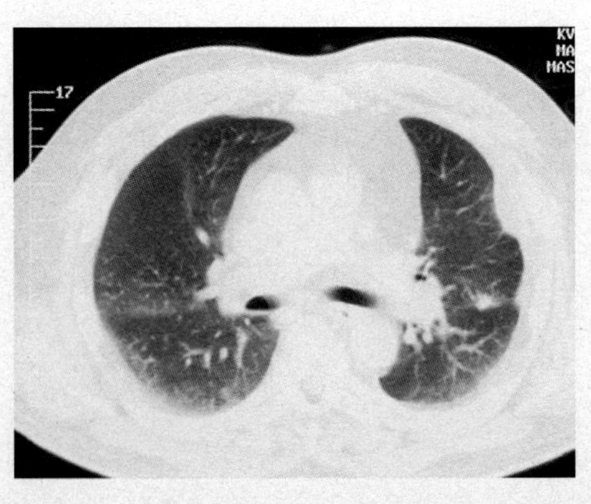

回答：

肺部朗格汉斯细胞组织细胞增生症。

讨论：

肺部朗格汉斯细胞组织细胞增生症（pulmonary Langerhans-cell histiocytosis, PLCH）是一种少见的疾病，是以朗格汉斯细胞单克隆增殖和浸润器官为主要特征的疾病中的一种。朗格汉斯细胞组织细胞增生症（Langerhans-cell histiocytoses, LCH）分为LCH伴单一器官受累（PLCH）和LCH伴多器官或多系统受累。局限性LCH以前被称为嗜酸性肉芽肿，而多系统受累的疾病有一系列名称，如系统性组织细胞增多症 X，莱特勒 - 西韦病（Letterer-Siwe disease），汉 - 许 - 克病（Hand-Schüller-Christian disease）。

与 PLCH 最相关的流行病学因素是吸烟，超过 90% 的患者有吸烟史。目前还不知道易患 PLCH 的遗传学危险因素。

正常的朗格汉斯细胞（Langerhans cells，LC）是由单核巨噬细胞系分化的抗原呈递细胞。应用确定 X 染色体失活方法的探针已经证实在LCH中存在克隆增殖。在组织学上，LCH中的LC 为圆形，而不是通常的树突状。在电镜下 LC 还可表现为Birbeck颗粒增加，Birbeck颗粒是细胞内五层的杆状结构。免疫组织化学研究对于识别LC非常有用，可进行S100蛋白、CD1a、HLA-DR 染色。

PLCH患者有不同的临床表现。最常见的症状是干咳和呼吸困难，胸膜炎性胸痛少见。1/3 以上的患者还会出现全身性症状，如体重减轻、发热、盗汗、食欲减退等。15%以上的患者会出现其他器官受累和骨痛。下丘脑或垂体后叶受累可引起尿崩症导致多尿、烦渴。体格检查通常没有显著异常，但随着疾病进展，可能会观察到杵状指（趾）和肺心病。

PLCH患者的肺功能检查常有轻度阻塞性、限制性或混合性异常。60% ~ 90% 患者肺 CO 弥散度（carbon monoxide lung diffusion, DLCO）下降。大部分患者胸部 X 线检查存在异常，表现为典型的微小结节或网状结节和间质性渗出，主要累及中上肺叶。随着疾病的进展，X光片上的结节数量减少，囊性变更为突出。这种囊性和结节性改变在高分辨CT中更容易看到。大量吸烟的患者，X线片出现弥散性的不规则囊状间隙伴细支气管周围结节状的不透明影，病变主要累及中上肺叶，高度提示PLCH。疾病晚期则以上肺蜂窝状改变为主要特征。

细支气管肺泡灌洗（brochoalveolar lavage, BAL）证实在BAL液中典型的朗格汉斯细胞数量增加，这些细胞可用抗CD1a抗体染色呈阳性而识别。如果大于 5% 的 BAL 液细胞 CD1a 染色阳性，则PLCH的诊断可能性很大。由于经支气管镜肺活检诊断率低，因此常用直视下胸腔镜活检来确诊。

戒烟是治疗该病的必要手段。偶有患者在戒烟后胸部X射线检查和肺功能指标改善。在继续大量吸烟的患者中，支气管癌和慢性阻塞性肺病进展更为常见。

皮质类固醇激素是治疗 PLCH 的主要药物。许多非对照性的病例系列研究报告表明皮质类固醇激素治疗可使疾病稳定，症状改善。但还没有精心设计的随机实验来证实激素治疗对单独戒烟患者的益处。化学治疗药物，如长春碱、甲氨蝶呤、环磷酰胺、依托泊苷、克拉屈滨等已经被用于疾病进展期对激素无效的患者。

Vassallo及其同事们回顾了100多例PLCH病例，总体中位生存时间为 12.5 年，明显短于相匹配的同年龄和同性别的患者。预示短生存期的因素包括：高龄，低FEV_1，高残气量，FEV_1/用力肺活量的比值降低，CO 弥散容积下降。在 33 例死亡病例中，进行性呼吸衰竭是引起 15 例死亡的原因。

该患者首先应用皮质类固醇激素治疗一个疗程，影像学和症状无明显改善。随后联合应用长春碱和皮质激素治疗，之后给予6- 巯基嘌呤单药治疗，效果很好，目前继续口服甲氨蝶呤治疗。

临床要点

1. 肺部朗格汉斯细胞组织细胞增生症（pulmonary Langerhans-cell histiocytosis, PLCH）是一种少见的疾病，是以朗格汉斯细胞单克隆增殖和浸润器官为主要特征的疾病中的一种。
2. 与 PLCH 最相关的流行病学因素是吸烟。
3. 免疫组织化学研究对于识别 LC 非常有用，可进行 S100 蛋白、CD1a、HLA-DR 染色。
4. 60% ~ 90% PLCH 患者肺功能检查提示有 CO 弥散度下降。
5. 戒烟和应用皮质类固醇激素是治疗 PLCH 的主要方法。

（赵婷译　闫晨华校）

参考文献

1. Vasallo R, Ryu JH, Colby TV, et al: Pulmonary Langerhans cell histiocytosis. N Engl J Med 342:1969-1978, 2000.
2. Vasallo R, Ryu JH, Schroeder DR, et al: Clinical outcome of pulmonary Langerhans-cell histiocytosis in adults. N Engl J Med 346:484-490, 2002.
3. Sundar KM, Gosselin MV, Chung HL, et al: Pulmonary Langerhans cell histiocytosis: Emerging concepts in pathobiology, radiology, and clinical evolution of disease. Chest 123:1673-1683, 2003.

病例9　乏力，左上腹部不适，嗜酸粒细胞增多

Michael Danso

患者男性，27岁，主诉轻微乏力，左上腹部不适。偶尔出现面部潮红，否认夜间盗汗和体重减轻。患者无近期出国史，既往无病史。

体格检查：

一般状况：良好。头颅和五官：轻微面部潮红。T36.6℃。淋巴结：无肿大。心脏：心率正常，律齐，无杂音或奔马律。肺部：双肺呼吸音清。腹部：脾肋下2cm。四肢：无杵状指（趾），无水肿及发绀。皮肤：面部、躯干、双臂有红斑疹。

实验室检查：

白细胞 30 100/μl，血红蛋白 14.4g/dl，血小板 341 000/μl。血细胞分类计数：可见 39.8% 的嗜酸性粒细胞。生化检查：正常。HIV 检测、RPR 检测阴性。肝炎血清学：阴性。外周血涂片：红细胞形态正常，嗜酸性粒细胞明显增多。骨髓活检：骨髓增生活跃，髓系及巨核细胞显著增多。可见各成熟阶段髓系细胞，嗜酸细胞明显增多。细胞遗传学：正常。FISH（荧光原位杂交）：BCR-ABL 阴性。

问题：

最可能的诊断是什么?

回答：

特发性嗜酸性粒细胞增多综合征。

讨论：

嗜酸性粒细胞增多综合征是一组罕见的血液系统疾病，以骨髓中嗜酸性粒细胞持续产生过多，嗜酸性粒细胞增多，组织浸润和器官损害为特征。患者出现外周血嗜酸性粒细胞增多应考虑以下情况：寄生虫感染，过敏反应，恶性肿瘤，风湿性疾病等。当除外上述因素后，应考虑特发性嗜酸性粒细胞增多综合征（hypereosinophilic syndrome,HES）。

HES 诊断标准包括：持续性嗜酸性粒细胞增多（嗜酸性粒细胞多于 1 500/μl 持续 6 个月以上，没有其他可引起嗜酸性粒细胞增多的原因）；器官受累征象(包括心脏、中枢和外周神经系统、肺部、皮肤等)。嗜酸性粒细胞内的颗粒释放，会导致直接的内皮损伤，引起纤维化和血栓形成。心脏受累会引起附壁血栓或Loeffler心肌内膜炎（一种因纤维化后心肌内膜增厚导致心室腔功能失调为特征的疾病)。皮肤症状包括：皮疹，风疹，血管性水肿。肝脾肿大、腹泻和结肠炎也可见到，乏力、肌痛、发热常见。

此病男性常见（男女比例为9∶1)，常发生在30～50岁之间。HES 至少有 2 种不同的亚型：一类是骨髓增殖样疾病，另一类为过度产生嗜酸性细胞因子的淋巴细胞克隆性增殖。具有骨髓增殖表现的患者可能发展为慢性嗜酸性粒细胞白血病或转变为急性髓性白血病。HES 的淋巴细胞变异型是由于 T 淋巴细胞单克隆增殖引起，导致 IL-5 分泌过多。HES 的淋巴细胞变异型通常伴有皮肤受累。HES 患者可有多种细胞遗传学异常，但是大部分患者仍为正常核型。

尽管该病经常为慢性隐匿性的，但在某些情况下疾病常会进展，也可迅速发展而致死。器官损害常逐渐加重，充血性心力衰竭常常由于心肌内膜纤维化累及瓣叶而引起。HES 治疗目的是通过控制嗜酸性粒细胞数目以尽力限制器官损害。传统上激素是治疗的首选，对激素无效的患者常用细胞毒性药物治疗，如羟基脲、长春新碱、环磷酰胺。HES应用干扰素-α治疗，可持久获得血液学和细胞遗传学反应。

据报道，部分HES用甲磺酸伊马替尼治疗有效。这种酪氨酸激酶抑制剂的出现使慢性髓性白血病（CML）的治疗发生了革命性的改变，90%以上初治的CML慢性期的患者可以获得血液学完全缓解，经过1年治疗70%患者可以获得细胞遗传学缓解。伊马替尼不仅能抑制CML中的ABL酪氨酸激酶，而且已经发现它可以抑制其他酪氨酸激酶，如KIT、PDGFRA等。伊马替尼对于治疗胃肠道间质肿瘤也有效，这种肿瘤常含有激活突变的KIT基因。Coley和同事们报道了11例应用伊马替尼治疗的HES病例，其中9例获得了血液学完全缓解，持续时间超过3个月。这些患者在分子水平上没有KIT、PDGFRA、PDGFRB等基因激活突变的证据。但是，研究者们识别出在标准核型分析中不明显的4号染色体长臂上的一个缺失断裂点，导致了PDGFRA激酶的功能区与FIP1L1基因融合。融合蛋白FIP1L1-PDGFRA构成有活性的酪氨酸激酶，它可以被伊马替尼所抑制。16名HES患者中9人检测到此融合基因，其中5人用伊马替尼治疗有效。

目前该患者应用伊马替尼治疗，乏力及面部潮红的症状有所改善。但嗜酸细胞计数仍然增高。

临床要点

1. 患者出现外周血嗜酸性粒细胞增多应考虑以下情况：寄生虫感染，过敏反应，恶性肿瘤，风湿性疾病等。当上述因素除外后，应考虑特发性嗜酸性粒细胞增多综合征（hypereosinophilic syndrome,HES）。
2. 嗜酸性粒细胞内的颗粒释放，会导致直接的内皮损伤，引起纤维化，包括 Loeffler 心肌内膜炎。
3. 部分HES病例融合蛋白FIP1L1-PDGFRA阳性，形成了有活性的酪氨酸激酶。
4. 甲磺酸伊马替尼可能使HES患者获得持久完全的血液学疗效。

（赵婷译　闫晨华校）

参考文献

1. Cools J, DeAngelo DJ, Gotlib J, et al: A tyrosine kinase created fusion of the PDGFRA and FIP1L1 genes as a therapeutic target of imatinib in idiopathic hypereosinophilic syndrome. N Engl J Med 348:1201-1214, 2003.
2. Coutre S, Gotlib J: Targeted treatment of hypereosinophilic syndromes and chronic eosinophilic leukemias with imatinib mesylate. Semin Cancer Biol 14(1):23-31, 2004.

病例 10　血沉增快、IgM 单克隆免疫球蛋白病

Michael Danso

患者男性，63岁，既往有肺气肿、糖尿病和骨质疏松症病史，很久以前有结肠癌病史，接受过5-FU/亚叶酸钙辅助化疗，内科医师对其进行常规检查时发现血沉增快。

体格检查：

一般状况：良好。生命体征：平稳。头颅和五官：无黄疸，无甲状腺肿大。淋巴结：未触及肿大。心脏：心率正常，心律规则。腹部：无触痛，无肝脾肿大。四肢：无杵状指（趾），无发绀或水肿。

实验室检查：

血红蛋白 14.4g/dl,白细胞 6 300/μl，血小板 196 000/μl。化学检查：在正常范围内。血清总蛋白：正常。血清蛋白电泳：IgM 单克隆免疫球蛋白 3 480mg/dl。胸腹部CT扫描：无淋巴结肿大或脾肿大。骨髓穿刺及活检：小梁内单克隆淋巴浆细胞浸润。免疫分型提示 CD19、CD20、CD22、胞浆免疫球蛋白、FMC7 阳性。CD5、CD10、CD23 染色阴性。

问题：

最可能的诊断是什么？该患者为明确预后还需要做那些检查？

回答：

诊断为淋巴浆细胞样淋巴瘤（Waldenström 巨球蛋白血症）。高 $β_2$ - 微球蛋白和低血清白蛋白提示预后差。

讨论：

Waldenström巨球蛋白血症（Waldenström's macroglobulinemia，WM）是一种淋巴细胞和浆细胞的低度恶性肿瘤，可以分泌单克隆免疫球蛋白M（IgM）。中位发病年龄为63岁，男性常见。肿瘤细胞骨髓浸润会导致细胞减少，其他器官如淋巴结、肝脏、脾脏浸润可导致淋巴结增大、肝脾肿大。罕有恶性淋巴浆细胞侵及真皮导致结节和斑点状损害。这种 IgM 单克隆球蛋白增高伴有红斑样、荨麻疹样皮肤损害被称为Schnitzler综合征。与多发性骨髓瘤不同，该病没有特征性的溶骨性损害。

循环中的IgM 单克隆蛋白可导致高黏滞综合征和冷球蛋白血症。15%的患者有高黏滞表现，临床以鼻出血、视网膜出血、头疼为特征。临床上诊断为有症状的高黏滞综合征后即应给予血浆置换治疗。大约25% 的 WM 患者有神经系统异常，包括外周神经病变，脑病和蛛网膜下腔出血。

根据定义，巨球蛋白血症患者存在血清 IgM 增高，60% 患者IgG降低，20%IgA降低。推荐应用免疫固定方法进一步区分轻链和重链的表达类型。75% 患者单克隆 IgM 的轻链为 κ 。此病常有血浆容量增加，导致血红蛋白降低和血细胞比容下降。在这种情况下，输血会加重高黏滞症状。假性血沉增快是 WM 另一常见的血液学表现。

骨髓抽吸物常显示细胞减少，但活检为典型的高细胞表现，可见淋巴细胞、浆细胞样淋巴细胞和浆细胞的弥漫浸润。WM患者典型的免疫表型包括：表达泛 B 细胞表面的标志（CD19、CD20、CD22）、胞浆免疫球蛋白、FMC7、CD38、CD79a。由于缺乏特征性的 CLL 标志 CD5 和 CD23，WM 可以与 B 细胞型淋巴细胞白血病相区别。腹部和盆腔CT扫描可以检测出器官肿大和淋巴结肿大。在没有症状时，不需要做骨骼检查和骨扫描。

IgM 单克隆蛋白最常见的鉴别诊断为 IgM 型意义未明的单

克隆免疫球蛋白病（monoclonal gammopathy of undetermined significance, MGUS），区别这类患者不大容易。IgM－MGUS患者常没有症状或体征，IgM 蛋白小于 30g/L，血清黏滞度正常。两个疾病根本差别在于 WM 需要治疗。一些淋巴系统肿瘤也可检测出血清 IgM 增高，如恶性淋巴瘤和多发性骨髓瘤。IgM 多发性骨髓瘤与 WM 的区别主要根据多发性骨髓瘤常出现溶骨性损害、血钙增高和肾功能不全。

WM 是不可治愈的疾病，因此治疗重点在于缓解症状。无症状患者建议观察，有贫血、高黏滞症状、淋巴结肿大、肝脾大、出血或神经症状的患者建议治疗。可接受的化疗包括苯丁酸氮芥口服，氟达拉滨，克拉屈滨，美罗华治疗等。所有这些药物有相似的活性，初治 WM 患者反应率为 40% ~ 90%。有高黏滞症状的患者应给予血浆置换治疗。预后模型已经证实，高龄、细胞减少、低白蛋白血症、β_2- 微球蛋白增高者生存率降低。

目前该患者血浆黏滞度、血清白蛋白、β_2- 微球蛋白水平正常。由于诊断时没有症状，患者一直在观察中。诊断8个月后患者 IgM 水平仍稳定在 3 500mg/dl。

临床要点

1. Waldenström 巨球蛋白血症（Waldenström's macroglobulinemia，WM）是一种淋巴细胞和浆细胞的低度恶性肿瘤，可以分泌单克隆免疫球蛋白 M。
2. 与多发性骨髓瘤不同，该病没有特征性的溶骨性损害。
3. 15%的患者有高黏滞表现，临床以鼻出血、视网膜出血、头疼为特征。诊断为有症状的高黏滞综合征的患者应给予血浆置换治疗。
4. 有贫血、高黏滞症状、淋巴结肿大、肝脾大、出血或神经症状的患者建议治疗，可以接受的化疗包括苯丁酸氮芥口服，氟达拉滨，克拉屈滨，美罗华等。

（赵婷译　闫晨华校）

参考文献

1. Dimopoulos MA, Panayiotidis P, Moulopoulos LA, et al: Waldenstrom's macroglobulinemia: Clinical features, complications and management. J Clin Oncol 18:214-226, 2000.
2. Raje N, Ferry JA: A 50-year-old man with marked splenomegaly and anemia. N Engl J Med 345:682-687, 2001.
3. Ghobrial IM, Gertz MA, Fonseca R: Waldenstrom's macroglobulinemia. Lancet Oncol 4:679-684, 2003.

病例 11　骨髓移植后发热、弥漫性淋巴结肿大

Carlos Ramos

患者女性，53岁，发热达38.5℃、咽喉痛伴皮肤瘙痒4天。88 天前患者为治疗霍奇金淋巴瘤复发，行同胞（姐妹）非清髓外周血造血干细胞移植。患者无咳嗽、腹痛、腹泻或排尿困难等症状。既往有视网膜脱落和单纯疱疹病史。

体格检查：

T38.5℃，BP110/60mmHg，P120次/分。Karnofsky 身体状态 90%。一般状况：病容。头颅和五官：无巩膜黄染，扁桃体上有白色渗出物。淋巴结：双侧颈部、腋下、腹股沟淋巴结肿大，直径小于 2cm。心血管：心动过速伴有柔和的收缩期喷射性杂音。肺部：双肺呼吸音清。腹部：柔软，无触痛，肠鸣音正常，无包块或脏器肿大。四肢：无水肿。皮肤：无皮疹。神经系统：无异常。

实验室检查：

血红蛋白 8.1g/dl，红细胞形态正常。血小板 429 000/μl，白细胞8 400/μl，中性粒细胞53%，淋巴细胞21%，单核细胞5%，嗜酸性粒细胞11%，嗜碱性粒细胞1%。代谢检查全套：白蛋白3.3g/dl，LDH233IU/L升高，余正常。血、尿培养：48小时培养为阴性。鼻咽拭子直接检测：腺病毒、流感病毒 A 型和 B 型、副流感病毒1、2、3型、呼吸道合胞病毒均阴性。聚合酶链反应（PCR）：Epstein-Barr（EB）病毒强阳性，达 6 100 000 拷贝。腋窝淋巴结活检：正常的滤泡结构被多形性淋巴细胞浸润所代替。

问题：

最可能的诊断是什么？该患者应如何治疗？如果她为实体器官移植的受者，治疗是否不同？

回答：

诊断为Epstein-Barr病毒相关的淋巴增殖性疾病。抗CD20抗体和供者淋巴细胞输注常用于治疗此症。如为实体器官移植，可选择降低免疫抑制的水平。

讨论：

Epstein-Barr病毒相关的淋巴增殖性疾病（Epstein-Barr virus-associated lymphoproliferative disorders, EBV-LPD）见于造血干细胞移植和实体器官移植后，被认为与患者的免疫抑制有关，特别是与对抗EBV的细胞免疫失调有关。这是一组异质性的疾病，包括多克隆和寡克隆的B细胞增殖以及单克隆B细胞淋巴瘤。

EBV感染很常见，95%以上的成人可检测到EBV血清学阳性。如果儿童时期感染EBV，通常患者几乎没有症状。但如果发生在青春期或成人，经常有传染性单核细胞增多症的表现，包括发热，咽炎，全身性淋巴结肿大，脾大和不适感。口咽部是EBV感染机体的通道入口，病毒在口咽部黏膜复制后，进入血流，从而感染并转化B淋巴细胞。这些被转化的B淋巴细胞具有高度的免疫原性，可引起强烈的细胞毒T淋巴细胞（cytotoxic T-lymphocytes，CTLs）反应,最终导致感染后的B淋巴细胞被破坏。然而，一些感染后的B淋巴细胞表达低水平的EBV蛋白，免疫原性小，成为机体中EBV的病原库。在已感染个体的一生中，病毒可以重新活化，再次感染B细胞，但这个过程会被第一次抗病毒反应所产生的EBV特异性的CTLs所控制。但是，如果个体的细胞免疫被破坏，例如在移植后，感染过程可能不会被检测到，而引起淋巴增殖性疾病。

造血干细胞移植（hematopoietic stem cell transplant, HSCT）受者发生移植后LPD的临床表现通常与传染性单核细胞增多症相似，有发热、进行性淋巴结肿大，咽部分泌物。此外，淋巴增殖性损害也常出现在结外器官，可累及脾、肝、肺、消化道、肾和中枢神经系统。确诊常常需要活检，通过原位杂交的方法可以检测到EBV产物。可应用免疫球蛋白基因重排模型分析或细胞中EBV基因组融合末端分析来证实克隆形成能力。在HSCT中，细胞遗传学和分子学检查也证实，在大部分病例中这些恶性细胞来源于供者。可通过PCR方法检测感染者外周血中EB病毒的DNA来支持EBV－LPD的诊断。

HSCT受者移植后LPD的10年总发病率为1%，但根据干细胞来源和预处理不同，发病的风险不同。移植物去除T细胞、无关供者或人白细胞抗原不合的移植、为预防移植物抗宿主病而应用抗胸腺细胞球蛋白都会增加该病发生的风险。发病高峰是移植后的6～12个月。传统意义上单克隆疾病治疗非常困难，两种新疗法的出现，即CTLs的过继性转移和单克隆抗B细胞抗体的应用使这一状况有所改观。

由于恶性B细胞克隆来自无LPD的供者采集物，因此不久前推测从HSC供者采集的淋巴细胞的转移可能通过提供足够的EBV特异性的CTLs而重建患者的免疫平衡。实际上，HSCT后LPD患者可以通过接受未处理的供者T淋巴细胞（供者淋巴细胞输注）而得到有效的治疗。由于被输注的T细胞可能含有异基因反应性非EBV特异性的淋巴细胞，因此有诱发GVHD的风险。因此人们已经提出了许多方法在体外制备和选择出EBV抗原决定簇特异性的供者CTLs，再应用于LPD患者中。在一小部分LPD患者中应用这些EBV特异性的CTLs进行治疗或预防已经获得了成功。与未经修饰的供者淋巴细胞输注相比，这种方法的缺点在于工作量大，需要大量时间完成。

单克隆抗B细胞抗体的有效性研究显示该药很有发展前途，许多小型研究已经显示单克隆抗CD20单抗（美罗华）可以使很多患者获得完全缓解。而且，美罗华也已经成为EBV-LPD的预防和症状前的治疗药物。

与HSCT相反，实体器官移植后增多的恶性克隆来源于受者淋巴细胞。移植后的原发感染（通过移植物中供者B细胞传播）和免疫抑制水平的增加是发生实体器官移植后LPD的主要危险因素。由于减低免疫抑制的程度可部分恢复机体对抗EBV

衍生肿瘤的能力，因此减少或停用免疫抑制剂常作为一线治疗。但是，必须注意这种干预可能会引起移植器官的排斥问题，产生致命的后果。化学治疗和应用IFN-α的免疫治疗都被用于实体器官移植后的LPD的治疗中，但结果不一致。单克隆抗B细胞抗体再一次证实了其作用。源自宿主的EBV特异性的CTLs的应用目前正在研究中。

该患者接受了供者淋巴细胞输注和美罗华联合治疗，耐受性良好。淋巴结肿大缓解，外周血EBV-PCR转为阴性。正在密切监测霍奇金病的复发。

临床要点

1. Epstein-Barr病毒相关的淋巴增殖性疾病（Epstein-Barr virus-associated lymphoproliferative disorders, EBV-LPD）是由于造血干细胞移植（HSCT）和预处理后对抗EBV的细胞免疫受损引起的，或者与实体器官移植后应用免疫抑制剂有关。
2. 临床表现与传染性单核细胞增多症相似。
3. HSCT后单克隆EBV-LPDs的恶性细胞源自供者，而实体器官移植时源自宿主。
4. 抗CD20抗体、EBV特异性或非特异性的细胞毒T淋巴细胞最有希望治疗单克隆EBV-LPD。

（赵婷译　闫晨华校）

参考文献

1. Papadopoulos EB, Ladanyi M, Emanuel D, et al: Infusions of donor leukocytes to treat Epstein-Barr virus-associated lymphoproliferative disorders after allogeneic bone marrow transplantation. N Engl J Med 330:1185-1191, 1994.
2. Faye A, Quartier P, Reguerre Y, et al: Chimaeric anti-CD20 monoclonal antibody (rituximab) in post-transplant B-lymphoproliferative disorder following stem cell transplantation in children. Br J Haematol 115:112-118, 2001.
3. Straathof KC, Bollard CM, Rooney CM, et al: Immunotherapy for Epstein-Barr virus-associated cancers in children. Oncologist 8:83-98, 2003.

病例 12　气短、体重减轻

Mark Fleming

患者男性，70岁，气短、干咳、胸痛2周，体重减轻20磅。无吞咽困难、咯血及盗汗。有吸烟史 40 年，每天吸烟 1 包半。

体格检查：

一般状况：乏力表现，轻度呼吸窘迫。T37.3℃，BP96/64mmHg，P110 次/分，吸氧3升的静息状态下氧饱和度（脉搏血氧测定仪）94%。头颅和五官：无黄疸。淋巴结：左锁骨上和左颌下可触及淋巴结。胸部：呼吸音减低，左肺基底部叩诊浊音。心脏：心动过速，无杂音或摩擦音。

实验室检查：

全血细胞计数：正常。血钠 129mmol/L，钾 4.7mmol/L，肌酐 1.4mg/dl。转氨酶：正常。胸部 CT 扫描：左肺门肿块，6.5cm × 2.3cm，包绕左侧肺主动脉，左侧胸膜中等量渗出，左肺多发结节（见图）。病理：左锁骨上淋巴结针吸细胞学检查提示小细胞癌。

问题：

该患者的诊断是什么？临床如何分期？应选择何种治疗？

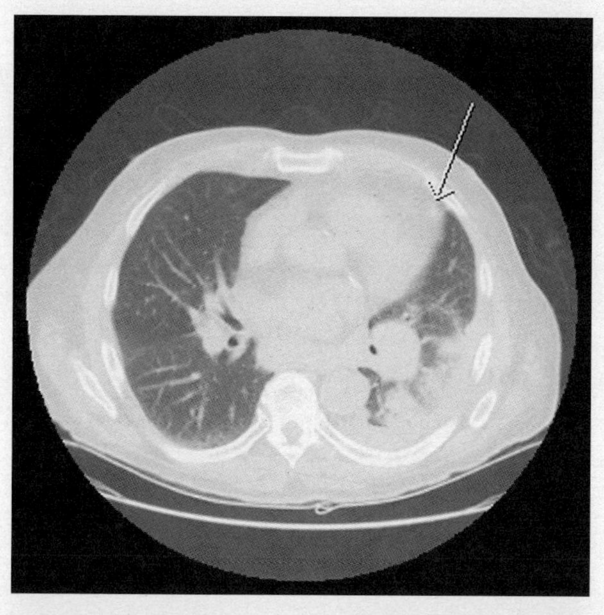

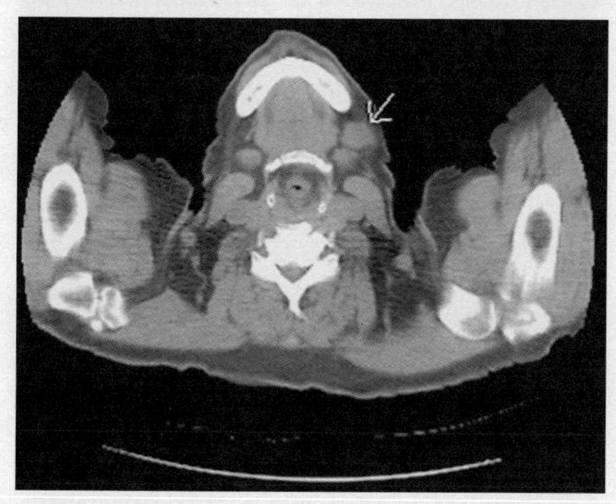

回答：

该患者诊断为“广泛期”小细胞肺癌，建议联合化疗。

讨论：

小细胞肺癌占所有肺癌的15% ~ 25%，此病以倍增时间迅速、快速生长和早期转移为特征。由于临床过程有侵袭性，未治疗者中位存活时间仅为2 ~ 4个月。

与其他类型的肺癌相比较，小细胞肺癌在诊断时有更广泛的播散趋势。为了简化分期，根据疾病范围分为“局限期”和“广泛期”。TNM分期系统不太常用。在诊断时，25% ~ 30%的患者处于局限期，即病变局限于原发灶所在的半侧胸腔、中纵隔或锁骨上淋巴结（局限于一个放射治疗野）。局限期患者在治疗情况下中位生存时间为16 ~ 24个月。

小细胞肺癌播散超过锁骨上区域（超过单一的放射治疗野）被称为“广泛期”，预后较差。该患者存在恶性胸水，故提示患者处于广泛期。在治疗情况下，该期中位生存时间6 ~ 12个月，不足5%的患者能存活2年。这类病人占70% ~ 75%。

广泛期小细胞肺癌的标准治疗方法为联合化疗，需要联合2种或更多的药物以获得最大益处。联合化疗反应率高达70% ~ 85%，完全缓解率为20% ~ 30%。不幸的是，尽管开始化疗时有反应，但持续有效的却很少。多个联合化疗方案的评价结果显示有效性相似。标准联合化疗方案包括：依托泊苷加顺铂（EP）、依托泊苷加卡铂（EC）、或含有依立替康的方案（如顺铂加依立替康）。其他方案包括CAV（环磷酰胺、阿霉素、长春新碱）、CAE（环磷酰胺、阿霉素、依托泊苷）和ICE（异环磷酰胺、卡铂、依托泊苷）。维持化疗超过4 ~ 6个周期没有显示出更好的作用，治疗有效时间仅有轻微延长，生存率没有提高。化疗加胸部放疗尽管可能控制了临床症状，但并没有提高广泛期患者的生存率。

与生存期延长相关的治疗前因素包括：体质良好、女性、处于局限期等。诊断时出现中枢神经系统或肝脏受累提示预后不良。

广泛期的患者化疗获得完全缓解后可以考虑进行预防性头颅放疗(prophylactic cranial irradiation, PCI)。60% 以上的患者有脑转移的风险，PCI治疗可使这一危险降低50%。PCI对于维持局限期患者长期缓解作用明确，但对于广泛期患者是否真正有益不得而知，因为这些患者很可能会出现其他部位的转移。为了缓解症状，也可进行其他部位的放疗（比如：骨转移或持续性上腔静脉综合征）。

此病可能会发生类癌综合征，出现内分泌系统(抗利尿激素分泌异常综合征SIADH，异位促肾上腺皮质激素综合征)或神经学上的表现（由抗体介导的）。该患者有低血钠，应测定尿电解质以确定是否存在SIADH。小细胞肺癌中SIADH是预后不良的表现，轻症可通过限制液体摄入来治疗，重者应用高渗盐水治疗。地美环素是一种可对抗肾源性尿崩症的抗生素，也可以用于严重的或难治的病例。但是总体的治疗方案是需要对潜在的恶性肿瘤进行治疗。

在这例患者中，进一步的检查发现有多发性的脑损害。因此接受了姑息性的全脑照射。随后由于存在多种合并症，因而选择了 EC 方案联合化疗。

临床要点

1. 小细胞肺癌分为局限期（病变局限于单一的放射治疗野）和广泛期。
2. 对于广泛期病例，联合化疗可以延长生存率。尽管化疗对小细胞肺癌治疗有效，但很少能延长缓解期。
3. 广泛期患者经联合化疗获得完全缓解后应该考虑进行预防性头颅放疗。

（赵婷译　闫晨华校）

参考文献

1. Spiro SG, Souhami RL, Geddes DM: Duration of chemotherapy in small cell lung cancer: A Cancer Research Campaign trial. Br J Cancer 59(4): 578-583, 1989.
2. Adjei AA, Marks RS, Bonner JA: Current guidelines for the management of small cell lung cancer. Mayo Clin Proc 74(8):809-816, 1999.
3. Auperin A, Arriagada R, Pignon JP, et al: for Prophylactic Cranial Irradiation Overview Collaborative Group: Prophylactic cranial irradiation for patients with small-cell lung cancer in complete remission. N Engl J Med 341(7):476-484, 1999.
4. Paesmans M, Sculier JP, Lecomte J: Prognostic factors for patients with small cell lung carcinoma: Analysis of a series of 763 patients included in four consecutive prospective trials with a minimum follow-up of 5 years. Cancer 89:523-533, 2000.
5. Noda K, Nishiwaki Y, Kawahara M: Irinotecan plus cisplatin compared with etoposide plus cisplatin for extensive small-cell lung cancer. N Engl J Med 346:85-91, 2002.
6. Simon GR, Wagner H: for American College of Chest Physicians: Small cell lung cancer. Chest 123(1 Suppl):259S-271S, 2003.

病例 13　结肠镜检查发现多发结肠息肉

Michael Danso

患者男性，68岁，有糖尿病和高血压病史，到胃肠病科进行常规肠镜检查。患者没有直肠出血、便秘、腹泻和体重减轻。在结肠镜下发现有多发息肉遍布结肠。

体格检查：

一般状况：良好。生命体征：平稳。头颅和五官：无苍白或黄疸。淋巴结：外周未触及肿大淋巴结。心脏：心率正常，心律规则。肺部：双侧呼吸音清。腹部：柔软，无触痛，无肝脾肿大。四肢：正常。

实验室检查：

血红蛋白 10.3g/dl, 血小板 183 000/μl, 白细胞 7 500/μl。生化检查：正常。腹部CT：未见异常。结肠活检：弥漫性非典型淋巴组织浸润。淋巴细胞染色CD19、CD20、CD5阳性，CD10、CD23 阴性。

问题：

最可能的诊断是什么？还有哪些染色可以帮助确定此患者的诊断？

回答：

诊断为套细胞淋巴瘤（淋巴瘤性息肉病）。细胞周期蛋白D1（cyclin D1）染色阳性可确诊此病。

讨论：

套细胞淋巴瘤（mentle cell lymphoma，MCL）是非霍奇金淋巴瘤中相对少见的类型，在美国约占所有淋巴瘤的5%。MCL是一种具有特殊的临床病理表现的疾病，有其独特的形态学、免疫表型、细胞遗传学和分子生物学特征。

临床上MCL被认为是一种中度恶性淋巴瘤。中位发病年龄58岁，男性为主。进展期表现很典型，骨髓及外周血受累常见。30%～60%的患者可有脾大。常有结外部位受累，包括：Waldeyer环、肝脏、中枢神经系统，尤其易累及胃肠道（有些报道可达80%）。这就出现了与这例患者同样的特征性表现：大肠多发性淋巴瘤息肉病。30%～60%的患者可出现B症状。50%的患者可检测到乳酸脱氢酶和β_2-微球蛋白增高。

MCL有四种组织学亚型：套区型、结节型、弥漫型和幼变型。一般认为套区型MCL在临床上更具良性过程，幼变型最具侵袭性，预后不良。

MCL免疫表型是表达CD19、CD20、CD22的B细胞异常。与慢性淋巴细胞白血病/小淋巴细胞淋巴瘤（CLL/SLL）相似，MCL特征性的表现也是几乎所有病例共同表达T细胞相关的抗原CD5。两种疾病在形态学上表现相似，MCL区别于CLL/SLL的显著特点在于表达细胞周期蛋白D1和FMC-7，而不表达CD23。CLL/SLL病例均表达CD23。细胞周期蛋白D1的持续过度表达是MCL中特征性的发现。MCL与CLL/SLL的另一个区别在于：MCL表面免疫球蛋白（Ig）染色强阳性，而CLL/SLL染色很弱。用核型分析或FISH发现所有MCL具有t（11;14）（q13:q32）细胞遗传学改变，这种交互易位将免疫球蛋白重链位点和细胞周期蛋白D1基因并置在一起。

与CLL/SLL相反，MCL的临床过程相对具有侵袭性，对常规治疗方案反应差。对化疗，如环磷酰胺、羟基柔红霉素、长春新碱、强的松的 CHOP 方案或环磷酰胺、长春新碱、强的松的 CVP方案通常仅部分有效，即使获得完全缓解，缓解期也很短。尚未证明自体移植能治愈此症。在目前已发表的资料中，MCL 患者中位生存时间为 3 ~ 4 年。与预后不良相关的临床因素包括：高龄、体质差、进展期疾病、脾大、外周血受累、乳酸脱氢酶高、血清白蛋白降低以及贫血。而国际预后指数与实际预后并不一致。受累结节的病理类型具有一定的预后价值，套区型完全缓解率高，生存时间更长。相反，幼变型具有侵袭性，很难获得完全缓解，中位生存期短，大约只有 18 个月。

近来，MD， Anderson癌症中心的研究者报道了应用大剂量 CVAD方案治疗MCL的 Ⅱ 期临床经验。药物包括：超分割剂量的环磷酰胺、长春新碱、柔红霉素和地塞米松，交替加用大剂量阿糖胞苷和甲氨蝶呤联合亚叶酸钙进行解救。4 ~ 6 个周期后，用大剂量环磷酰胺巩固治疗，并对65岁以下的患者行全身放射治疗。初治患者3年总生存率和无病生存率分别为92%和72%，而接受 CHOP 或类似 CHOP 方案的历史对照组无病生存率仅为 28%。最近，这些研究者联合应用美罗华和大剂量CVAD方案，早期结果喜人。单用美罗华治疗MCL有效率约30%。其他有希望的研究包括放射免疫治疗和非清髓造血干细胞移植。该疾病最好的治疗推荐是进入临床试验，目前还没有标准治疗方法和明确的治疗策略。

本例患者用放射免疫治疗和化疗进行实验性治疗，治疗结束时重复结肠活检，提示仍有盲肠MCL。随后患者接受了一种嘌呤类似物联合环磷酰胺和美罗华的治疗，获得完全缓解。患者结束治疗 6 个月后继续维持缓解状态。

临床要点

1. MCL免疫表型是表达CD19、CD20、CD22的B细胞异常。在几乎所有的病例中同时表达T细胞相关抗原CD5和细胞周期蛋白D1。
2. 用核型分析或FISH发现，几乎所有MCL具有t(11;14)(q13:q32)细胞遗传学改变。
3. 与CLL/SLL相反，MCL的临床过程相对更具有侵袭性，对常规治疗方案反应差。CHOP或CVP方案仅部分有效，即使获得完全缓解，缓解期也很短。

（赵婷译　闫晨华校）

参考文献

1. Argatoff LH, Connors JM, Klasa RJ, et al: Mantle cell lymphoma: A clinicopathologic study of 80 cases. Blood 89(6):2067-2078, 1997.
2. Campo E, Raffeld M, Jaffe ES: Mantle cell lymphoma. Semin Hematol 36 (2):115-127, 1999.
3. Press O: Treatment of mantle-cell lymphoma: Stem cell transplantation, radioimmunotherapy, and management of mantle-cell lymphoma subsets. American Society of Clinical Oncology Educational Book, 2002.

病例 14　右颈部肿块

Ellen Ronnen

患者女性，31岁，2年前发现轻度右颈部肿块，就诊前1个月肿块显著增大。无既往病史，没有发热、盗汗或体重减轻。

体格检查：

T36.6℃，HR80 次 / 分，BP120/80mmHg，R16 次 / 分，体重70.9kg。一般状况：良好。头颅和五官：双侧瞳孔等大、正圆，对光反射灵敏，巩膜无黄染，口咽部干净。淋巴结：从下颌角到锁骨上多发颈前淋巴结肿大，直径大于2cm，没有其他颈部、腋窝、腹股沟淋巴结肿大。胸部：双肺清。心脏：心率正常，心律规则，无杂音。腹部：柔软，无触痛，无膨隆，无肝脾肿大。四肢：无水肿。

实验室检查：

白细胞 8 700/μl，血红蛋白 12.6g/dl, 血小板 267 000/μl。生化检查：电解质正常，BUN20mg/dl，肌酐0.9mg/dl。肝功能：AST14U/L, ALT17U/L，白蛋白 4.5g/dl，总胆红素 0.5mg/dl，乳酸脱氢酶 151U/L。血沉：46mm/h。胸部、腹部、盆腔 CT：右侧淋巴结肿大，直径5cm。PET扫描：右侧颈静脉内侧和脊柱旁区、左侧锁骨上区摄取明显增加。右颈部淋巴结针吸活检细胞学检查：在大淋巴细胞的背景中散在 CD15/CD30 阳性的细胞。

问题：

诊断是什么？该患者联合治疗的风险是什么？

回答：

Ⅰ期（早期）霍奇金淋巴瘤。联合治疗中的放疗有晚期毒性的风险。

讨论：

在美国每年诊断大约7 500例霍奇金淋巴瘤。年轻人中最常见，15～30岁之间发病率最高。霍奇金病是一种可治愈的疾病，大约80%～85%的患者可获得长期生存。早期霍奇金病生存率超过90%。由于长期生存者数量多，确定长期毒性最小的有效治疗尤为重要。霍奇金病的分期是根据修订后的Ann Arbor分期系统。该病的治疗方案是基于分期和特异的预后因素来制定的。早期霍奇金病是指Ⅰ、ⅡA期。疾病早期预后好的患者不会有下列表现：纵隔巨大肿块，血沉增快，累及3个或以上淋巴结区，结外受累，有B症状或诊断时年龄超过50岁。

以前，早期霍奇金病的治疗选择原发部位扩大野照射治疗。由于复发率高以及会出现纵隔照射后严重的长期并发症，致使这种治疗方式的应用明显减少。放疗的长期副作用包括：继发性恶性肿瘤、心脏病、肺纤维化、甲状腺功能异常、疲乏等。在接受放射治疗的患者的一生中，发生继发性实体肿瘤的几率不断增加。患白血病的风险在15年时似乎达到平台期。在对长期生存者最大规模的一项研究中，约26%的患者在患病30年时已发生了继发性的实体肿瘤。许多患者发生多个恶性肿瘤，而且发病年龄小于一般人群。

现在，对于预后良好的早期霍奇金淋巴瘤患者采用化疗和受累野放射治疗的联合治疗方式。在成功的化疗后应用受累野放射治疗。扩大野照射治疗并没有多大益处。标准化疗方案包括：柔红霉素、博来霉素、长春碱、达卡巴嗪（ABVD）4个周期（8次治疗），随后接受30～35Gy的局部照射。联合治疗方式与单纯扩大放射治疗相比10年总生存率没有差别。用以评价单独化疗治疗早期霍奇金病疗效的临床试验正在进行中。最早的随机试验比较了ABVD化疗和ABVD化疗联合放疗的治疗疗效，这项研究最近已经完成。两组总体生存率无统计学差异，但是中位随访时间小于 5 年。在得出早期霍奇金病单用化疗有益的结论之前，仍然需要对患者10年、20年或更长时间的总体生存率进行研究评估。

本例患者开始应用 ABVD 方案化疗。由于晚期毒性的风险以及不能增加生存的原因，她选择不接受放射治疗。

临床要点

1. 霍奇金病患者的治疗策略要根据分期和预后因素来确定。
2. 预后良好的早期患者应给予柔红霉素、博来霉素、长春碱及达卡巴嗪（ABVD）方案化疗并联合局部放射治疗，也可选择单独应用 ABVD 化疗。
3. 放射治疗潜在的晚期毒性必须完全告知患者，监测治疗的继发性影响是治疗霍奇金病患者的重要任务。

（赵婷译　闫晨华校）

参考文献

1．Specht L, Gray RG, Clarke MJ, Peto R: Influence of more extensive radiotherapy and adjuvant chemotherapy on long-term outcome of early-stage Hodgkin disease: A meta-analysis of 23 randomized trials involving 3888 patients. International Hodgkin's Disease Collaborative Group. J Clin Oncol 16:830-843, 1998.
2．Dores G, Curtis R, Travis L: Second cancer risk following Hodgkin's disease: Analysis of 15,465 patients reported to the National Cancer Institute's Surveillance, Epidemiology and End Results (SEER) program. Proc Am Soc Clin Oncol 1127a, 2001.
3．Ekstrand BC, Horning SJ: Hodgkin's disease. Blood Rev 16:111-117, 2002.
4．Diehl V, Stein H, Hummel M, et al: Hodgkin's Lymphoma: Biology and Treatment Strategies for Primary, Refractory and Relapsed Disease. American Society of Hematology Education Book, Jan 2003, pp 225-247.

5. Laskar S, Gupta T, Vimal S, et al: Consolidation radiation after complete remission in Hodgkin's disease following six cycles of doxorubicin, bleomycin, vinblastine, and dacarbazine chemotherapy: Is there a need? J Clin Oncol 22(1):62-68, 2004.

病例 15　弥漫性淋巴结肿大

Daniel Persky

患者男性，60 岁，发现双侧腋下肿块 2 年，常规体检中发现弥漫性颈部、腹股沟区淋巴结肿大。

体格检查：

一般状况：良好。T36.0℃，P68 次 / 分，BP130/90mmHg。头颅和五官：无黄疸，扁桃体不大。心脏：心率正常，心律规则，无杂音。肺部：双肺呼吸音清。腹部：柔软，无肝脾肿大。四肢：无水肿。淋巴结：左腋下直径 2cm，右腋下 1.5cm，双侧颈部、腹股沟淋巴结直径小于 1cm。

实验室检查：

血红蛋白 16g/dl，白细胞 7 100/μl，血小板 257 000/μl。红细胞平均容积84.7fl，红细胞分布宽度12.4%，中性粒细胞69%，淋巴细胞23%。外周血涂片：正常。电解质：正常。血沉：1mm/h。CRP0.2mg/L，乳酸脱氢酶 146U/L。嗜异性试验：阴性。右腹股沟淋巴结活检：有核切迹的小淋巴细胞（中心细胞）和无切迹的大淋巴细胞（中心母细胞，见图）。流式细胞计数：λ 轻链限制性单克隆细胞群，表达 CD10、CD19、CD20 和 FMC7。

问题：

最可能的诊断是什么？对该病适当的处理是什么？

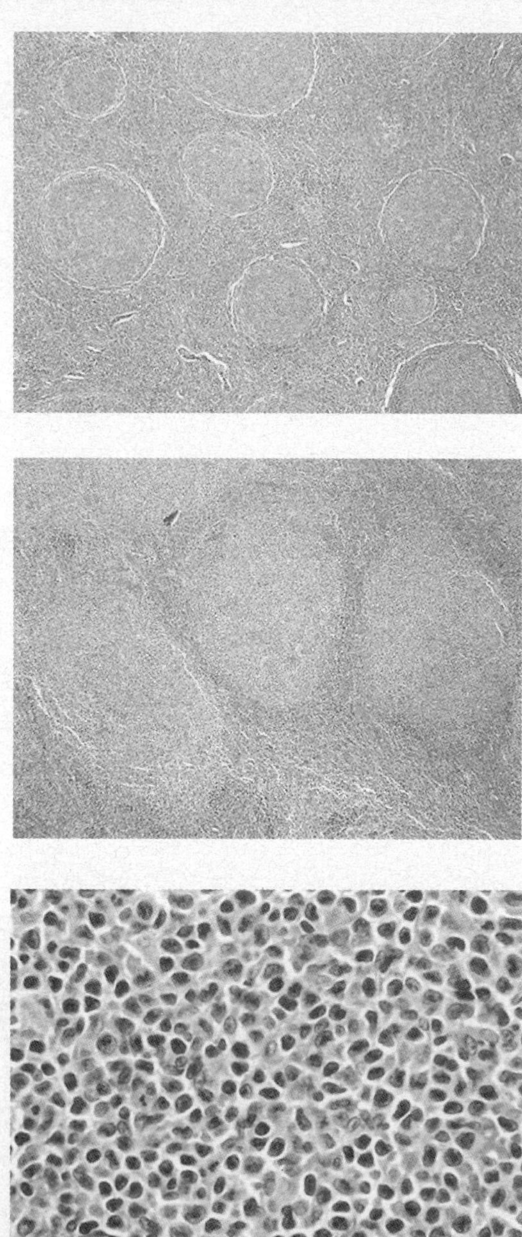

回答：

诊断为滤泡性淋巴瘤，建议观察。

讨论：

滤泡性淋巴瘤（follicular lymphoma，FL）是最常见的惰性非霍奇金淋巴瘤（NHL),是仅次于弥漫大B细胞型（DLBCL）最常见的淋巴瘤。它来源于B细胞，约占所有淋巴瘤的20%。诊断时中位年龄60岁，与其他NHL不同的是该病女性发病率略高于男性。滤泡性淋巴瘤在美国和欧洲更为常见。

该患者的表现为典型的滤泡性淋巴瘤，长期无痛性弥漫性淋巴结肿大，无明显症状。B症状包括：发热高于38℃、夜间盗汗、体重下降超过10%，一般只发生在20%的病例。骨髓受累约占60%～70%，成为目前大部分Ann Arbor Ⅳ期的主要表现。

在显微镜下，滤泡性淋巴瘤类似正常的次级淋巴滤泡生发中心，混有中心细胞和中心母细胞。中心母细胞的比例越高，滤泡淋巴瘤的恶性程度和侵袭性也越高。举例来说，Ⅲ度滤泡性淋巴瘤每高倍视野的中心母细胞超过15个，由于它更类似于DLBCL，实际被分在侵袭性淋巴瘤中。Ⅰ度FL每高倍视野的中心母细胞不足5个，是最常见的类型。

滤泡性淋巴瘤细胞表达B细胞抗原（CD19,CD20,CD21）、CD10、HLA-DR和表面免疫球蛋白。CD5、CyclinD1阴性。免疫球蛋白基因重排，免疫球蛋白可变区发生体细胞突变。细胞遗传学检查显示85%病例中可出现t（14;18）易位，使免疫球蛋白重链和*bcl*-2癌基因并置在一起。这种易位帮助证实滤泡性淋巴瘤的诊断，但不能作为唯一条件，因为这种易位在正常人群中也存在。

用于DLBLC的国际预后指数（International Prognostic Index，IPI）在FL中用处不大，因为仅10%有高危的IPI得分。近来一个国际协作研究提出了一个滤泡性淋巴瘤国际预后指数（follicular lymphoma international prognostic index，FLIPI），包

括年龄大于 60 岁、Ann Arbor Ⅲ期或Ⅳ期、累及 4 个以上淋巴结区、血红蛋白低于12g/dl、LDH升高。具有0～1个危险因素的患者10年总体生存率为70.7%，具有 2 个危险因素为50.9%，3 个或以上危险因素为高危组，10 年总生存率 35.5%。

滤泡性淋巴瘤中位生存时间大于8年，而高危IPI患者需除外，他们的中位生存期仅1年。该病的特点是疾病呈惰性但不可治愈，对化疗和放疗反应好，但最终要复发。如果转变为DLBCL (这种发生率每年有 5% ～ 10%)，即使 DLBCL 被治愈，FL 也常会复发。

FL 的治疗目前还有争议。小部分患者处于早期（Ⅰ或Ⅱ期)，可以用局部放射治疗，30 ～ 40Gy 进行累及野或扩大野放射治疗。这种治疗 10 年无病生存率为 40%。

斯坦福的经验证实，进展期FL患者可以进行观察，不会缩短生存期。Groupe d'Etude Lymphomes Folliculaire（GELF）标准用于估计肿瘤负荷，更常用于确定初始治疗方案（见表）。一旦决定治疗，有几种方法，包括美罗华单药治疗，美罗华加CVP、CEPP或CHOP治疗，嘌呤类似物单药治疗或放射免疫治疗。更强的治疗包括自体移植可增加无病生存期，但不延长总生存期。异基因造血干细胞移植是唯一可治愈的方法，可将总生存率提高到 80%，但治疗相关死亡率可达 30%。不过目前死亡率正在降低，特别是应用非清髓异基因移植（“小移植”）后。倘若缺乏可治愈的条件，参与临床试验就非常重要。

该患者至少为Ⅲ期（骨髓没有受累)，Ⅰ度滤泡性淋巴瘤，接受了一段时间的观察试验，目前已经无事件随访 9 个月。

滤泡性淋巴瘤中高肿瘤负荷的GELF标准

全身性症状
3 个或以上淋巴结区，直径大于 3cm
单一淋巴结区，直径大于 7cm
血小板少于 100 000/μl 或绝对中性粒细胞计数少于 1 000/μl
循环中的淋巴瘤细胞多于 5 000/μl
显著脾大，压迫性症状，胸膜渗出，或腹水

临床要点

1. 滤泡性淋巴瘤（follicular lymphoma，FL）是最常见的惰性非霍奇金淋巴瘤。
2. 在显微镜下，滤泡性淋巴瘤类似正常的淋巴滤泡生发中心。
3. 滤泡性淋巴瘤细胞HLA-DR、CD19、CD20、CD21染色阳性，常有 CD10 和表面免疫球蛋白表达；存在免疫球蛋白基因重排；常有 t（14；18）易位。
4. FL 的治疗存在争议，一些早期 FL 可用放射治疗，也可进行初期观察试验。

（赵婷译　闫晨华校）

参考文献

1. Solal-Celigny P, Roy P, Colombat P, et al: Follicular Lymphoma International Prognostic Index. Blood 104(5):1258-1265, 2004.
2. Brice P, Bastion Y, Lepage E, et al: Comparison in low-tumor-burden follicular lymphomas between an initial no-treatment policy, prednimustine, or interferon alpha: A randomized study from the Groupe d'Etude des Lymphomes Folliculaires. Groupe d'Etude des Lymphomes de l'Adulte. J Clin Oncol 15(3):1110-1117, 1997.
3. Mac Manus MP, Hoppe RT: Is radiotherapy curative for stages I and II low-grade follicular lymphoma? Results of a long-term follow-up study

of patients treated at Stanford University. J Clin Oncol 14(4):1282-1290, 1996.

4. Horning SJ, Rosenberg SA: The natural history of initially untreated low-grade non-Hodgkin's lymphomas. N Engl J Med 311(23):1471-1475, 1984.
5. Portlock CS, Rosenberg SA: No initial therapy for stage III and IV non-Hodgkin's lymphomas of favorable histologic types. Ann Intern Med 90 (1):10-13, 1979.

病例 16　血细胞比容增高、皮肤瘙痒

Michael Danso

患者女性，56岁，既往有早期乳腺癌病史，主诉温水浴后皮肤瘙痒。否认头痛或视力改变。否认吸烟史。

体格检查：

一般状况：良好，消瘦，多血质。生命体征：平稳。氧饱和度98%（呼吸室内空气）。头颅和五官：无异常。淋巴结：未触及肿大。心脏：心率正常，心律齐。肺部：双侧听诊呼吸音清。腹部：脾左肋下 3cm，质硬，有触痛。四肢：无杵状指（趾）、发绀或水肿。

实验室检查：

全血细胞计数：血细胞比容 58%，白细胞 15 000/μl，血小板 485 000/μl。生化检查：正常。^{51}Cr 标记的红细胞容量测定：红细胞容量增多，血浆量正常。

问题：

确定诊断还需要做哪些检查？如何进行初始治疗？

回答：

血清促红细胞生成素水平监测有利于确定真性红细胞增多症的诊断。初始治疗应该包括静脉放血和阿司匹林治疗。

讨论：

真性红细胞增多症（polycythemia vera，PV）是一种起源于造血干细胞的红细胞过度生长的肿瘤性疾病。该病以红细胞容量增加为特征，而除外了可引起继发性红细胞增多的各种因素。

大部分PV患者有临床症状，常见主诉为头痛、无力、热水浴后皮肤瘙痒。1/3患者有视力改变、体重减轻、上腹痛、大量出汗和（或）疼痛性手足感觉异常（红斑性肢痛病）。多达20%的患者有大血管血栓合并症，如脑血管意外、心肌梗死、深静脉血栓或肝静脉血栓。诊断时临床体征包括脾大、多血症和高血压。

血细胞比容增高可能是由于红细胞总量（total red cell mass，RCM）增加或总血浆容量减少。单纯血浆容量减少被称为相对性或假性红细胞增多症，也被称为Gaisbock综合征。最常见的相对性红细胞增多的原因包括利尿剂的使用和饮酒。

获得RCM是对血细胞比容增高患者进行评估的第一步，通过将患者的血标本用^{51}Cr标记，再输回体内，然后从患者体内抽取第二份血标本来测定^{51}Cr标记的红细胞浓度来实现。同时，用^{125}I标记的白蛋白注入体内来估计血浆容量。当个体测得的RCM比平均预测值升高25%时，可以诊断绝对红细胞增多症。

确定了RCM增多后，还需要进行一些检查来区分PV和继发性红细胞增多症（见表1）。PV患者促红细胞生成素（erythropoietin,EPO）水平明显降低；相反，大部分继发性红细胞增多症EPO水平增高或正常。其他确定继发性红细胞增多症病因的检查应包括：详尽的病史（包括吸烟史，阻塞性睡眠呼吸暂停综合征）、仔细的体格检查、动脉血氧饱和度、一氧化碳血红蛋白水平、铁蛋白、维生素B_{12}和叶酸水平、肾功能、肝功能、腹部超声、睡眠研究、肺功能检查、胸部X线、氧离曲线（用于确定患者Hb高氧亲和力和少数先天性低2,3-二磷酸甘油酸水平）等。

缺乏引起继发性红细胞增多症的原因，并且EPO水平低，考虑真性红细胞增多症的诊断可能性大。为了制定治疗方案，临床统一的诊断标准已经确定（见表2）。

表1 继发性红细胞增多症的常见原因

先天性：突变的高氧亲和力的血红蛋白
- 先天性2,3-二磷酸甘油酸降低

获得性：动脉的低氧血症
- 发绀型先天性心脏病
- 慢性肺部疾病
- 吸烟

肾损害：
- 肾细胞癌
- 肾囊肿
- 肾盂积水
- 肾动脉狭窄

肝脏损害
- 肝细胞癌
- 肝硬化
- 肝炎

药物
- 雄激素

内分泌肿瘤
- 肾上腺肿瘤

各种肿瘤
- 小脑成血管细胞瘤
- 子宫纤维瘤
- 支气管癌

表 2 真性红细胞增多症的诊断标准

A1	RCM 增高（比正常预测值升高 25%）
A2	缺乏继发性红细胞增多症的原因
A3	可触及的脾肿大
A4	克隆形成标记（异常的骨髓核型）
B1	血小板增多症（血小板计数大于 400 000/μl）
B2	中性粒细胞增多（中性粒细胞大于10 000/μl，或吸烟者大于 12 500/μl）
B3	同位素或超声检查证实脾大
B4	内源性的红系克隆性生长或低血清 EPO 水平

RCM：总红细胞容量；EPO：促红细胞生成素。

A1+A2+A3 或 A4 可诊断真性红细胞增多症。

A1+A2 再加上 B 组中的任意 2 条也可诊断真性红细胞增多症。

PV是一种用常规的办法不能治愈的慢性疾病。临床过程以高发血栓并发症和转化为髓样化生伴骨髓纤维化或急性髓性变为特征。由于致命性的血栓事件发生率高，未治疗的患者中位生存时间仅 18 个月。细胞减少性的治疗包括静脉放血或化疗，可以减少血栓事件的发生率，明显延长生存期。本病治疗的目的是使血栓并发症的风险降至最低，阻止向骨髓纤维化或白血病的转化。

治疗性静脉放血成为标准治疗，每周去除 500ml 血液，直到红细胞压积降至 40% ～ 45%。连续静脉放血会导致铁缺乏，阻碍了红细胞的产生。患者不应食用含铁的多种维生素。必须注意采用静脉放血术不要使患者发生真正的铁缺乏，因为缺铁会引起反射性的血小板增多，增加血栓的风险。单用放血术治疗的患者在初治的前 3 年中发生血栓的风险增加。

根据这项观察，患者先前有血栓事件或年龄大于60岁，应该选择应用静脉放血联合骨髓抑制剂作为初始治疗。真性红细胞增多症的患者应用抗栓药物的有效性和安全性还不确定。长期以来避免使用阿司匹林，因为真性红细胞增多症研究组织曾做过的一项试验报道，接受大剂量阿司匹林（900mg/d）治疗的患者胃肠出血发生率高。但最近一项双盲安慰剂对照的随机试验对于小剂量阿司匹林预防治疗的安全性和有效性进行了评估。这项研究有500多人接受了阿司匹林治疗，与应用安慰剂的患者比较，结果显示减少了非致命性心肌梗死、非致命性卒中和心血管原因死亡的风险。用阿司匹林治疗的患者主要出血性事件的发生率没有显著增加。

静脉放血术是治疗PV的基础，但大部分患者还需要加用细胞减少性的治疗。骨髓抑制剂的选择包括羟基脲、放射磷、干扰素-α和阿那格雷。羟基脲减少了血栓的发生率，而且能使血小板计数和脾脏大小恢复正常。由于涉及致畸性和致白血病的问题，羟基脲的应用应该限制在年龄大于60岁的患者。放射性磷（^{32}P）被骨基质摄取，局部放射骨髓，抑制造血。但^{32}P治疗增加了迟发性急性髓性白血病的风险，因此它的应用一般严格限制在老年PV患者。目前临床实践中很少应用此剂。阿那格雷是口服活性血管扩张剂，可抑制巨核细胞的成熟，从而减少血小板的数目。一项500人以上的骨髓增殖性疾病引起血小板增多症的研究表明，阿那格雷通常在2周内可使90%以上患者的血小板数量减少。

皮下注射干扰素-α抑制造血祖细胞的增生，可控制大部分患者的血细胞数目、脾大和全身症状。应用干扰素-α的问题包括流感样症状、起效慢（数月以上）、抑郁、费用高，对于有生育要求的女性也限制了其应用。已报道干扰素-α在妊娠期间用药安全，而其他骨髓抑制药物已知有致畸作用。

本例患者持续间断静脉放血、羟基脲和低剂量阿司匹林治疗，从初诊到现在已经随访了10余年。

临床要点

1. 真性红细胞增多症（polycythemia vera，PV）以红细胞容量增加为特征，而缺乏引起继发性红细胞增多的因素。
2. PV 患者促红细胞生成素（erythropoietin,EPO）水平显著降低；相反，大部分获得性继发原因引起的红细胞增多症 EPO 水平增高或正常。
3. 静脉放血术还是治疗PV的基础，但大部分患者还需要加用骨髓抑制剂治疗。骨髓抑制剂可选择羟基脲、放射磷、干扰素 - α 和阿那格雷。

（赵婷译　闫晨华校）

参考文献

1. Landolfi R, Marchioli R, Kutti J, et al: Efficacy and safety of low-dose aspirin in polycythemia vera. N Engl J Med350:114-124, 2004.
2. Pearson TC, Messinezey M, Westwood N, et al: A Polycythemia Vera Update: Diagnosis, Pathobiology and Treatment. Hematology, American Society of Hematology Education Program Book, 2000.

病例 17　小肠梗阻、腹腔淋巴结肿大

Michaela Liedtke

患者女性，16岁，既往有肠易激综合征病史，因出现脐周针刺样疼痛到急诊科就诊。3个月来体重下降，进行性腹胀，每天大便 2 ～ 3 次。

体格检查：

BP105/65mmHg，P110次/分，T38.4℃。一般状况：瘦弱，中度疼痛面容。头颅和五官：无黄疸。淋巴结：无肿大。心血管：心动过速，无杂音。肺部：双侧呼吸音清。腹部：中度膨隆，脐周轻压痛，肠鸣音减弱。四肢：无水肿。

实验室检查：

白细胞 12 000/μl(80% 中性粒细胞，16% 淋巴细胞)，血红蛋白 12.1g/dl, 血小板 350 000/μl。生化检查：正常。肝功能：正常。胸片：正常。腹部 CT：小肠梗阻，腹腔淋巴结肿大。

过程：

患者被送往手术室，接受了梗阻部分空肠切除术和一个淋巴结活检。淋巴结活检病理显示淋巴结被多形性大淋巴细胞弥漫浸润，细胞核呈马蹄形。免疫染色显示这些细胞CD30、CD25、CD3 阳性，CD20、CD15 阴性（见图）。

问题：

最可能的诊断是什么？还需要哪些检查进行鉴别诊断？

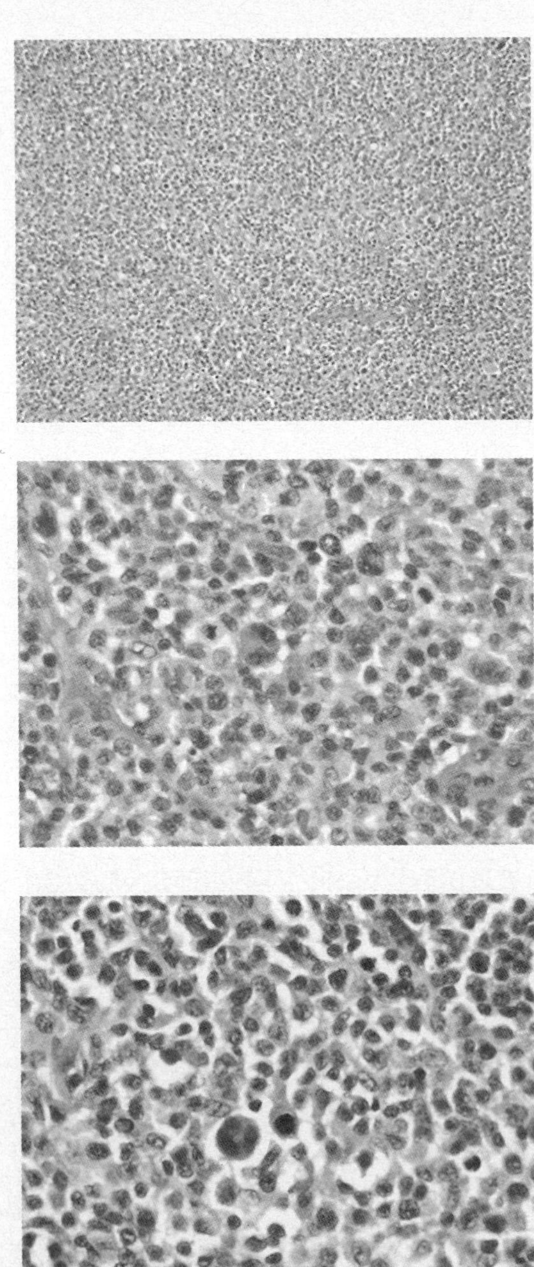

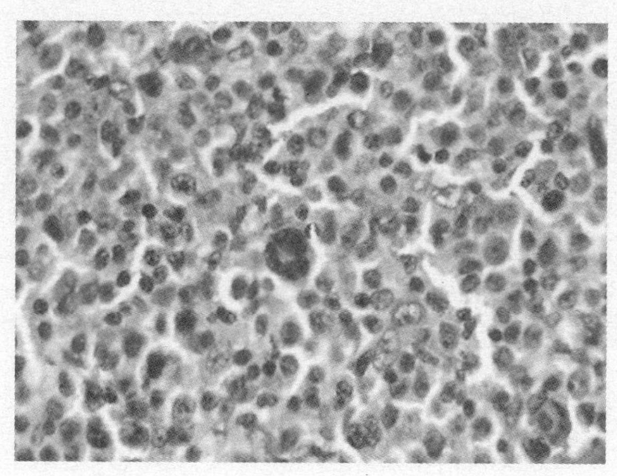

回答：

诊断为原发性系统性间变性大细胞淋巴瘤（T细胞型）。需要做的其他检查包括：胸部CT扫描、骨髓活检、用免疫组化检测间变性淋巴瘤激酶（ALK）蛋白。

讨论：

间变性大细胞淋巴瘤（anaplastic large cell lymphoma, ALCL）（T细胞/裸细胞）是一种大淋巴细胞肿瘤，表达CD30和T细胞抗原或无系特异性抗原，累及淋巴结或结外组织。ALCL约占非霍奇金淋巴瘤的3%，发病年龄呈双峰分布。间变大细胞淋巴瘤临床特点包括：皮肤（21%）和其他结外部位易受累及，如骨骼（17%）、软组织（17%）、肺（11%）、肝脏（8%）。中枢神经系统和消化道受累少见。在诊断时，大部分患者处于Ⅲ期或Ⅳ期。30%骨髓受累，75%出现全身症状，尤以发热常见。

大部分ALCL以染色体易位t（2；5）（p23；q35）为特征，易位导致2号染色体p23的间变性淋巴瘤激酶（ALK）基因和5号染色体q35的核磷蛋白(NPM)基因融合。融合基因编码一种融合蛋白（p80），这种蛋白中的NPM氨基末端与ALK的催化区域相连，导致激酶活化和下游靶点的磷酸化，从而产生恶性病变。

形态学上，肿瘤由多形性大幼稚细胞组成，常有马蹄形细胞核，伴有多个明显核仁，细胞浆中等量，有轻度嗜碱性，胞浆内含有空泡。ALCL标志性细胞具有偏心性的细胞核，核周有明显的嗜酸性区域。肿瘤细胞以弥漫黏附的方式生长，常侵及淋巴结或血管周围区域。

在免疫分型上，ALCL 细胞 CD30 阳性，也常表达 CD25 和内皮单核细胞抗原。而 CD15 阴性。超过 50% 表达 1 个或多个 T 细胞相关抗原，T 细胞受体 /CD3 复合物的 E 链最常见，CD4、CD8、CD43、CD45RO也常见。60%～85%的病例可检测到ALK蛋白。

ALCL的标准治疗方案是环磷酰胺、表柔比星、长春新碱和强的松（CHOP）化疗，持续6～8个周期。ALK 阳性患者的治疗效果和预后明显好于 ALK 阴性者，5 年生存率为 70% ～ 80% 比 33% ～ 64%。正由于这个原因，ALK 阳性病例不包括在 T 细胞型非霍奇金淋巴瘤的积极治疗方案（如移植）之列。

该患者还进行了胸部 CT 检查，显示右肺门区淋巴结肿大。骨髓活检提示无受累表现。用免疫组化可检测到间变细胞的细胞核和细胞浆中的ALK蛋白，用逆转录酶聚合酶链式反应已证实存在 NPM-ALK 融合基因。

该患者用 CHOP 方案治疗后获得完全缓解。

临 床 要 点

1. 间变性大细胞淋巴瘤（T细胞/未定型）是一种少见的淋巴瘤类型，以表达 CD30、T 细胞或裸细胞表型为特征。
2. 特征性的遗传学异常为 t(2;5)，导致 NPM-ALK融合蛋白产生。
3. 有 ALK 蛋白表达的患者预后较好。

（赵婷译　闫晨华校）

参考文献

1．Gascoyne RD, Aoun P, Wu D, et al: Prognostic significance of anaplastic lymphoma kinase (ALK) protein expression in adults with anaplastic large cell lymphoma. Blood 93:3913-3921, 1999.

2．Morris SW, Kirstein MN, Valentine MB, et al: Fusion of a kinase gene, ALK, to a nucleolar protein gene, NPM, in non-Hodgkin's lymphoma. Science 263:1281-1284, 1994.

病例 18　乏力、脾大

Michael Danso

患者女性，70 岁，因 2 个月来乏力逐渐加重就诊，主诉还有早饱和左上腹不适感。既往有甲状腺功能减退病史。

体格检查：

一般状况：无急性痛苦面容。BP140/70mmHg，T36.8℃,P70 次/分。头颅和五官：无黄疸及苍白。淋巴结：无肿大。心脏：心率正常，心律齐。肺部：双侧呼吸音清。腹部：脾脏显著增大，触诊可达骨盆边缘。四肢：无杵状指（趾），无水肿及发绀。

实验室检查：

血红蛋白 12.9g/dl，白细胞 3 300/μl，ANC1 900/μl，血小板 80 000/μl。BUN、肌酐：正常。外周血涂片：大量成熟的淋巴细胞，胞浆色淡，细胞质边缘不规则，伴有毛刺状突出物。流式细胞术：CD11c、CD25、CD103、CD5和cyclinD1染色阴性。腹部 CT 扫描：显著脾大。

问题：

可能的诊断是什么？该病人应如何治疗？

回答：

诊断为伴有绒毛状淋巴细胞的脾淋巴瘤。可采用脾切除治疗。

讨论：

脾边缘区淋巴瘤（splenic marginal zone lymphoma, SMZL）是一种特殊类型的 B 细胞肿瘤，主要累及脾脏和骨髓，也经常累及外周血。SMZL 占非霍奇金淋巴瘤的 1% ~ 3%。中位发病年龄 68 岁，男女比例约为 1：1.8。

SMZL临床以巨脾为特征。偶尔也可见肝大，但外周淋巴结肿大较少见。与中度贫血相关症状常有报道，继发于脾切除和骨髓浸润的轻度中性粒细胞减少也可以看到。75% 患者淋巴细胞绝对增多。如果在外周血中绒毛状淋巴细胞占淋巴细胞总数的 20%以上，则称为伴有绒毛状淋巴细胞的脾淋巴瘤（splenic lymphoma with villous lymphocytes, SLVL）。一些患者有相关的自身免疫表现，如免疫性血小板减少或自身免疫性溶血性贫血。50% 以上的患者血清中有单克隆成分，IgM或IgG，一般小于30g/L。

骨髓常常受累，骨髓活检的典型表现为小淋巴细胞血窦间浸润。脾切除标本显示典型的微结节表现，与脾窦弥漫浸润有关。肿瘤细胞占据脾脏白髓的套区和边缘区，经常伴有中间残存的萎缩或过度增生的生发中心。红髓也常受累及，表现为弥漫性、微结节状病变和脾窦浸润。

SMZL 典型的免疫分型为膜表面 IgM 阳性，膜表面 IgD 阳性，泛 B 细胞抗原阳性（CD19,CD20,CD22），BCL-2 阳性。缺乏 CD5 和 CyclinD1 表达，因而可区分于套细胞淋巴瘤和 B 细胞慢性淋巴细胞白血病。同样，CD103、CD25、CD11c 阴性可与毛细胞白血病相鉴别。少数病例中可检测到 CD5 阳性的不典型表型。

目前认为 SMZL 是一种低度恶性淋巴瘤，具有典型的惰性过程，经常不需要立即治疗。5 年生存率 65% ~ 78%。治疗指征为血细胞进行性减少或有症状的脾脏增大。当需要治疗时，可行脾切除，目前认为这是最好的一线治疗方法。大部分病人脾切除后细胞减少得以改善，腹部症状缓解。当脾切除有禁忌时，可选择脾区照射治疗。

包括烷化剂（环磷酰胺或苯丁酸氮芥）在内的化疗对此病作用不大。这些化疗药物作为一线治疗时，很少有人受益；但当脾切除的患者疾病进展时，应用这些药物，可以使患者获得良好的部分疗效。一些文献报道，嘌呤类似物的应用（喷司他丁、2-氯脱氧腺苷）可以使部分患者获得完全或部分血液学缓解。用美罗华和放射标记的抗 CD-20 单克隆抗体治疗一直是个研究活跃的领域。法国研究者最近报道，SLVL 伴丙型肝炎病毒（HCV）感染的患者，用干扰素-α 抗病毒治疗（对于应用RT-PCR能持续检测到 HCV 的患者加用利巴韦林），使患者获得了完全血液学缓解，应用RT-PCR检测不到HCV-RNA。目前，更大规模关于HCV感染的低度恶性淋巴瘤应用抗病毒治疗的临床试验正在进行中。

本例患者最初应用 2- 氯脱氧腺苷治疗，完全缓解达 3 年。疾病复发后进行了脾切除，获得完全缓解并持续4年余。近来，再次复发，复发后应用美罗华、环磷酰胺、长春新碱和强的松治疗（R-CVP）后，再次获得完全缓解，并已持续 1 年余。

临床要点

1. 脾边缘区淋巴瘤（SMZL）临床以巨脾为特征。
2. 如果外周血中绒毛状淋巴细胞占全部淋巴细胞的20%以上，此病称为伴绒毛状淋巴细胞的脾淋巴瘤（SLVL）。
3. SMZL被认为是低度恶性淋巴瘤，呈典型的惰性过程，常不需要立即治疗。当需要治疗时，可进行脾切除。

（赵婷译　闫晨华校）

参考文献

1. Franco V, Florena AM, Iannitto E: Splenic marginal zone lymphoma. Blood 101:2464-2472, 2003.
2. Thieblemont C, Felman P, Callet-Bauchu E, et al: Splenic marginal-zone lymphoma: A distinct clinical and pathological entity. Lancet Oncol 4:95-103, 2003.
3. Hermine O, Lefrere F, Bronowicki JP, et al: Regression of splenic lymphoma with villous lymphocytes after treatment of hepatitis C virus infection. N Engl J Med 347:89-94, 2002.

病例 19　颈部肿胀

Michaela Liedtke

患者男性，42岁，发现右颈部淋巴结肿大，既往体健。大约2个月以前，患者剃须时发现颈部肿块，未重视。其妻是一名护士，坚持要他就诊。患者否认发热、体重减轻、盗汗、瘙痒等症状，未发现其他淋巴结异常。

体格检查：

BP125/70mmHg，P71次/分，T37.1℃。一般状况：运动员体格。头颅和五官：无黄疸。淋巴结：右颈部单个淋巴结肿大，直径2.5cm。心脏：心率正常，心律齐，无杂音。肺部：双侧呼吸音清。腹部：无脏器肿大。四肢：无水肿。

实验室检查：

白细胞 5 500/μl(分类正常)，血红蛋白 14.5g/dl，血小板 210 000/μl。生物化学检查：正常。肝功能：正常。胸部X线检查：无异常。

过程：

经一个疗程抗生素治疗后，淋巴结肿大未缓解，随后进行了淋巴结切除活检，结果显示整个淋巴结充满了小淋巴细胞的结节状增生，而且一些细胞（约5%）有特征性的分叶扭曲的细胞核，免疫分型提示这些细胞CD15、CD30阴性，CD20、CD45阳性（见图）。

问题：

最可能的诊断是什么？

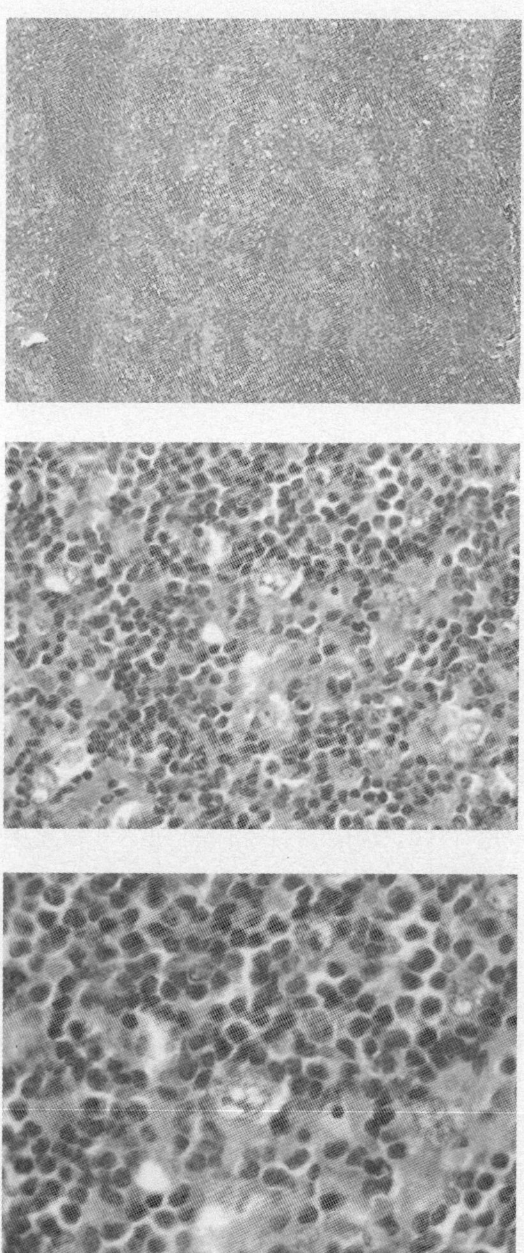

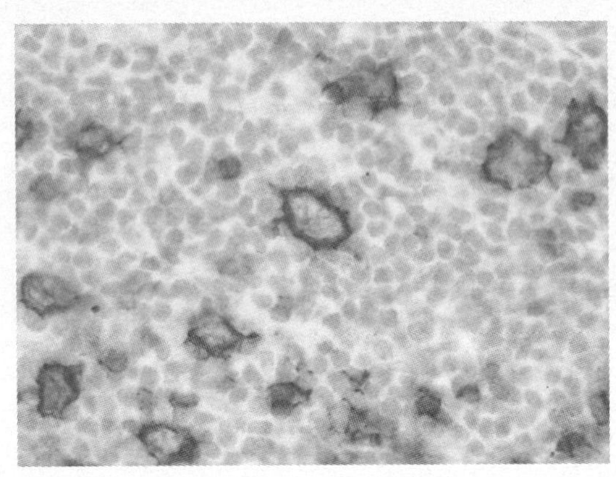

回答：

诊断为结节型淋巴细胞为主型霍奇金病。

讨论：

结节型淋巴细胞为主型霍奇金病（nodular lymphocyte-predominant Hodgkin's disease, NLPHD）生物学本质来源于B细胞，它不同于经典型霍奇金病，与结节硬化型、混合细胞型、富于淋巴细胞和淋巴细胞消减型不同。NLPHD 只占所有霍奇金病的5%。男性多见，为女性的四倍。发病高峰年龄为40岁，没有经典型霍奇金病年龄呈双峰分布的特点。发病时80%以上NLPHD患者病变局限，常累及颈部或腹股沟淋巴结，少数累及纵隔。全身症状和骨髓受累少见。

形态学上可见在反应性的小淋巴样细胞的背景下散在分布着大肿瘤细胞，这些细胞呈结节状增生，部分或全部替代正常的淋巴结。其中大细胞被称作淋巴细胞和（或）组织细胞（L&H）或爆米花样细胞，其特征是含有分叶扭曲的细胞核，核仁比典型霍奇金病中的R-S细胞小。L&H细胞数量不定，可达10%以上。典型R-S细胞很少见，不作为此病的诊断。要注意，在NLPHD背景中的小淋巴样细胞是多克隆的，且大部分起源于 B 细胞，因此要与富含 T 细胞的 B 细胞淋巴瘤相区别，后者肿瘤性 B 细胞被多克隆的 T 细胞围绕。

有时NLPHD的L&H细胞和经典型霍奇金病的R-S细胞在形态学上差别很小，也可以用免疫分型和分子学特征来区分两者。NLPHD典型的免疫分型为CD15阴性，CD20阳性，CD30阴性，CD45阳性，而大部分经典型霍奇金病CD15阳性，CD20阴性，CD30阳性，CD45阴性。从分子遗传学分析，L&H体细胞高度突变的免疫球蛋白重链基因的可变区（V）基因发生了体细胞突变，意味着L&H细胞是由生发中心的中心母细胞衍生而来；而经典型霍奇金病的R-S细胞IgV基因没有发生体细胞突变，与中心细胞或胚后中心B细胞衍生的一致。

在诊断时，患者应该进行全面的分期评估，包括仔细的体格检查，胸部、腹部、盆腔的CT和PET扫描；骨髓活检；血液常规检查，包括全血细胞计数，生化全套检查，乳酸脱氢酶，血沉。

局限性疾病的治疗主要包括放疗，而进展期患者要进行联合化疗。近来报道美罗华治疗有效。NLPHD预后很好，大部分患者能治愈。NLPHD有晚期复发的可能，但复发后疾病一般仍对化疗敏感。继发性的非霍奇金淋巴瘤相对高发，25岁时发病率为3.8%，多为弥漫大B细胞淋巴瘤。继发性非霍奇金淋巴瘤的发生常与多次复发有关。

本例患者病变仅限于右颈部，接受了局部放射治疗，已经持续2年无复发证据。

临床要点

1. 结节型淋巴细胞为主型霍奇金病（nodular lymphocyte-predominant Hodgkin's disease, NLPHD）少见，形态学和免疫表型上区别于经典型的霍奇金病。
2. 该病特征为出现淋巴细胞和（或）组织细胞（L&H），由于细胞核呈分叶、扭曲状，也被称为爆米花样细胞。与经典型霍奇金病中的R-S细胞不同，L&H细胞CD15、CD30阴性。
3. NLPHD是一种年轻人的疾病，常表现为局限性淋巴结肿大，预后很好。

（赵婷译　闫晨华校）

参考文献

1. Jaffe ES, Harris NL, Stein H, Vardiman JW (eds): WHO Classification of Tumours: Pathology and Genetics of Tumours of Hematopoetic and Lymphoid Tissues. Lyons, France, International Agency for Research on Cancer Press, 2001.
2. Ohno T, Stribley JA, Wu G, et al: Clonality in nodular lymphocyte predominant Hodgkin's disease. N Engl J Med 337:459-465, 1997.
3. Borg-Grech A, Radford JA, Crowther D, et al: A comparative study of the nodular and diffuse variants of lymphocyte predominant Hodgkin's disease. N Engl J Med 318:214-219, 1988.

病例20　昏睡、情绪低落、鼻出血

Adam Cohen

患者男性，68岁，意识错乱、衰弱、鼻出血3天。15个月前因局限性胰腺癌曾行Whipple手术治疗。12个月前发生肝转移和门静脉周围淋巴结转移，之后开始吉西他滨化疗。8个周期后获部分缓解，1个月前复查CT，病情稳定，已停止化疗。患者发现尿量减少，无血尿、黑便、直肠出血、腹泻、易出现皮肤青紫等症状。系统回顾未见异常。

体格检查：

一般状况：慢性病面容，无急性痛苦表现。T37.2℃，P85次/分，BP136/96mmHg。头颅和五官：巩膜无黄染。肺部：双侧基底部可闻及捻发音。心脏：心率正常，心律齐，无杂音或摩擦音，无第三或第四心音，无颈静脉怒张。腹部：柔软，无触痛，无包块或脏器肿大。四肢：轻微双下肢水肿。皮肤：无皮疹、瘀点或紫癜。神经病学：仅对人和地点有定向能力和敏感性，言语缓慢，轻微扑翼样震颤，无局部体征。

实验室检查：

白细胞4 500/μl，血红蛋白7.8g/dl，MCV102，血小板24 000/μl。BUN115mg/dl，肌酐6.5mg/dl（基线值1.5mg/dl），钾5.3mEq/L。总胆红素1.6mg/dl（80%为间接胆红素），LDH553U/L，网织红细胞5.4%，未测到结合珠蛋白。PT/PTT正常。尿液分析：大量血及蛋白质，无管型。肾脏超声：无肾积水。外周血涂片：巨大红细胞，裂红细胞2+，棘形细胞+，偶见小球形红细胞。

问题：

诊断是什么？应如何治疗？

回答：

该患者发生了化疗诱发的溶血性尿毒症综合征和血栓性血小板减少性紫癜（HUS/TTP），是继发于吉西他滨治疗后发生的。初步治疗应包括停止应用相关的药物，加强支持治疗（包括血液透析），必要时纠正电解质紊乱、酸中毒、容量负荷过重。显著贫血可输注压积红细胞，但除非有威胁生命的出血或必须进行的操作，否则不宜输注血小板。考虑到患者突然出现急性肾衰竭、严重的血小板减少、神经系统改变，应该进行血浆置换。尽管血浆置换已成为治愈原发性HUS/TTP的标准治疗，但是在化疗诱发的 HUS/TTP 中，血浆置换的治疗作用并不明确。

讨论：

HUS 和 TTP 是血栓性微血管病，其特征是肾脏内异常和（或）系统性血小板聚集，这将导致血小板减少，血管内红细胞破坏以及由于血小板栓子造成微血管闭塞而最终引起的末梢器官损害。根据临床标准区分 TTP 和 HUS 已经习惯上被广泛接受，但这种区别仍然模糊，不易准确界定。由于在成年人中典型的原发性HUS和TTP在临床表现和病理学上有明显的重叠，因而常被认为是一个疾病，即 HUS/TTP。

典型TTP五联征：发热、血小板减少、微血管病性溶血性贫血、中枢神经系统异常和肾衰竭，在临床实际中很少见。人们已经广泛认可，微血管病性溶血性贫血（特征为细胞碎裂、网织红细胞增多、直接 Coombs 试验阴性、LDH 升高、结合珠蛋白下降）并发不能解释的血小板减少是可疑诊断 HUS/TTP 的条件，并可以据此进行初始治疗。根据临床试验结果，与血浆输注相比，血浆置换的治疗有效率和病人生存率均明显提高，并可使死亡率从90%下降到10%～20%，因此血浆置换被应用于临床实践中，成为治疗原发性 HUS/TTP 的标准治疗。

近来，人们已经详细研究出HUS/TTP的某些病理生理学机制。已经发现许多家族性和原发性 TTP 患者缺乏一种被称为“ADAMTS13”的使von Willebrand因子分裂的金属蛋白酶，发生原因是遗传基因突变或抗金属蛋白酶自身抗体的产生。如果没有这种金属蛋白酶，就不能使由内皮细胞和血小板释放的庞大的von Willebrand因子的多聚体分裂，从而导致血小板聚集增加，病理性微血栓形成。然而，ADAMTS13缺乏在经典HUS患者中并不出现（不同于TTP患者），这意味着不同的病理生理学机制可以导致相似的临床表型，而这需要前瞻性研究的进一步证实。

就如本病例患者，化疗诱发的HUS/TTU的临床表现不同于原发性HUS/TTP，应该与其他药物诱发的HUS/TTP（如奎宁、噻氯匹定等）相区别，也要与癌症相关的HUS/TTP相区别，后者在未控制的播散性腺癌中偶尔可见，通常是一种肿瘤终末期的表现。到目前为止，化疗诱发的HUS/TTU中最常见的药物为丝裂霉素C，还有博来霉素、顺铂、5-氟尿嘧啶、雌莫司汀和干扰素-α等。虽然大部分患者处于疾病进展期，但肿瘤负荷可能很小（如此例患者）。丝裂霉素C相关的HUS/TTP的特点包括：发病与增加的累积剂量相关、明显的肾衰竭、对标准治疗反应差（包括血浆置换），但也有一些采用蛋白A免疫吸附柱治疗成功的报道。目前发病机制还不太清楚，化疗药物直接损伤内皮可能是原因之一。

吉西他滨是嘧啶核苷类似物，常用于治疗胰腺、卵巢、乳腺和肺癌。第一例与吉西他滨相关的HUS在1994年被报道，其厂家报道未修正发病率为0.008%～0.078%。与丝裂霉素C引起的HUS一样，肾损害是最突出的特点，发病与累积治疗剂量或用药持续时间有关，据报道从开始应用到发病中位治疗时间为7.4个月。典型病例是在末次应用吉西他滨的1个月内发生，也有间隔达2个月的报道。临床过程有两种不同类型：一种是轻度贫血、血小板减少及肾功能不全逐渐进展的惰性过程，另一种呈急性过程（如本病例）。前者经常在停药后病情改善，但后者疾病还会进展，预后更差。

对于化疗引起的HUS/TTP的治疗尚有争议，特别是对于这种急性进展病例。在这种情况下进行血浆置换的经验多局限于个案报道，尽管治疗反应率和存活率均明显差于原发性HUS/

TTP，但已有严重病例明显有效的报道。蛋白A免疫吸附柱与血浆去除或置换一起使用，已在一些小规模试验中有成功经验，但这种技术还没有被广泛应用。应用免疫抑制剂如激素、硫唑嘌呤等还没有治疗有效的报道，一些新的探索（如美罗华）还在评估中。总而言之，对于化疗诱发的HUS/TTP决定应用血浆置换应该根据病例情况个别确定，但对于经强有力的支持治疗后，疾病仍快速进展的患者，考虑进行血浆置换还是合理的。

该患者进行了血制品输注和血液透析，没有进行血浆置换。2周以后血小板恢复，但一直依赖血液透析。患者未再接受化疗，3 个月后因胰腺癌进展死亡。

临床要点

1. 原发性 HUS/TTP 患者很少表现出经典的五联征：发热、微血管病性溶血性贫血、血小板减少、中枢神经系统异常和肾功能不全。当出现微血管病性溶血性贫血和不能解释的血小板减少时应怀疑此症，在大部分情况下应开始进行血浆置换治疗。
2. 尽管根据临床标准区分 TTP 和 HUS 已经被广泛采纳，但这两种疾病还是有明显重叠。多数 TTP 可能是由于遗传性或继发性 ADAMTS13 缺乏即 von Willebrand 因子分裂蛋白酶缺乏。而在 HUS 中并不存在。
3. 化疗引起的HUS/TTP少见，但本质明确，可能与原发性HUS/TTP不同。丝裂霉素C和吉西他滨是最常见的诱发药物。
4. 化疗引起的 HUS/TTP 可能是惰性过程，或是呈暴发过程。前者治疗是停用化疗药物和支持治疗，包括必要时进行透析。后者治疗除上述措施外，对于部分病人可以考虑进行血浆置换，但仍存在争议。

（赵婷译　闫晨华校）

参考文献

1. Moake JL: Thrombotic microangiopathies. N Engl J Med 347:589-600, 2002.
2. Walter RB, Joerger M, Pestalozzi BC: Gemcitabine-associated hemolytic-uremic syndrome. Am J Kidney Dis 40:E16, 2002.
3. George JN: How I treat patients with thrombotic thrombocytopenic purpura-hemolytic uremic syndrome. Blood 96:1223-1229, 2000.
4. Kaplan AA: Therapeutic apheresis for cancer related hemolytic uremic syndrome. Ther Apher 4:201-206, 2000.
5. Fung MC, Storniolo AM, Nguyen B, et al: A review of hemolytic uremic syndrome in patients treated with gemcitabine therapy. Cancer 85:2023-2032, 1999.
6. Furlan M, Robles R, Galbusera M, et al: von Willebrand factor-cleaving protease in thrombotic thrombocytopenic purpura and the hemolytic-uremic syndrome. N Engl J Med 339:1578-1584, 1998.
7. D'souza RJ, Kwan JT, Hendry BM, et al: Successful outcome of treating hemolytic-uremic syndrome associated with cancer chemotherapy with immunoadsorption. Clin Nephrol 47:58-59, 1997.
8. Rock GA, Shumak KH, Buskard NA, et al: Comparison of plasma exchange with plasma infusion in the treatment of thrombotic thrombocytopenic purpura. N Engl J Med 325:393-397, 1991.
9. Lesesne JB, Rothschild N, Erickson B, et al: Cancer-associated hemolytic-uremic syndrome: Analysis of 85 cases from a national registry. J Clin Oncol 7:781-789, 1989.

病例 21　乏力、尿路感染

Matthew Fury

患者男性，66岁，白细胞计数持续增高，因尿路感染收入院。有多年贫血病史，无出血或外伤史。18 个月前骨髓活检符合骨髓增生异常综合征（MDS）。骨髓幼稚细胞计数 6%。

体格检查：

T36.6℃，BP146/80mmHg，P76 次 / 分。一般状况：良好，无急性病容。头颅和五官：轻微苍白，无黄疸，无淋巴结肿大。心血管：心率正常，心律齐，无杂音。肺部：双侧呼吸音清。腹部：无触痛，无膨隆，无肝脾肿大。四肢：无杵状指（趾），无水肿及发绀。皮肤：无皮疹、瘀点或紫癜。

实验室检查：

血红蛋白 8.9g/dl，血小板 39 000/μl，白细胞 76 200/μl(93%为幼稚细胞)。生化检查：正常。肝功能检查：正常。胸部X线检查：正常。骨髓活检：骨髓中度细胞增多，伴未成熟粒细胞大量浸润，大部分为幼稚细胞（见图）。骨髓形态学：80%为幼稚细胞，细胞遗传学正常。结果支持急性髓性白血病（AML）。

问题：

能否对 MDS 患者的白血病转化和中位生存期进行预测？MDS 的治疗原则是什么？

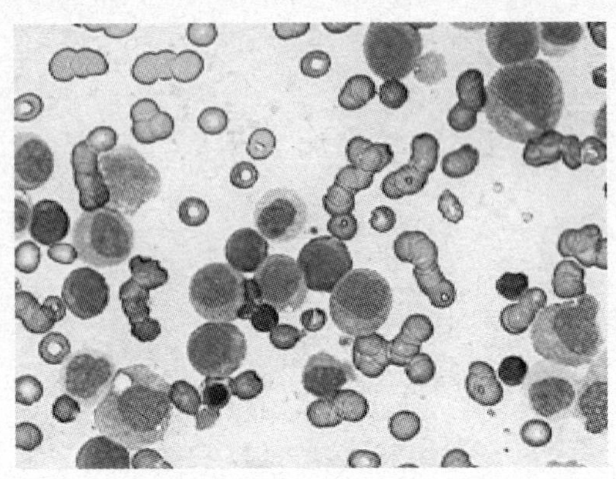

回答：

能。国际预后记分系统对MDS患者进行危险度分层，可以进行预测，对于疾病的治疗很有指导意义。治疗原则包括：要考虑患者的年龄，合并症，在确定治疗时患者的危险程度。治疗包括异基因造血干细胞移植和（或）支持治疗。

讨论：

MDS临床表现为贫血、中性粒细胞减少、血小板减少或多系细胞减少，中位发病年龄为70岁。该病的生物学基础为骨髓中细胞成熟受损，这种无效造血常导致骨髓活检中细胞过多或细胞正常的表现，骨髓中有不同的形态学异常。

在确立MDS诊断前，必须除外可引起短暂骨髓发育不良的原因，包括：维生素B_{12}缺乏、叶酸缺乏、病毒感染、化疗及酒精、苯和铅暴露等。

MDS的自然病程差别很大，一些患者迅速进展为严重的细胞缺乏或急性髓性白血病（AML），而另一些患者多年病情稳定。在对800多例患者进行研究分析后，建立了国际预后记分系统（IPSS），显示有 3 个主要因素决定生存期和进展成 AML 的风险：（a）骨髓中幼稚细胞的比例；（b）外周血中造血系缺乏的数目；（c）特殊的细胞遗传学异常。这个记分系统将患者分为四个预后危险组：低危、中危－1、中危－2和高危组。低危患者中位生存期 5.7 年，高危患者中位生存期为 0.4 年。

疾病治疗应该个体化，要考虑患者的年龄、合并症、危险程度（由IPSS决定）。高危的年轻患者要进行异基因造血干细胞移植。老年和疾病缓慢进展的患者最好进行支持治疗，如重组红细胞生成素治疗，必要时进行压积红细胞输注、血小板输注等。

降低甲基化药物（如5-氮杂胞嘧啶核苷）为治疗该病提供了一项新方法。最近一项随机研究试验发现，用 5-氮杂胞嘧啶核苷组发生白血病转化或死亡的时间约为21个月，而用支持治疗的对照组仅为 13 个月。

一旦发生了白血病转化，患者可以接受标准的AML诱导化疗，一种蒽环类药物加阿糖胞苷的方案是标准的诱导治疗方案。遗憾的是， MDS 转化的 AML 经常有预后不良的细胞遗传学异常，对化疗反应率比新发 AML 低。

本例患者疾病转变为 AML，因此接受了去甲氧柔红霉素（12mg/m^2，d1）和阿糖胞苷（200mg/m^2，d1 ～ 3）诱导化疗，以后 2 个月用大剂量 Ara-C（3 000mg/m^2，Q12h d1 ～ 3）进行巩固治疗。遗憾的是，在巩固治疗期间发生了多处感染的并发症，给予了支持治疗。

临 床 要 点

1. MDS 特点为外周血细胞减少，骨髓中细胞发育不良。
2. 国际预后评分系统将患者分成四类危险组，以便预测发生白血病转化的可能性和总体生存期。
3. 对于年轻患者，异基因造血干细胞移植是治疗该病的最好方法。对于老年疾病进展缓慢的患者标准治疗为支持治疗。
4. 去甲基化药物是一种有希望治疗该病的新药。

（赵婷译　闫晨华校）

参考文献

1. Silverman LR, Demakos EP, Peterson BL, et al: Randomized controlled trial of azacitidine in patients with myelodysplastic syndrome: A study of the cancer and leukemia group B. J Clin Oncol 20:2429-2440, 2002.
2. Heaney ML, Golde DW: Myelodysplasia. N Engl J Med 340:1649-1660, 1999.
3. Greenberg P, Cox C, LeBeau MM, et al: International scoring system for evaluating prognosis in myelodysplastic syndrome. Blood 89:2079-2088, 1997.

病例 22　手术后预防性应用低分子肝素引起血小板减少

Emily Chan

患者男性，49岁，因头颈部癌症复发行下颌骨切除术，术后应用了8天低分子肝素（LMWH）以预防血栓性疾病。在应用LMWH前血小板计数317 000/μl，第8天因发现血小板下降50%以上（降至124 000/μl）请血液科会诊。

体格检查：

生命体征：血流动力学稳定，无发热。头颅和五官：无黄疸，左下颌骨切除部位清洁。心脏：心率正常，心律规则。胸部：双肺听诊呼吸音清。四肢：下肢轻微水肿，无发绀。

实验室检查：

血红蛋白10.8g/dl，白细胞19 000/μl，血小板124 000/μl。PT/PTT/INR：正常。纤维蛋白原：正常。纤维蛋白降解产物：无增加。外周血涂片：无破碎红细胞。生化检查：肝肾功能正常。肝素依赖性抗体：2.2（正常<0.4）。

问题：

该患者应如何治疗？

回答：

应立即停用低分子肝素；进行功能或抗原测定以明确诊断；注意抗凝问题，选择一种凝血酶抑制剂治疗。

讨论：

根据患者血小板减少与短暂应用LMWH有关以及肝素依赖性抗体试验阳性，可以明确诊断为肝素诱发的血小板减少(HIT)。典型HIT患者血小板计数的改变开始于应用肝素治疗后5天到10天内。但是，一些先前用过肝素的患者血小板下降更快，且迅速发生HIT。一些患者迟发HIT，在应用肝素数周后才出现征象。HIT不同于典型的药物诱发的血小板减少，HIT血小板计数最低为（5.5～6.0）×10^{10}/L。但是，一些HIT患者血小板计数降低50%以上，但仍在正常范围内。HIT最常见于普通肝素但也见于低分子肝素（LMWH)。另外，外科比内科患者更易发生HIT。

HIT患者可产生抗肝素－血小板因子4(PF4)复合物的抗体，导致在血小板表面形成免疫复合物（HIT-IgG-PF4-肝素)，促使血小板活化。这种活化反过来导致血小板膜改变，引起凝血酶生成增加。这些将导致促凝状态，与动脉、静脉血栓形成密切相关（优势比37; 95%CI为5～1 600; $P<0.001$)。

许多功能或抗原测定用于诊断HIT。功能检测指测定血小板活性，但在技术上难以实施。这些测定包括：血小板[^{14}C]5-羟色胺释放分析（敏感度90%～98%，特异性80%～97%）；肝素诱发的血小板聚集试验（敏感度90%～98%，特异性80%～97%)。因为PF4可与多聚乙烯磺酸盐结合，故应用这一方法进行抗原分析来检测可与PF4－肝素复合物发生反应的抗体（敏感度>90%，特异性50%～95%)。一些患者临床怀疑HIT，但抗原检测阴性，功能试验阳性，他们可能存在其他趋化因子（如白介素－8或中性粒细胞活化肽2）的抗体。

如果仅停用肝素，而没有采取其他治疗措施，孤立性HIT患者（只有血小板减少）中大约40%～50%在未来3个月内将会发生血栓形成事件。因此，推荐以下处理：对疑患 HIT 的患者应立即停用肝素；如果明确需要抗凝者（如患者正在肝素治疗中或有深静脉血栓或肺栓塞病史）应采用其他形式的抗凝治疗；如果没有抗凝指征（如患者只是短暂应用肝素进行预防治疗），在做出进一步评估前不需要进一步治疗；如果 HIT 的诊断经实验室检查证实，或即使缺乏实验室证据但高度怀疑HIT，患者也应该按 HIT 诊断用其他替代药物进行抗凝治疗。

在美国用于治疗 HIT 的两种标准药物是重组水蛭素（来匹卢定）和阿加曲班，两者都是凝血酶抑制剂。重组水蛭素是一种65个氨基酸的分子，可以直接抑制凝血酶活性部位和其与纤维蛋白原结合的部位。该药大部分由肾脏清除，肾功能不全患者$t_{1/2}$延长。应用重组水蛭素治疗要监测PTT，目标要达到正常值的1.5 ~ 2.5 倍。患者可能会对重组水蛭素产生抗体，因此在治疗期间必须每天监测 PTT。阿加曲班是一种合成的直接的凝血酶抑制因子（DTI），能可逆性地结合到凝血酶的活性部位。该药通过肝胆管途径排泄，对于肝功能不全者应减量。因此，肾功能异常者推荐应用阿加曲班，肝功能不全者建议选用重组水蛭素。

由于 HIT 促进凝血酶产生，因此在血小板计数恢复前不应使用华法林治疗，因为有突发血栓形成和静脉肢体坏疽的高风险。HIT患者应使用DTI作为初始治疗。在血小板计数恢复正常后，华法林应与 DTI 重叠治疗 4 ~ 5 天。特别是阿加曲班，当它和华法林联合治疗时 INR 将升高，当 INR 超过 4 时，不能继续应用阿加曲班。

该患者诊断为HIT，停用LMWH。随后患者出现双侧下肢深静脉血栓形成和肺栓塞，收入 ICU 病房监测。患者应用了阿加曲班治疗，最终过渡为华法林口服，出院回家用华法林治疗。

临床要点

1. 典型的肝素诱发的血小板减少（HIT）发生在初次应用肝素后 5 ～ 10 天。
2. 如果血小板计数下降超过基础值的50%以上，即使血小板正常的患者也应考虑 HIT。
3. 怀疑HIT时，必须停用肝素，并开始用其他抗凝药物（如重组水蛭素或阿加曲班）进行抗凝治疗。
4. 在血小板计数正常以前不要用华法林治疗。

（赵婷译　闫晨华校）

参考文献

1. Warkentin TE: Heparin-induced thrombocytopenia and thrombosis. Hematology 2003:503-509, 2003.
2. Warkentin TE: Platelet count monitoring and laboratory testing for heparin-induced thrombocytopenia: Recommendations of the College of American Pathologists. Arch Pathol Lab Med 126:1415-1423, 2002.
3. Greinacher A, Lubenow N: Recombinant hirudin in clinical practice. Circulation 103(10):1479-1484.

病例 23　乏力、气短和黄疸

Michael Danso

患者男性，56岁，因乏力、气短及黄疸就诊于急诊室。患者诉近1周来自觉乏力、劳累后呼吸困难进行性加重。近2日患者妻子发现其巩膜黄染加重。该患者既往有非胰岛素依赖型糖尿病病史。近期曾因上呼吸道感染接受了1个疗程的青霉素治疗。

体格检查：

一般情况：呈病容。T 37.1℃，BP 130/80mmHg，P 120次/分。头颅和五官：巩膜黄染，结膜苍白。心血管系统：心动过速，伴Ⅲ/Ⅳ级收缩期杂音。胸部：双侧肺部听诊呼吸音清。腹部：柔软，无肌紧张，触诊脾脏增大，左侧肋下 2 cm。直肠检查：无血染。

实验室检查：

血常规：血红蛋白（Hb）6.7g/dl，血小板（PLT）370 000/μl，白细胞（WBC）11 700/μl，MCV 130/fl。外周血涂片：大量球形红细胞。生化全套检查：间接胆红素 2.1mg/dl，网织红细胞 11%。直接抗球蛋白试验：阳性。

问题：

该患者最可能的诊断是什么？应首先给予何种治疗？

回答：

1．诊断：温抗体型自身免疫性溶血性贫血。

2．治疗：糖皮质激素是一线治疗。

讨论：

免疫性溶血性贫血是由于抗体与红细胞膜结合，并且通过补体固定和（或）网状内皮系统的清除引起红细胞破坏。自身免疫性溶血性贫血（AIHA）的特点是抗特异性红细胞膜抗原的自身抗体。这些抗体中典型的是IgG或IgM。温抗体型AIHA是由IgG介导的，在37℃时可与红细胞达到最佳结合。冷反应型抗体在温度低于37℃时与红细胞结合，典型抗体为IgM抗体。IgM抗体见于自身免疫性溶血，发生于支原体感染、EB病毒感染及冷凝集素病—— 一种与B淋巴细胞增殖性疾病的有关的综合征，见于老年患者。

该患者的表现符合温抗体型AIHA。但因为该患者近期有青霉素应用史，应该考虑药物诱发的溶血性贫血或葡萄糖-6-磷酸脱氢酶（G6PD）缺乏。但是上述这些情况均不伴有直接抗球蛋白试验阳性，因此温抗体型溶血性贫血是最可能的诊断。罹患本病的患者临床表现为贫血、黄疸、腹痛及发热。发病可以是隐匿的，病程呈慢性加重逐渐减轻的过程；急性发作的临床表现为暴发性溶血、黄疸、苍白、血红蛋白尿及脾脏增大。温抗体型AIHA通常是原发性的，但也可以继发于淋巴系统增殖性疾病，如：慢性淋巴细胞白血病、霍奇金病及非霍奇金淋巴瘤。

这类患者的贫血可以是正常细胞性贫血，也可以是大细胞性贫血，反映网织红细胞增多尽管在一些由反复感染或恶性疾病引起骨髓浸润的患者中存在网织红细胞减少，如该患者一样，外周血涂片通常显示球形细胞增多。化学全套检查提示间接胆红素及LDH水平升高。发生暴发性溶血时，典型的临床表现包括结合珠蛋白下降、血红蛋白尿及含铁血黄素尿。95%以上的病例可通过直接抗球蛋白试验（Coombs试验）阳性确诊。极少数病例Coombs试验为阴性，说明自身IgG抗体或是其他免疫球蛋白类型，如 IgA 和 IgM 水平很低。

温抗体型AIHA的主要治疗是应用糖皮质激素，如强的松。糖皮质激素可以干扰由巨噬细胞介导的 IgG 或补体包被红细胞的清除。70% ~ 80% 病例的症状改善通常发生在最初应用激素治疗的几周内。如果溶血症状持续严重，对于可以进行外科手术的患者，脾脏切除通常可作为二线治疗。脾脏切除有效率约75%。在进行脾脏切除前应给予疫苗接种以对抗荚膜病原体的感染。

对于糖皮质激素治疗失败的患者，细胞毒性药物是另一种治疗选择。对于进展期、对激素和脾脏切除治疗无效及不适宜进行外科手术的患者，环磷酰胺 、环孢霉素及硫唑嘌呤的治疗曾获得成功。近来，已有报道提示对于难治性AIHA患者，应用抗-CD20 单克隆抗体美罗华治疗有效。其他获得成功的治疗方式包括：丙种球蛋白、达那唑及长春新碱。

对于存在致命性贫血的患者，应该给予红细胞输注。对于血库来说，在进行交叉配血试验时，广泛凝集的温抗体的存在为配血带来了极大的困难，因为存在于患者血清中的广泛反应型自身抗体能够掩盖存在的异基因抗体，从而使所有供者的红细胞表现为不相容。为了克服这个问题，在进行相容性试验前，应先将自身抗体从患者血清中吸附去除。并且，如果红细胞输注是医疗指征，那么应该选择“不相容性最小”的红细胞进行输注。

该患者静脉应用甲基强的松龙治疗 1 周后疗效甚微，其血红蛋白水平降至4g/dl，必须给予红细胞输注。激素治疗2周后，严重的溶血仍持续存在，因此该患者进行了脾脏切除治疗。脾脏切除后，给予患者激素冲击治疗，其溶血症状得到缓慢改善。

临床要点

1. 温抗体型自身免疫性溶血性贫血是由IgG介导的，在37℃时可与红细胞达到最佳结合。
2. 超过95%的病例可以通过直接抗球蛋白试验（Coombs试验）阳性确诊。
3. 温抗体型自身免疫性溶血性贫血主要的治疗药物是糖皮质激素。

（闫晨华译　赵婷校）

参考文献

1. Gehrs BC, Friedberg RC: Autoimmune hemolytic anemia. Am J Hematol 69:258-271, 2002.
2. Petz LD: Treatment of autoimmune hemolytic anemias. Curr Opin Hematol 8:411-416, 2001.

病例 24　左侧颞顶部皮肤紫色结节

Matthew Fury

患者男性，73岁，因左侧颞顶部皮肤紫色结节就诊。患者诉数月前开始发现左侧颞顶部皮肤紫色结节，以后皮损逐渐扩大至直径约4cm。活检证实为头皮的血管肉瘤。随后患者进行了皮损部位的扩大切除并联合皮肤移植，但切除组织的边缘肿瘤检测为阳性。因此术后患者接受了外放射治疗（5 940cGy）。放疗结束后3个月，患者发现在放射区域内的头皮出现新的结节。活检再次证实为血管肉瘤。现在患者希望讨论疾病的治疗选择。

体格检查：

一般情况：好，无急性病容。生命体征：T 36.2℃，P 68次/分，BP 110/70mmHg。头颅和五官：左侧颞部可见直径为 3cm 的红斑，红斑表面没有溃疡；左侧耳前及耳后区域可见弥漫性硬化；左侧锁骨上可触及弹丸大小的淋巴结；巩膜无黄染；口咽部未见破损。心血管系统：心率及心律正常，未闻及杂音。胸部：双侧肺部听诊呼吸音清。腹部：无触痛，无膨隆，无肝脾肿大。四肢：无发绀，无杵状指或水肿。皮肤：未见其他损伤。

实验室检查：

外周血细胞计数及代谢检查全套：未见异常。颈部CT扫描：左侧耳后区可见多个直径小于 1cm 的皮下结节；右侧颌下区、颏下区及左侧锁骨上区可见弹丸大小的淋巴结。胸部X线检查：未见异常。

问题：

该患者的预后怎样？治疗选择是什么？

回答：

复发性血管肉瘤的总体预后差，5 年的生存率为 10% ~ 35%。对于局限性疾病，可以考虑外科切除。根据该患者的病情，可初步考虑进行化疗，以紫杉烷类药物作为一线药物，蒽环类药物可作为二线治疗。

讨论：

血管肉瘤是一种高度恶性的肉瘤，来源于血管或淋巴管的内皮细胞。血管肉瘤是一种罕见的疾病，其发病率不足所有肉瘤的1%。其常发生于老年患者的头皮及前额上部。其他典型的发病部位有软组织、肝脏、骨骼及乳腺。大多数罹患血管肉瘤的患者无已知的易感因素，极少数患者在发病前曾接受放射治疗或有慢性淋巴性水肿的病史。因为本病的临床表现变化多样，诊断常常被延迟。血管肉瘤最重要的预后因素是在诊断时肿瘤的大小。Mark及其同事对67例血管肉瘤患者进行了回顾性研究，他们发现肿瘤直径大于 5cm 的患者 5 年无病生存率为 13% ，而直径小于 5cm 者 5 年无病生存率为 32%。

对于所有的血管肉瘤患者，外科切除是一线治疗方案。报道显示许多获得长期生存的病例均接受了辅助的放射治疗。化疗可以作为疾病复发后的治疗选择。

考虑到该患者在既往放射野内疾病迅速复发，因此该患者在进一步的放射治疗中不可能获益。而且外科医生认为再次进行外科手术切除将会导致无法接受的毁容。

目前用于治疗头皮血管肉瘤的化疗方案的临床数据十分有限。在一个单中心的研究中，Fata及其同事发现在应用紫杉醇治疗的 9 个患者中，8 例达到主要的临床缓解。其中 4 例为部分缓解，4 例为完全缓解，中位缓解时间为 5 个月（2 ~ 13 个月）。一些病例报道描述了脂质体阿霉素治疗血管肉瘤可达到主要的临床缓解。Eiling 及其同事报道了 1 例对放射治疗耐药的头皮血管肉瘤患者在接受了 6 个周期的脂质体阿霉素治疗后达到完全缓解。Wollina 及其同事报道了 1 例无法进行外科手术治疗的头皮血管肉瘤患者，在接受了21个周期每月1次的脂质体阿霉素治疗后达到稳定的部分缓解。研究发现一些血管肉瘤表达血管内皮生长因子受体，这促进了抗血管生成药物在治疗血管肉瘤中的应用。但是，这仍然是需要临床研究来解决的问题。

该患者在应用紫杉醇（175mg/m^2，每隔3周1次）后几乎达到完全缓解。缓解持续了4.5个月。在接受阿霉素（50mg/m^2，每隔3周1次）治疗后，该患者达到第二次部分缓解，缓解期为11个月。随后患者再次接受紫杉醇治疗，此次给药剂量为90mg/m^2，每周1次。在上述治疗后，该患者再次达到部分缓解，缓解持续11个月。随后患者接受异环磷酰胺和吉西他滨的单药序贯治疗，但治疗无效。随后疾病扩散，该患者接受了支持治疗。

临床要点

1. 诊断时肿瘤的大小是血管肉瘤最重要的预后因素。
2. 通过外科手术对疾病进行局部控制是血管肉瘤的一线治疗方案。
3. 最初的研究提示，紫杉醇可以有效地对抗头皮血管肉瘤。以蒽环类药物为基础的化疗，如阿霉素或脂质体阿霉素，可以作为紫杉烷类药物应用后的二线化疗药物。

（闫晨华译　赵婷校）

参考文献

1. Eiling S, Lischner S, Busch JO, et al: Complete remission of radio-resistant angiosarcoma of scalp by systemic treatment with liposomal doxorubicin. Br J Dermatol 147:150-153, 2002.
2. Weiss SW, Goldblum JR: Malignant vascular tumors. In Enzinger, Weiss (eds): Soft Tissue Tumors, 4th ed. St. Louis, Mosby, 2001, pp 917-954.
3. Wollina U, Fuller J, Graefe T, et al: Angiosarcoma of the scalp: Treatment with liposomal doxorubicin and radiotherapy. J Cancer Res Clin Oncol 127:396-399, 2001.
4. Fata F, O'Reilly E, Ilson D, et al: Paclitaxel in the treatment of patients with

angiosarcoma of the scalp or face. Cancer 86:2034-2037, 1999.

5. Brown LF, Tognazzi K, Dvorak HF, Harrist TJ: Strong expression of kinase insert domain-containing receptor, a vascular permeability factor/ vascular endothelial growth factor receptor in AIDS-associated Kaposi's sarcoma and cutaneous angiosarcoma. Am J Pathol 148:1065-1074, 1996.
6. Mark RJ, Poen JC, Tran LM, et al: Angiosarcoma: A report of 67 patients and a review of the literature. Cancer 77:2400-2406, 1996.
7. Hashimoto M, Ohsawa M, Ohnishi A, et al: Expression of vascular endothelial growth factor and its receptor mRNA in angiosarcoma. Lab Invest 73:859-863, 1995.

病例 25　皮肤青紫、进行性鼻出血

Michael Danso

患者男性，32岁，因皮肤青紫及进行性鼻出血就诊。患者诉轻微碰伤后即出现皮肤青紫，伴鼻出血进行性加重2周就诊于急诊室。3 周来体重下降 9kg，伴夜间大汗及发热。

体格检查：

T 39.7℃，P 120 次 / 分，BP 150/80mmHg。头颅和五官：无黄疸，无外周淋巴结肿大。胸部：双侧肺部听诊呼吸音清。腹部：腹软，无触痛，可触及脾脏边缘。皮肤：弥漫性瘀斑。

实验室检查：

血常规：血红蛋白 12.1g/dl，血小板 31 000/μl，白细胞 67 000/μl。生化全套：未见异常。D-二聚体＞20，纤维蛋白原 117，纤维蛋白原裂解产物 160（升高）。外周血涂片：血小板明显减少，可见大量的幼稚髓系细胞。骨髓穿刺：可见幼稚髓系细胞，细胞核呈裂隙状、折叠状（见图）。

问题：

该患者最可能的诊断是什么？需要接受何种额外的检查才能够确定诊断？

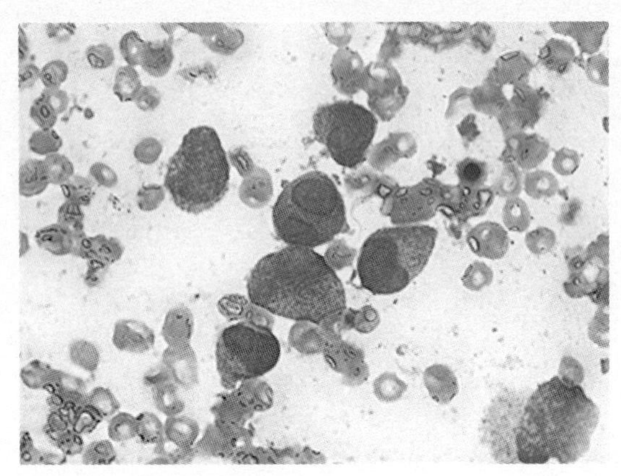

回答：

1．急性早幼粒细胞白血病。

2．需要进行细胞遗传学检查以确定 t(15;17)易位。

讨论：

FAB 分型将急性髓性白血病（AML）分为 8 个亚型（M0-M7）。在FAB分型中，急性早幼粒细胞白血病（APL）被定为M3。APL约占成人AML的15%。中位发病年龄为40岁，较其他AML亚型的发病年龄低。除 M3 型外，其他 AML 亚型的中位发病年龄为 70 岁。

超过98%的APL病例存在典型的细胞遗传学异常，即平衡交互易位［t（15；17)］。这一染色体异常导致维 A 酸受体基因α（RAR-α）与早幼粒细胞白血病基因（PML）形成融合基因，从而引起一种核辅助阻遏蛋白复合体的亲和力增加。该蛋白复合体吸引组蛋白去乙酰化酶，组蛋白去乙酰化酶可进一步改变染色质的稳固结构，导致基因转录抑制，最终引起细胞分化停止。维 A 酸治疗 APL 的作用机制是诱导核辅助阻遏蛋白复合体释放组蛋白去乙酰化酶，从而恢复染色质的稳固结构、基因转录及细胞分化。在少数病例中，通过常规的细胞遗传学分析或荧光原位杂交（FISH）无法检测到 t（15；17），但是应用聚合酶链式反应（PCR）进行分子生物学检查可以检测到这个融合转录物。极少数的病人被发现存在不同的染色体易位，导致不同的基因片段与 RAR- α 形成融合基因。t(11；17) 即为一个变异型染色体易位的例子。这种染色体易位引起早幼粒细胞白血病锌指基因与RAR- α 形成融合基因。该病的骨髓形态学特点是骨髓内存在大量早幼粒细胞，细胞浆内有大量颗粒，细胞核呈裂隙状、双叶及折叠状。另外，存在细颗粒变异型(M3V)，在这类细胞的胞浆中，颗粒细小，在光学显微镜下无法分辨。

APL 的临床表现与其他急性髓性白血病相似，存在骨髓衰竭的症状与体征。但是 APL 也有其独特的临床表现，即凝血机制紊乱的发病率高，从而引起出血素质。在全反式维 A 酸引入临床治疗以前，出血性合并症是 APL 患者主要的死亡原因。

当前，对于新诊断的 APL 患者，推荐以全反式维 A 酸（ATRA）联合一种蒽环类药物（去甲氧柔红霉素或柔红霉素）进行诱导缓解治疗。许多随机性前瞻性试验已经确定了 ATRA 在 APL 的诱导治疗中的作用，这些试验证实 ATRA 联合蒽环类药物可以改善患者无病生存率。患者经过诱导治疗达到完全缓解后，必须给予2～3个周期的蒽环类药物作为缓解后治疗。这种巩固治疗的目的是完全清除白血病克隆。通过 PCR 检测确定患者达到分子生物学缓解，预示着无病生存的可能。

前瞻性随机试验也证实应用 ATRA 进行维持治疗可以降低疾病的复发率。联合应用ATRA、6-巯基嘌呤及甲氨蝶呤进行维持治疗 2 年可以使复发率达到最低。

ATRA 的主要毒性是维 A 酸综合征，其典型的特点是胸腔积液、心包积液、体重增加、水肿、呼吸困难、发热及肺浸润。在接受单一药物 ATRA 进行诱导治疗的患者中，维 A 酸综合征的发病率为 25%。同时联合应用化疗可以降低维 A 酸综合征的发生率。地塞米松可以有效地治疗维A酸综合征，剂量为10mg，2 次 / 日， 维持 3 ～ 5 日。一些临床单位预防性应用皮质激素来减低维 A 酸综合征的发病率，但是这种治疗方案并未作为标准方案而被广泛接受。

对于复发或难治性APL患者，一些研究者报道三氧化二砷可以使 85% 的患者达到完全缓解。三氧化二砷引起 PML/RAR-α 融合蛋白的降解，从而使白血病性早幼粒细胞继续分化。三氧化二砷还可通过激活半胱天冬酶（caspases）诱导细胞凋亡。现在，三氧化二砷可以作为复发难治性 APL 的治疗选择。

该患者接受 ATRA 联合去甲氧柔红霉素的诱导治疗后达到完全缓解，在病程中合并严重的弥漫性血管内凝血及脾脏梗死。由于发病时白细胞计数多于 10 000/μl，因此该患者为高危患者。在诱导缓解后，患者进入临床研究方案，除接受标准的去甲氧柔红霉素进行巩固治疗外，还接受三氧化二砷及放射标记的抗 CD33 单克隆抗体（HUM-195）作为辅助治疗。在诱导治疗后，患者维持分子生物学缓解已达 10 个月。

临床要点

1. 大多数急性早幼粒细胞白血病存在典型的细胞遗传学特点，即 15 及 17 号染色体的平衡交互易位［t（15;17)］，这种染色体异常导致维 A 酸受体基因 - α（RAR- α）与早幼粒细胞白血病基因（PML）融合。
2. APL 患者独特的临床表现是凝血机制紊乱发病率高，从而导致出血素质。
3. 全反式维A酸（ATRA）联合去甲氧柔红霉素作为诱导方案及蒽环类药物作为巩固方案，随后给予 ATRA 进行维持治疗可以为 APL 患者提供最高的无病生存率。
4. 对于复发或难治性APL患者，三氧化二砷可以使85% 的病例达到缓解。

（闫晨华译　赵婷校）

参考文献

1. Lowenberg B, Griffin JD, Tallman MS: Acute myeloid leukemia and acute promyelocytic leukemia. Hematology (Am Soc Hematol Educ Program), 2003, pp 82-101.
2. Soignet SL, Maslak P, Wang ZG, et al: Complete remission after treatment of acute promyelocytic leukemia with arsenic trioxide. N Engl J Med 339 (19):1341-1348, 1998.

病例 26　择期行选择性全髋关节成形术患者伴活化部分凝血活酶时间延长

Michael Danso

患者男性，64 岁，准备做选择性全髋关节成形术。既往有高血压病史，服用钙离子通道阻滞剂治疗。手术史：曾在童年行过阑尾切除手术和扁桃体切除术，这两次手术过程均无出血合并症。否认有便血、呕血、紫癜、血尿、牙龈及鼻出血病史。否认有凝血功能障碍家族史。

体格检查：

T36℃，P70 次 / 分，BP140/85mmHg。一般状况好。头颅和五官：无苍白及黄疸。心脏：心率正常，心律齐，无杂音。肺部：呼吸音清。腹部：无压痛，无肝脾肿大。四肢：右侧髋部活动受限。皮肤：无瘀斑。

实验室检查：

血像：血红蛋白 13.5g/dl，白细胞：9 000/μl，血小板 256 000/μl。血浆凝血酶原时间：正常。部分凝血酶时间：130s。1∶1混合试验后部分凝血酶时间：32。生化和肝功能检查正常。

问题：

患者可能的诊断是什么？

回答：

凝血因子Ⅻ缺乏。

讨论：

凝血因子Ⅻ缺乏是十分少见的疾病，其主要特点是经混合试验可以纠正的aPTT延长和不伴有出血风险的增高。1955年，Ratnoff和同事首先报道了一名叫John Hageman的病例。

这一疾病为常染色体隐性遗传，在超过3%的健康献血者中可以检测到，但患者通常没有明显的出血症状，且从未有过严重出血的报道，甚至在大的外科手术过程中亦无严重出血的报道。以前一直认为Ⅻ因子缺乏可能易于出现血栓形成。有一些病例报告在缺血性卒中和其他血栓性疾病患中者存在Ⅻ因子缺乏，其中包括急性冠脉支架血栓形成。该患者Hageman先生死于肺栓塞。血栓形成危险性增高的原因考虑为纤维蛋白溶解减少。然而，近期对缺乏Ⅻ因子的患者调研表明血栓形成的几率并没有增高。因此，目前认为Ⅻ的因子的缺乏并不影响血栓的形成。

实验室的典型特征为经正常血浆混合试验纠正的aPTT延长。本患者的血小板计数正常，排除了DIC诊断的可能。混合试验可以纠正aTPP的延长，可进一步排除获得性凝血因子抑制物，如Ⅷ因子抑制剂或狼疮抗凝物的出现。该试验是将患者的血清与等体积的正常人的血浆混合来测定凝血时间。正常血浆中至少含有机体全部凝血因子总量的60%，1：1混合得到的凝血因子足以产生正常的凝血时间。如果患者的血清中出现了某种凝血抑制物，它将会对混合物产生影响并导致延长的凝血时间不能被纠正。

Ⅷ、Ⅸ和Ⅺ因子缺乏也常表现为aPTT的延长，但此时患者往往同时有明确的大量出血病史，本例病人无此病史需要进行特异的Ⅻ因子分析来确定诊断。正常的Ⅻ因子水平的范围应当为30～225 μ /dl，Ⅻ因子缺乏症患者血浆中Ⅻ因子的平均水平为正常的50%，严重缺乏者中可能低于3%。应进行因子分析来区别Ⅻ因子缺乏、前激肽释放酶和高分子激肽原缺乏，它们在无症状的患者中也可表现为 aPTT 延长。

该患者没有异常出血史，且没有Ⅻ因子缺乏引起的明显出血的主诉，髋关节手术也许可以安全进行。没有必要让他冒输注新鲜冰冻血浆引起相关感染的危险。如果因子分析显示Ⅻ因子严重缺乏，其水平低于正常的3%，一些内科医生更愿意采用输注新鲜冰冻血浆治疗。目前这例患者在没有出血合并症的情况下已经成功进行了髋关节置换手术。但在围手术期接受了新鲜冰冻血浆的输注。

临床要点

1. 因子Ⅻ缺乏是十分少见的疾病，以aPTT的延长且混合实验可以纠正和不伴有出血危险的增加为特征。
2. 这一疾病为常染色体隐性遗传，在健康人群血样中有超过 3% 的人可被鉴定出。
3. 因子Ⅷ、Ⅸ和Ⅺ缺乏也经常表现为aPTT延长，然而这些患者经常伴有明确的大量出血病史。

（贾晋松译）

参考文献

1. Hoffman R, Benz EJ, Shattil A, et al: Factor XI and other clotting factor deficiencies. Hematology Basic Principles and Practice, 2nd ed, 110: 1691-1703.
2. Ratnoff O, Colopy JE: A familial hemorrhagic trait associated with a deficiency of a clot-promoting fraction of plasma. J Clin Invest 34:602, 1955.

病例 27　无痛性睾丸肿物

Jeffrey Halaas

患者男性，68岁，左侧睾丸处可触及一无痛性肿物。就诊于泌尿科医生，并行左侧睾丸切除术。病理学检查可见椭圆形大细胞，细胞核清晰，核仁突出。标本染色可见CD20＋，支持弥漫性大B细胞淋巴瘤（DLBCL）。该患者无盗汗、发热及体重减轻。

体格检查：

T 37℃，P 70 次 / 分，BP 130/80mmHg；头颅和五官：无黄疸，咽淋巴环无肿物；淋巴结：外周淋巴结未触及肿大；胸部：双肺呼吸音清；心脏：心律及心率正常，无杂音；腹部：未触及肿物，肝脾不大；四肢：无水肿；中枢神经系统：无病灶。

实验室检查：

白细胞 8 500/μl，血红蛋白 13g/dl，血小板 423 000/μl。肌酸 1.2mg/dl，乳酸脱氢酶 193mg/dl。胸部、腹部及骨盆 CT：腹膜后、骨盆及腹股沟处淋巴结肿大。PET扫描：骨盆及腹股沟处淋巴结广泛吸收增强（见图）。骨髓检查：未发现淋巴瘤细胞。

问题：

对于该患者原发于睾丸的弥漫性大 B 细胞淋巴瘤 IIEA 期，应采取什么治疗？

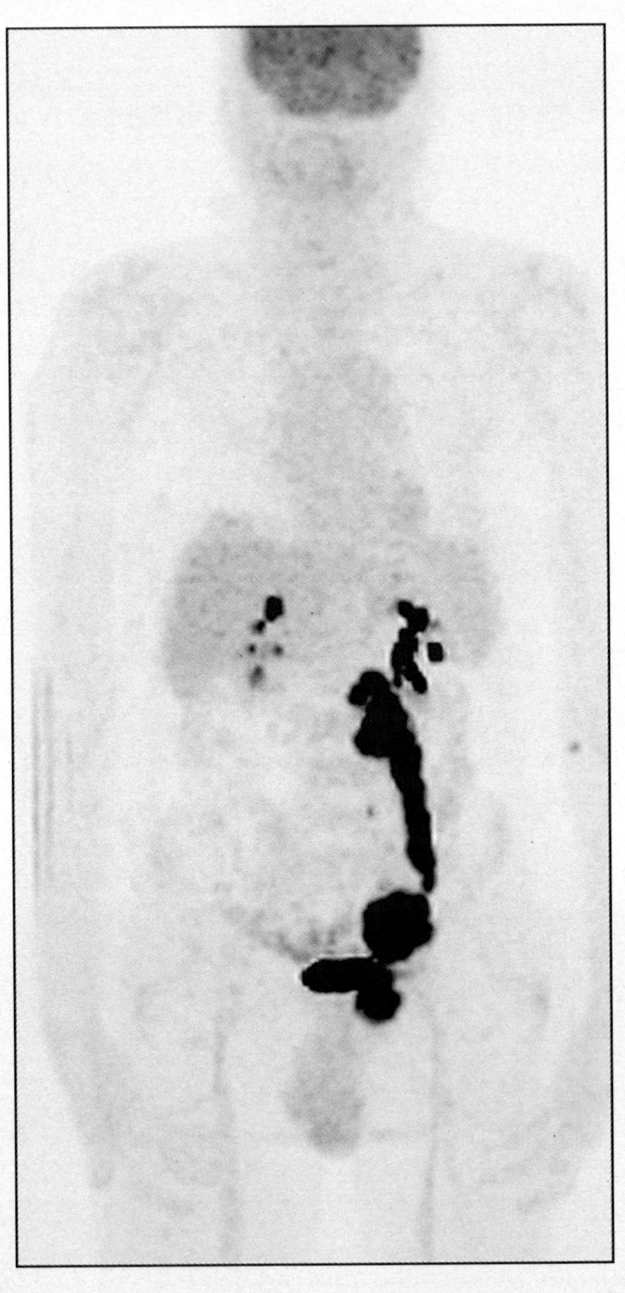

回答：

睾丸切除之后，该患者应接受包含环磷酰胺、柔红霉素、长春新碱、泼尼松（CHOP）及美罗华在内的 6 个周期的化疗。原发于睾丸的淋巴瘤患者，在接受以蒽环类抗生素为基础的化疗达到完全缓解之后，极易发生对侧睾丸和中枢神经系统的复发。这些部位是瘤细胞的避难所，由于有血－脑及血－睾丸屏障存在，而 CHOP 中没有一种药物可以透过这些屏障。为了防止这些地方的复发，所有已达到完全缓解的患者都应该接受对侧睾丸放疗和甲氨蝶呤或阿糖胞苷腰穿鞘注治疗。

讨论：

原发性睾丸淋巴瘤是一种少见病，仅占非霍奇金淋巴瘤的1%～2%。该病多见于老年人，中位年龄为66岁，是年龄大于60岁男性中最常见的睾丸恶性肿瘤。根据WHO/REAL分型，大多数发生于睾丸的淋巴瘤属于弥漫性大细胞淋巴瘤，其他亚型约占8%～25%。睾丸弥漫性大B细胞淋巴瘤患者大约55%～79%处于Ⅰ或Ⅱ期。Ⅲ或Ⅳ期患者常有结外浸润，例如：皮肤、肺、咽淋巴环、对侧睾丸和中枢神经系统。而后两者是局限期或进展期患者最易复发的地方，因而在为患者制定治疗方案时应加以考虑。

大多数睾丸淋巴瘤患者表现为睾丸的无痛性肿物，可经腹股沟的睾丸切除术而确诊。检查应该包括胸腹部、骨盆CT，骨髓活检和腰椎穿刺，以便明确分期。由于该肿瘤较为少见，目前还没有已发表的随机试验来指导治疗，已有的所有数据均来自回顾性综述。国际结外淋巴瘤研究小组（IELSG）的一份最新的规模较大的国际回顾性综述澄清了目前存在的一些争议。过去Ⅰ或Ⅱ期的患者仅采用腹腔的辅助性放疗，不采用化疗。然而，采用这种治疗方法的患者往往存在高复发率，促使目前早期及进展期的患者开始接受包含蒽环类抗生素在内的联合化疗。虽然早期一些小的回顾性综述得出的结论互相矛盾，IELSG 的研究显示：无论Ⅰ、Ⅱ期或Ⅲ、Ⅳ患者接受6个或更多周期以蒽环类抗生素为基础的化疗对提高其无进展生存率都和总生存率有益处。化疗可使所有患者的10年生存率从19%升至44%。早期结节性弥漫性大B细胞淋巴瘤一般采取联合治疗，在短程化疗（3～4个周期）之后即开始受累部位的放疗。然而，关于此方案的一项回顾性研究显示原发性睾丸淋巴瘤比其他部位的淋巴瘤更易复发(复发率约为56%比16%)，因而对原发性睾丸淋巴瘤提倡更进一步的化疗。有研究显示美罗华的应用可以提高进展期弥漫性大B细胞淋巴瘤高龄患者的生存率。因而，早期和进展期患者给予6个或更多周期联合美罗华的以蒽环类抗生素为基础的化疗（R-CHOP）被认为是目前的标准治疗方案。

经化疗达到完全缓解的患者仍然存在复发的危险，特别在一些淋巴结以外的地方。5%～35%的老年患者常发生对侧睾丸的浸润。据IELSG的报道，未接受睾丸预防性放疗的患者复发的危险率，3年为15%，15年为42%。对对侧睾丸进行预防性放疗可以降低复发的危险，并提高5年无进展生存率（36%比70%）和总生存率（38%比66%）。因而，所有经化疗达到完全缓解的患者均应接受对侧睾丸的放疗。虽然已有在未接受化疗的老年患者中采用放疗照射腹膜后淋巴结的报道，但在已接受足够周期的化疗患者中辅以放疗照射这些淋巴结区域的优势目前还不清楚。

在原发性睾丸弥漫性大B细胞淋巴瘤的患者中，中枢神经系统也是极易复发的部位。大约有10%的早期患者，30%的晚期患者可发生中枢神经系统的复发。在中枢神经系统复发的类型中，脑实质复发较软脑膜的复发更为常见。虽然预防性鞘注化疗被认为是原发性睾丸淋巴瘤的标准治疗，但由于回顾性研究的规模较小还不足以证实其有效性。在IELSG的研究中，中枢神经系统的预防治疗缩短了无进展生存期，但对中枢神经系统复发和总生存率而言无显著的统计学意义。这可能是因为64%的患者发生中枢神经系统复发的地方是在脑实质。

总之，无论哪一期的原发性睾丸淋巴瘤患者都应该接受至少6个周期的R-CHOP方案化疗并联合预防性腰穿鞘注。并且达到完全缓解的患者还应该接受对侧睾丸的预防性放疗。

该患者接受了 6 个周期的 R-CHOP 方案化疗并且鞘内注射了甲氨蝶呤。达到完全缓解后，接受了预防性对侧睾丸的阴囊照射。不幸的是，该患者出现右侧大腿皮下组织的结外复发。目前正接受第 3 个周期 R-ICE 方案化疗，并将在自体干细胞的支持下接受大剂量的化疗。

临床要点

1. 年龄超过60岁的男性发现睾丸肿物，最常见的原因是弥漫性大 B 细胞淋巴瘤（DLBCL）。
2. 原发性睾丸 DLBCL 比同期的局限于淋巴结的 DLBCL 预后要差。
3. 早期或进展期的原发性睾丸DLBCL患者应该接受6个周期的 R-CHOP 方案化疗。
4. 经过化疗达到完全缓解的患者极易发生结外复发，应该接受对侧睾丸的放疗和预防性鞘内注射。

（贾晋松译）

参考文献

1. Zucca E, Conconi A, Mughal TI, et al: Patterns of outcome and prognostic factors in primary large-cell lymphoma of the testis in a survey by the International Extranodal Lymphoma Study Group. J Clin Oncol 21(1):20-27, 2003.
2. Coiffier B, Lepage E, Briere J, et al: CHOP chemotherapy plus rituximab compared with CHOP alone in elderly patients with diffuse large-B-cell lymphoma. N Engl J Med 346(4):235-242, 2002.
3. Lagrange JL, Ramaioli A, Theodore CH, et al: Non-Hodgkin's lymphoma of the testis: A retrospective study of 84 patients treated in the French anticancer centres. Ann Oncol 12(9):1313-1319, 2001.
4. Fonseca R, Habermann TM, Colgan JP, et al: Testicular lymphoma is associated with a high incidence of extranodal recurrence. Cancer 88(1):154-161, 2000.

5. Pectasides D, Economopoulos T, Kouvatseas G, et al: Anthracycline-based chemotherapy of primary non-Hodgkin's lymphoma of the testis: The Hellenic cooperative oncology group experience. Oncology 58(4):286-292, 2000.
6. Tondini C, Ferreri AJ, Siracusano L, et al: Diffuse large-cell lymphoma of the testis. J Clin Oncol 17(9):2854-2858, 1999.
7. Miller TP, Dahlberg S, Cassady JR, et al: Chemotherapy alone compared with chemotherapy plus radiotherapy for localized intermediate- and high-grade non-Hodgkin's lymphoma. N Engl J Med 339(1):21-26, 1998.
8. Zucca E, Roggero E, Bertoni F, Cavalli F: Primary extranodal non-Hodgkin's lymphomas. Part 1: Gastrointestinal, cutaneous and genitourinary lymphomas. Ann Oncol 8(8):727-737, 1997.
9. Moller MB, d'Amore F, Christensen BE: Testicular lymphoma: A population-based study of incidence, clinicopathological correlations and prognosis. The Danish Lymphoma Study Group, LYFO. Eur J Cancer 30A(12):1760-1764, 1994.

病例 28　血小板增多

Michael Danso

患者女性，56岁，既往有高血压病史，常规检查时发现全血细胞计数中血小板数目增加。目前患者无阳性症状。

体格检查：

一般状况好。生命体征：平稳。头颅和五官：无黄疸，无苍白。淋巴结：未触及肿大。腹部：腹软，无触痛，肝脾未触及肿大。四肢：无杵状指（趾），无发绀，无水肿。

实验室检查：

血红蛋白 12.5g/dl，白细胞 13 800/μl，血小板 1 600 000/μl。血涂片：可见巨型血小板，嗜酸性粒细胞轻度增多。铁蛋白及铁饱和度正常。骨髓像：巨核细胞增生，铁染色存在。

问题：

可能的诊断是什么？还需要做哪些检查？根据患者目前的状况是否需要立即治疗？

回答：

最可能的诊断是原发性血小板增多症，但是还需要根据骨髓的细胞遗传学来除外慢性粒细胞白血病（CML）或骨髓增生异常综合征。由于该患者易发生血栓或出血并发症，因而需要接受阿司匹林和阿那格雷或羟基脲的治疗。

讨论：

原发性血小板增多症（ET）在美国是最常见的慢性骨髓增生异常性疾病，发病率大约为2.5/100 000。该病诊断时的中位年龄为60岁，女性较男性常见。在1/3的病例中，ET被证明是一种克隆性造血状态。克隆形成能力与ET患者发生血栓并发症的危险性高低有关。

在诊断时，半数的ET患者没有症状，血小板计数增多是唯一的证据。25%～40%的患者脾大。血管收缩异常症状，例如血管性头痛、视力障碍、红斑性肢痛(手足燃烧样感觉迟钝)、手足发绀及癫痫发作随着病情的发展将会出现。在诊断中大约25%的患者有过血栓病史。有报道当血小板计数超过1 500 000/μl时，大约5%的患者将会出现胃肠道或口腔黏膜的出血。育龄期的妇女流产的危险性将会增加。

患者只有在血小板计数持续大于600 000/μl，并且可以除外引起血小板增多的继发性因素，例如：感染、炎症、手术后、恶性肿瘤、大量出血后或铁缺乏，才能够诊断为ET。其他的一些骨髓增生异常性疾病，例如慢性粒细胞白血病和真性红细胞增多症都需要排除。ET的白细胞碱性磷酸酶（LAP）积分升高，而继发性血小板增多碱性磷酸酶则正常。外周血涂片通常有巨型血小板，偶见嗜酸性粒细胞和巨核细胞碎片。骨髓检查对于证实有足够的储存铁（排除铁缺乏），并证实细胞过多，即聚集成堆的多核巨核细胞数目的增加具有重要的意义。一定要进行骨髓细胞遗传学检查，来除外骨髓增生异常综合征，例如5q－或CML，CML有t(9;22)易位（出现Ph染色体）。

ET患者可以有接近正常生活的一段时期。但是，10%～40%

的患者在诊断之后的10年时间内出现血栓并发症。年龄大于60岁并且既往有血栓病史的患者出现血栓复发或出血并发症危险性更大。而年龄小于60岁，既往无血栓病史，血小板计数少于1500 000/μl的患者发生血栓或出血并发症的危险性较小。易发生血栓并发症的患者需要接受抗血小板治疗。

应用羟基脲、阿那格雷或干扰素降低血小板并联合阿司匹林是ET主要的治疗。一项超过100位高危患者的临床随机试验证实应用羟基脲使血小板计数保持在600 000/μl以下，可以显著降低血栓事件的发生率。阿那格雷和干扰素也可以用来降低血小板计数，但是目前还没有明确的证据证实应用此两种药物可以降低血栓发生的危险。羟基脲最主要的短期毒性在于对造血系统的损害，从而导致中性粒细胞减少和贫血。较少见的副作用包括口腔和皮肤的溃疡。一些研究报道接受羟基脲治疗的患者急性白血病发生率较高，因而还要关注羟基脲致白血病的可能性。由于考虑到其继发恶性肿瘤的危险性，羟基脲一般不推荐应用于年轻患者。

阿那格雷对于降低血小板计数也非常有效。与羟基脲不同，未见有报道应用阿那格雷有致白血病的危险。该药物最严重的并发症是对心脏的影响，包括心悸、心律失常和充血性心力衰竭。当应用阿那格雷时，一定要使血小板降到400 000/μl或更低，因为高血小板计数也是发生血管并发症的持续危险因素。医学研究委员会PT1最近的试验结果证实，与羟基脲和阿司匹林联合应用相比应用阿那格雷和阿司匹林增加了发生动脉血栓、大量出血和骨髓纤维化的危险，但是却降低了静脉血栓的发生，这表明羟基脲仍然是发生血管事件高危的ET患者治疗的一线用药。

α-干扰素也是有效降低血小板的药物。该药物最主要的优点是不透过胎盘，并且无致畸作用，因而可应用于已怀孕的ET患者。但其副作用明显，大多数患者会出现发热和流感样症状。其他的副作用还包括肌痛、体重减轻、脱发和严重抑郁，正是这些副作用导致1/3的患者不能继续应用。

该患者成功应用了阿那格雷和阿司匹林治疗。目前她已经应用阿那格雷2年，仅出现过心悸症状，且她的血小板在最近18个月持续保持在 400 000/μl 以下，未发生血管并发症。

临床要点

1. 诊断原发性血小板增多症（ET），患者血小板计数需持续大于 600 000/μl，并且除外其他可能引起继发性血小板增多的原因，例如：感染、炎症、近期手术史、恶性肿瘤、出血或铁缺乏。
2. 年龄大于60岁且有血栓病史的患者出现血栓复发或出血并发症危险性更大。
3. 应用羟基脲、阿那格雷或干扰素联合阿司匹林降低血小板是 ET 的主要治疗原则。

（贾晋松译）

参考文献

1. Green A, Campbell P, Buck G, et al: The Medical Research Council PT1 Trial in Essential Thrombocythemia. Blood 104(11), 2004.
2. Spivak JL, Barosi G, Tognoni G, et al: Chronic myeloproliferative disorders. American Society of Hematology Education Program Book, 2003.
3. Storen EC, Tefferi A: Long-term use of anagrelide in young patients with essential thrombocythemia. Blood 97:863-866, 2001.
4. Silverstein MN, Tefferi A: Treatment of essential thrombocythemia with anagrelide. Semin Hematol 36:23-25, 1999.
5. Cortelazzo S, Finazzi G, Ruggeri M, et al: Hydroxyurea for patients with essential thrombocythemia and a high risk of thrombosis. N Engl J Med 332:1132-1136, 1995.

病例 29　择期行颅骨切除术的患者伴活化部分凝血活酶时间延长

Michael Danso

患者男性，53岁，既往有转移性黏膜黑色素瘤病史，准备择期行颅骨切除术治疗孤立性脑转移病灶。手术史包括幼年行阑尾切除术和扁桃体摘除术，手术期间都曾有大量出血史。他还提供了幼年时有鼻出血和拔牙后出血的病史。其胞弟也有幼年鼻出血的病史。

体格检查：

T 36.7℃，P 70次/分，BP120/85mm/Hg。一般情况好。头颅和五官：无苍白及黄疸。心脏：律齐，心率正常，无杂音。胸部：呼吸音清。腹部：无压痛，脏器无肿大。皮肤：无瘀斑。

实验室检查：

血红蛋白 14.5g/dl，白细胞 8 000/μl，血小板 220 000/μl。浆凝血酶原时间：正常。活化部分凝血活酶时间：110s。1∶1 混合活化部分凝血活酶时间：34s。生化和肝功能：正常。

问题：

该患者最可能的诊断是什么？

回答：

Ⅺ因子缺乏症。

讨论：

Ⅺ因子缺乏症是一种少见病，患者有与损伤相关的出血素质，活化部分凝血活酶时间延长而通过混合实验可以被纠正。1953年Rosenthal及其同事首次发现该病，并认为是遗传性凝血缺陷。受累个体间其出血倾向明显不同。

Ⅺ因子缺乏是一种常染色体隐性遗传病，多发生于北欧犹太人的后代，其中杂合子的发病率为9%，而纯合子的发病率为0.2%。目前，已经发现了染色体四个部位的突变（Ⅰ～Ⅳ型），在犹太人社区中绝大多数病例发生Ⅱ、Ⅲ型突变。在纯合子或复合杂合子中，血浆Ⅺ因子的水平常低于正常的15%，而在杂合子中，血浆Ⅺ因子的水平常低于正常的25%～70%。

主要因子缺乏（≤正常值的20%）的患者发生出血，绝大多数与手术和创伤相关。严重缺乏凝血因子的患者，当手术过程涉及高溶解纤维蛋白活性的组织——例如尿道、鼻咽部和牙床——常发生大量的出血。不严重的因子缺乏，常发生于杂合子，患者仅有少量出血或无出血。然而，出血倾向并不一定总与Ⅺ因子的水平相关。

aPTT 在Ⅺ因子缺乏时延长，而 PT 正常。和其他一些因子缺乏一样，50∶50与正常人血清混合aPTT可以被纠正。Ⅺ因子活性的特异性检测对于诊断该病是非常必要的。

Ⅺ因子缺乏症最主要的治疗是补充Ⅺ因子，并予抗纤维蛋白溶解的药物。当需要进行重要的外科手术或手术涉及高纤维蛋白活性的部位时，在手术之前的10～14天需要给予新鲜冰冻血浆，使Ⅺ因子的水平达到正常值的45%。可考虑辅助应用抗纤维蛋白溶解的药物，例如：氨基已酸、氨甲环酸，虽然这些药物在泌尿生殖系统出血是相对禁忌的。需要拔牙的患者仅口服氨甲环酸一般能有效的控制出血。Ⅺ因子的浓缩剂已经在欧洲上市，然而，在该产品的使用过程当中一些患者发生了血栓，因而，限制了它在美国的应用。有报道称应用重组的Ⅶa因子，可以有效控制产生Ⅺ因子同种异体抗体患者的出血。

该患者Ⅺ因子的水平为正常值的18%。他在围术期输注了新鲜冰冻血浆，成功进行了颅骨切除术，未出现出血的并发症。

临床要点

1. XI因子缺乏症是一种少见病，患者具有与损伤相关的出血素质，活化部分凝血活酶时间延长而通过混合实验可以被纠正。
2. XI因子缺乏是一种常染色体隐性遗传病，多发生于北欧犹太人的后代。
3. XI因子缺乏症最主要的治疗是补充XI因子，并予抗纤维蛋白原药物。

（贾晋松译）

参考文献

1. Hoffman R, Benz EJ, Shattil A, et al: Factor XI and other clotting factor deficiencies. Hematology Basic Principles and Practice, 2nd ed, 110: 1691-1703.
2. O'Connell NM: Factor XI deficiency. Semin Hematol 41(Suppl 1):76-81, 2004.

病例 30　胸痛合并上纵隔肿物

Daniel Persky

患者男性，28 岁，既往体健，主因间歇性胸部不适进行性加重 2 周就诊。自发病以来，体重下降 7kg，并有夜间盗汗。

体格检查：

一般情况：无急性病容。T 36.7℃，P 76次/分，BP150/80mm/Hg。头颅和五官：无黄疸，扁桃体不大。心脏：律齐，心率正常，无杂音。胸部：呼吸音清。腹部：腹软，肝脾不大。四肢：无水肿。淋巴结：未触及明显肿大。

实验室检查：

白细胞8 200/μl，血红蛋白13.5g/dl，血小板364 000/μl,ESR 66mm/h，LDH 366U/L。电解质及肝功能正常。ECG：正常窦性心律，心率72次/分。胸部CT：左侧前上纵隔可见巨大的肿物，压迫左肺动脉（见图）。前纵隔镜（Chamberlain程序）：可见大淋巴细胞，免疫组织化学染色：CD20、LCA 及 BCL-6 阳性；CD3、CD5、CD15、CD30、ALK 及 BCL-2 阴性。

问题：

可能的诊断是什么？下一步应进行怎样的治疗？

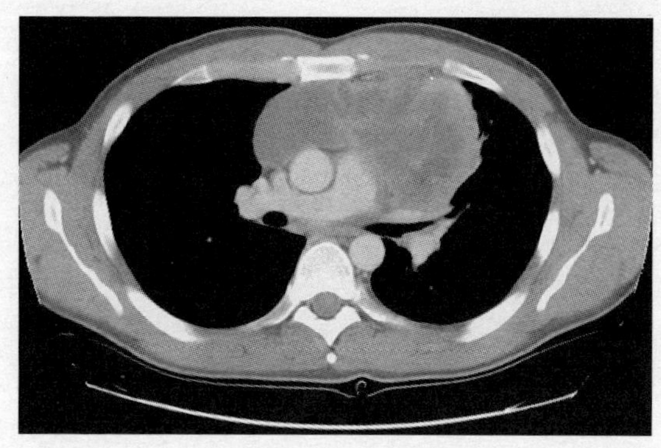

回答：

可能诊断为原发性纵隔大 B 细胞淋巴瘤。推荐初始的治疗是进行 R-CHOP 方案的化疗。

讨论：

原发性纵隔大 B 细胞淋巴瘤（PMLBCL）是弥漫性大 B 细胞淋巴瘤（DLBCL）的一种特殊亚型，占DLBCL的7%，占所有的非霍奇金淋巴瘤的2%。PMLBCL发生于年轻人（通常在30岁以前），女性占优势。前纵隔的肿物来源于胸腺，生长迅速，经常出现气道受压和上腔静脉综合征。

PMLBCL 是起源于胸腺的 B 淋巴细胞。淋巴细胞胞体大，细胞浆清晰，被硬化的基质所包裹，将细胞区划为不同的癌巢。该细胞表达B 系抗原（CD19、CD20、CD22）和CD45（LCA），而不表达 CD15 或免疫球蛋白。可见免疫球蛋白基因重排。和 DLBCL 不同，PMLBCL 通常无 BCL-2 或 BCL-6 的基因重排。已经发现了 9 号染色体短臂的附加。最近的基因表达研究显示 PMLBCL 与典型的霍奇金淋巴瘤具有某些相同的特征，例如，NF-κ B 途径激活和 B 细胞受体信号传导成分的低水平表达。

初期的治疗通常包括联合美罗华的 CHOP 方案化疗。功能检查如 PET 或镓扫描经常被用来评价患者对化疗的反应。PMLBCL 的 5 年总生存率大约 50%（大体与 DLBCL 相近）。

复发的危险因素包括巨大的癌肿、心包或胸膜渗出和高的国际预后指数评分。复发通常发生于结外组织。减少复发的策略包括巩固性放疗（特别是巨大的癌肿的患者）、加强化疗（例如MACOP-B）以及大剂量的化疗后进行自体干细胞移植。在Anderson博士对所有DLBCL患者的ASCT数据的一份回顾性研究中，人们发现PMLBCL的总生存率要高于其他淋巴瘤。一项研究显示，35名PMLBCL患者在第一次缓解后行骨髓移植，5年的无病生存率可达83%。

该患者处于IIXBE期，由于巨大的肿物，具有很高的复发危险性。他加入了一项临床试验，接受了4个周期的R-CHOP（每2周1次）联合G-CSF的化疗。应用PET对患者重新进行评估，发现纵隔内有少量残留的高吸收区，但是活组织检查仅发现坏死的淋巴瘤组织。之后该患者又接受了3个周期的ICE方案的化疗。不幸的是，1个月之后的PET扫描在纵隔内重新发现高吸收区，并且活组织检查证实了为难治性复发。该患者接受了自体干细胞移植。

临床要点

1. 原发性纵隔大B细胞淋巴瘤（PMLBCL）是弥漫性大B细胞淋巴瘤（DLBCL）的一种特殊亚型，占DLBCL的7%，占所有的非霍奇金淋巴瘤的2%。基因表达研究显示，PMLBCL与典型霍奇金淋巴瘤有共同的特点。
2. PMLBCL多发生于年轻人（通常在30岁前），生长迅速，经常出现气道受压和上腔静脉综合征。
3. 肿瘤细胞胞体大，细胞浆清晰，被硬化的基质所包裹。该细胞表达B系抗原（CD19、CD20、CD22）和CD45（LCA），而不表达CD15或免疫球蛋白。
4. 预后及治疗与弥漫性大B细胞淋巴瘤相似，目前的研究更集中于其一线的治疗。

（贾晋松译）

参考文献

1. Savage KJ, Monti S, Kutok JL, et al: The molecular signature of mediastinal large B-cell lymphoma differs from that of other diffuse large B-cell lymphomas and shares features with classical Hodgkin lymphoma. Blood 102(12):3871-3879, 2003.
2. Van Besien K, Kelta M, Bahaguna P: Primary mediastinal B-cell lymphoma: a review of pathology and management. J Clin Oncol 19(6):1855-1864, 2001.
3. Sehn LH, Antin JH, Shulman LN, et al: Primary diffuse large B-cell lymphoma of the mediastinum: outcome following high-dose chemotherapy and autologous hematopoietic cell transplantation. Blood 91(2):717-723, 1998.
4. Lazzarino M, Orlandi E, Paulli M, et al: Treatment outcome and prognostic factors for primary mediastinal (thymic) B-cell lymphoma: a multicenter study of 106 patients. J Clin Oncol 15(4):1646-1653, 1997.

病例 31　阑尾炎伴结肠壁增厚

Leslie Ellis

患者女性，46 岁，主因腹部剧烈疼痛伴恶心、呕吐就诊。CT扫描示：阑尾壁增厚，密度增强；中等量盆腔积液；肝脏多发性密度减低；且可能有盲肠壁底部的增厚。第2天患者拟行可疑阑尾炎手术。

体格检查：

一般情况：营养良好，非急性病容。T 36.9℃，BP 100/60mmHg，P 72次/分，体重 53.7kg。头颅和五官：巩膜无黄染，皮肤黏膜无苍白，淋巴结无肿大。心脏：心率正常，律齐，未闻及杂音。胸部：双肺呼吸音清。腹部：肠鸣音活跃，脐周有一愈合良好的瘢痕，且在双侧下腹部四分之一区域内有两处剖腹术瘢痕，肝脾不大，无腹胀。四肢：无水肿。

实验室检查：

电解质与转氨酶：正常。病理：急性阑尾炎伴阑尾口脂肪坏死灶；盲肠组织学检查示浸润性中度分化的腺癌，黏蛋白含量少于50%。肿瘤穿透肠壁至结肠周围的软组织。肿瘤边界不清。肿瘤部位可能已有穿孔。检查了 15 个淋巴结，5 个为阳性。肝组织活检：仅见肝囊肿。

问题：

该患者处于疾病哪一期？需要进行何种治疗？

回答：

患者为结肠癌ⅢC 期。需要进行辅助化疗。

讨论：

患者同时患有急性阑尾炎和结肠癌ⅢC 期。其阑尾炎肯定需要进行外科手术治疗。然而，外科手术并不适合其局部进展期恶性肿瘤。其肿瘤与阑尾位置相接近提示了肿瘤可能导致阑尾口的阻塞，从而引起了急性阑尾炎。

结肠病理学检查结果将提示是否需要进行辅助化疗。此例患者有许多预后不良的因素是与其疾病的分期直接相关的：肿瘤扩散至肌肉固有层为T3期，肿瘤穿透肌肉固有层至结肠周围软组织为T4期（都与预后不良相关）。此患者有5个淋巴结受到浸润，根据美国癌症联合委员会的相关标准可诊断为N2期（N1与N2的界定值为4个淋巴结受累）。若无任何转移，其疾病诊断则应为ⅢC期。可能发生穿孔也是其预后不良的一个因素。由于其淋巴结有转移，相对年龄较轻以及其他方面的健康状况良好，应该接受辅助化疗。

目前对于ⅢC 期患者的标准治疗包括 5- 氟尿嘧啶和甲酰四氢叶酸。上世纪80年代研究就已经证实此治疗可改善淋巴结阳性患者的生存率。由于这些药物并不能完全阻止疾病的复发，人们已经评估了联合应用 5- 氟尿嘧啶和甲酰四氢叶酸附加疗法。例如：应用奥沙利铂和依立替康有望改善Ⅳ期结肠癌患者以及早期患者的无进展生存率和总生存率。在辅助治疗中，人们发现奥沙利铂联合应用 5- 氟尿嘧啶和甲酰四氢叶酸可降低手术后 3 年的复发风险，但却无明确的生存率的改善。而依立替康联合应用 5- 氟尿嘧啶和甲酰四氢叶酸的疗效目前仍在研究中。

对于此患者来说，完成辅助化疗后，应在其术后 1 年内进行结肠镜检查，监测是否有复发或新的病灶。如果结肠镜检查示正常，则其应在 3 年后再进行 1 次检查，以后每 5 年进行 1 次。也应监测其血清CEA水平，尽管此检查并不作为诊断依据，但可用于监测复发。在诊断复发时，肝功能检查、腹部和骨盆CT

扫描以及胸片不如血清CEA水平准确。肿瘤科医生应该在第一个3年中每3～6个月进行1次随访。

其家庭成员都应该进行监测，即使是一个散发的结肠癌病例，所有比他发病时年龄小10岁的一级亲属都应该接受结肠镜筛查。若出现和家族性综合征相关的结肠癌或其他类型的癌症，临床遗传学家应该对其家族成员进行评价。

在人群中，无家族史或无胃肠道机能紊乱或肿瘤病史，推荐应从50岁开始监测结肠癌。监测方法有每年进行大便潜血试验，每3～5年进行一次乙状结肠镜检查，联合应用这两者或每5～10年进行一次结肠镜检查。

临床要点

1. 已手术切除的IIIC期结肠癌患者应进行辅助化疗。
2. 已经治疗的IIIC期结肠癌患者，应定期进行结肠镜、CEA和临床评价。

（贾晋松译）

参考文献

1. de Gramont A, Banzi M, Navarro M: Oxaliplatin/5-FU/LV in adjuvant colon cancer: Results of the international randomized mosaic trial. Proc Am Soc Clin Oncol 22:253[Abstract 1015], 2003.
2. Wolmark N, Rockette H, Fisher B: The benefit of leucovorin-modulated fluorouracil as postoperative adjuvant therapy for primary colon cancer: Results from national Surgical Adjuvant Breast and Bowel Project protocol C-03. J Clin Oncol 11:1879-1887, 1993.
3. Laurie JA, Moertel CG, Fleming TR: Surgical adjuvant therapy of large-bowel carcinoma: An evaluation of levamisole and the combination of levamisole and fluorouracil. The North Central Cancer Treatment Group and the Mayo Clinic. J Clin Oncol 7:1447-1450, 1989.

病例 32　便秘伴腹水

Leslie Ellis

患者女性，21 岁，便秘 3 月余。在急诊室就诊时呈现进行性腹胀，发现腹水。即行腹腔穿刺术。

体格检查：

一般情况：面带病容，轻微不适。T36.6℃，BP：120/90mmHg，P 143 次 / 分，体重 74.5kg。头颅和五官：巩膜无黄染，黏膜干燥，无腺病史。心脏：心动过速，律齐，无杂音。胸部：双肺呼吸音清。腹部：肠鸣音活跃，腹水征阳性，肝脾不大。四肢：双下肢水肿（＋＋）。

实验室检查：

电解质：正常。AST 37IU/L，ALT 58IU/L，碱性磷酸酶 54IU/L，总胆红素 0.8mmol/L。血清癌胚抗原（CEA）20μg/L。腹水常规：白细胞 1 580，红细胞 2 000，淋巴细胞占 47%，嗜酸粒细胞占 2%，单核细胞占 47%，间皮细胞占 4%。腹水细胞学检查提示印戒细胞腺癌，CEA 阳性。

问题：

可能的诊断是什么？还需要做什么检查？

回答：

可能的诊断为转移性结肠癌，虽然还需要鉴别其他类型的印戒细胞腺癌，例如乳腺癌，胃癌和阑尾癌。通过胸部、腹部和骨盆 CT 扫描以及乙状结肠镜等检查可以帮助明确诊断。

讨论：

患者的腹水细胞学检查示腺癌阳性，尽管没有足够的证据证实组织来源。印戒细胞多提示结肠癌、乳腺癌和阑尾癌或胃癌（或者是更少见的胰腺癌、胆囊癌和卵巢癌）。患者 CEA 升高，提示胃肠道来源。

该患者腹部和骨盆CT显示：结肠末端有一巨大的环形压缩性病损，网膜增厚以及腹水。乙状结肠镜检查显示距肛管14cm的位置有一个脆性增厚的黏膜病损，几乎堵塞了整个肠腔。组织活检证实了印戒细胞腺癌，分化较差。未进行食道胃、十二指肠镜检查。

结肠癌是美国第三大常见癌症，2003 年大约新增 150 000 例。这种疾病通常在老年人、有结肠癌家族史或遗传性非息肉性结肠直肠癌（HNPCC）以及家族性多发性腺癌（FAP）等遗传病中更常见。这例患者无结肠癌家族史。尽管并不具有特异性，她的不规则性肠道症状都是结肠癌的常见症状。

在诊断时，该病已经发展至Ⅳ期，并伴有腹膜的转移。对处于进展期的患者，一般不主张手术切除，除外出血、穿孔或者完全性肠梗阻等情况可进行姑息治疗。该患者由于肠腔近乎完全性梗阻，确需接受乙状结肠袢造口术和网膜切除术。一旦手术恢复以后，就要接受全身化疗治疗转移性疾病。

目前转移性结肠癌的标准的化疗疗法包括5-氟尿嘧啶注射剂和甲酰四氢叶酸联合奥沙利铂（FOLFOX 法）或者依立替康（FOLFIRI法）。有资料表明此治疗方案可提高无进展存活率和总存活率，而且可以降低单独应用 5-氟尿嘧啶与亚叶酸钙的危险度。最近，美国食品与药物管理局批准了将贝伐单抗（一种抗血管内皮生长因子受体的单克隆抗体）增加到一线治疗中。美国食品与药物管理局还批准西妥昔单抗（一种抗表皮生长因子受体单克隆抗体）作为二线治疗药物。

总之，此例患者有许多提示不良预后的因素，包括其处于进展期、近乎完全性肠梗阻、术前CEA值的增高以及组织学检查中发现印戒细胞特征。对于此患者来说，治疗的目标是姑息，使其生存期大约在1～2年。由于其发病年龄较早，故应对其家庭成员进行检查。由于其结肠内无多发性息肉，因此可以排除腺瘤性息肉病，如家族性多发性腺癌、Gardner 征以及 Turcot 征。由于家族其他成员无癌症，可基本排除遗传性非息肉病综合征。然而，所有比她发病时年龄小10岁的一级亲属都应该接受结肠镜筛查，并且在今后的每5～10年都要接受结肠镜检查。一旦发现其他家庭成员患结肠癌，则应该考虑为遗传性疾病，应向遗传病咨询中心咨询适当的治疗方案。

临床要点

1. 转移性结肠癌的治疗方法主要为姑息性化疗。
2. 诊断结肠癌的患者，所有比他发病时年龄小10岁的一级亲属都应该接受结肠镜筛查选。

（贾晋松译）

参考文献

1. Goldberg RM, Sargent DJ, Morton RF: A randomized controlled trial of fluorouracil plus leucovorin, irinotecan, and oxaliplatin combinations in patients with previously untreated metastatic colorectal cancer. J Clin Oncol 1:23-30, 2004.
2. de Gramont A, Figer A, Seymour M: Leucovorin and fluorouracil with or without oxaliplatin as first-line treatment in advanced colorectal cancer. J Clin Oncol 18:2938-2947, 2000.
3. Douillard JY, Cunningham D, Roth AD: Irinotecan combined with fluorouracil compared with fluorouracil alone as first-line treatment for metastatic colorectal cancer: A multicentre randomized trial. Lancet 355:1041-1047, 2000.

病例 33　便秘逐渐加重

Jennifer Wheler

患者男性，65 岁，因便秘逐渐加重 3 个月就诊。患者既往无明显病史，结肠镜检查提示距肛门外缘10cm处可见一个梗阻性病变。病变部位活检证实为腺癌。胸腹部及盆腔CT扫描证实：直肠及乙状结肠连接处有一个 7cm × 4cm 肿块，伴一个淋巴结肿大，未见其他转移的证据。外科手术评估结果显示患者不能进行保留肛门括约肌的肿块切除术。

体格检查：

T 37℃，P 84 次 / 分，BP 136/76mmHg。一般情况：良好，无急性病容。头颅和五官：轻度苍白，无黄疸，无腺体肿大。心血管系统：心率及心律正常，未闻及杂音。胸部：肺部听诊呼吸音清。腹部：无压痛，腹部轻度膨隆，无肝脾肿大，腹部未触及肿块。直肠检查：未触及肿块。四肢：无发绀、杵状指或水肿。皮肤：无皮疹、紫癜或瘀斑。

实验室检查：

血常规：血红蛋白 11.5g/dl，血小板 252 000/μl，白细胞 8 200/μl（白细胞分类正常）。生化全套检查：正常。肝功能检查（包括 LDH）：正常。CEA：8.7ng/ml(正常值 0 ～ 5)。

问题：

该患者罹患结肠癌或直肠癌吗？处于哪一期？合适的治疗是什么？

回答：

1．该患者最可能的诊断为直肠癌。

2．患者处于Ⅲ期。

3．治疗选择是外科切除手术，并进行术前放化疗或术后放化疗。

讨论：

病变部位发生于距肛门外缘 10cm 处，提示为直肠癌。目前，大约43% 的直肠癌患者主诉排便习惯改变，包括便秘，经常伴有腹泻和大便粗细的改变。里急后重是一种急迫的、直肠不能完全排空的感觉，也是直肠癌常见的临床症状。尿路症状、臀部疼痛及会阴处疼痛常提示局部进展性疾病。与结肠癌相比，肿瘤发生于直肠乙状结肠交界区，常出现症状。患者常出现直肠出血，尽管贫血的发生率低于右半结肠癌。患者诊断时的症状常预示不良的预后。

该患者CEA水平升高（8.7ng/ml）。因为肿瘤标记物可能与良性疾病发生重叠，并且在疾病早期其敏感性低，因此在检测原发性结肠直肠肿瘤方面诊断能力低，肿瘤标记物的检测不作为肿瘤的筛查试验。但是血清CEA 水平在新诊断的直肠癌患者中有预后价值。与处于同样的肿瘤分期，但血清CEA 水平正常的患者相比，血清 CEA 水平高于 5ng/ml 者，预后较差。

在这个病例中，患者的肿瘤开始时位于直肠的中1/3处（大约距肛门外缘 8 ～ 12cm 处），并向近端扩展累及直肠乙状结肠的交界部位。直肠的长度约15cm，为了便于解剖定位，将直肠分为三部分。在不同个体之间，肛门外缘的位置有很大的变异，通常并不是重现性的标志。而肛门的鳞状上皮过渡为直肠黏膜柱状上皮的部位称为齿状线，它是更为可靠的界标。与直肠近端的肿瘤相比，直肠远端的肿瘤预后更差。

为了进一步明确Ⅲ A、B 或 C 期肿瘤的特点，外科手术后的病理诊断是必要的。除此之外，经直肠的超声检查联合或不联合 MRI 检查可以被采用，以便完成临床分期。

因为大多数患者被考虑给予术前治疗（单独放疗或联合化疗），因此临床评估变得越来越重要。术前临床分期包括体格检查、CT 扫描和直肠内镜超声（endorectal ultrasound,EUS）。CT 用于检测远隔部位转移的敏感性高于检测淋巴结转移或肿瘤穿透直肠壁的深度。CT用于检测直肠癌恶性淋巴结转移的敏感性高于结肠癌。因为良性淋巴结肿大在直肠周围并不常见，因此任何此区域内的淋巴结肿大都被假定为恶性病变。

在检测肿瘤在直肠壁内的浸润深度方面（即T分期），EUS 的准确率高于 CT 扫描，但是在检测直肠周围淋巴结转移方面，EUS 的准确率与 CT 扫描相似。一项研究提出，因为 CT 扫描倾向于低估患者肿瘤的 T 分期，应用 EUS 检测可使 1/3 患者的治疗方案发生改变。近期的研究资料表明，与 EUS 相比，在直肠癌患者术前分期方面，MRI 检查更准确。

用于评估疾病范围的分期系统有两个（见表1～2），即Duke 分期和美国肿瘤联合会的TNM分期系统。近期，2002版的TNM 分期系统被认为是更好的分期系统。在美国，34% 的直肠癌患者病变局限于黏膜及黏膜下层（即Duke A期或TNM分期 Ⅰ 期）；25%的患者病变扩散至或穿透肌层，但没有淋巴结转移（即Duke B 期或TNM分期 Ⅱ 期）；26%的患者有淋巴结的转移（即Duke C期或TNM分期Ⅲ期）；15%的患者有远隔部位的转移（即Duke D 期或 TNM 分期Ⅳ期）。

Ⅲ期患者的 5 年生存率不定，并且不同的亚组有不同的预后，这一认识反映在 2002 年修订的 TNM 分期系统中。Ⅲ期患者可以被分为 A、B 及 C 三类。Ⅲ A 期（即 $T_{1\sim2}$, N_1）的患者 5 年生存率为 55%，Ⅲ B 期（即 $T_{3\sim4}$, N_1）患者的 5 年生存率为 35.5%，Ⅲ C 期（即 $T_{1\sim4}$, N_2）的患者 5 年生存率为 24.5%，这些结果是来源于接受外科手术但未接受新型辅助治疗的患者的临床资料。因为资料有限，目前还很难预测术前治疗后进行病理分期的直肠癌患者的临床预后。

表 1 经 Astler Coller 修订的结肠直肠癌的 Dukes 分期系统

A	肿瘤累及黏膜层，未累及固有肌层，无淋巴结转移
B_1	肿瘤侵及固有肌层，但未累及结肠周围脂肪组织，无淋巴结转移
B_2	肿瘤侵及结肠周围或直肠周围脂肪组织，无淋巴结转移
C_1	肿瘤局部浸润情况同 B_1，但存在淋巴结转移
C_2	肿瘤局部浸润情况同 B_2，但存在淋巴结转移
D	存在远隔部位转移

表 2 结肠直肠癌的 TNM 分期系统

原发的肿瘤灶（T）	
T_{is}	原位癌；上皮内或浸润固有层（黏膜层内浸润）
T_1	肿瘤侵及黏膜下层
T_2	肿瘤侵及固有肌层
T_3	肿瘤穿透固有肌层侵入浆膜下层，或侵入未被腹膜覆盖的结肠直肠周围组织
T_4	肿瘤直接侵及其他器官或结构和（或）穿透脏层腹膜
区域淋巴结转移（N）	
N_x	区域淋巴结是否受累不能评估
N_0	无区域淋巴结转移
N_1	肿瘤转移至 1～3 个区域淋巴结
N_2	肿瘤转移至 4 个及以上区域淋巴结
远隔部位转移（M）	
M_x	远隔部位是否存在转移不能评估
M_0	无远隔部位转移
M_1	存在远隔部位转移
0 期	$T_{is}N_0M_0$
Ⅰ期	$T_{1\sim2}N_0M_0$
Ⅱa 期	$T_3N_0M_0$
Ⅱb 期	$T_4N_0M_0$
ⅢA 期	$T_{1\sim2}N_1M_0$
ⅢB 期	$T_{3\sim4}N_1M_0$
ⅢC 期	$T_{任何}N_2M_0$
Ⅳ期	$T_{任何}N_{任何}M_1$

据估计，2004 年美国将有 40 500 例患者被诊断为直肠癌。外科切除手术是直肠癌的首选治疗方式，患者的预后与诊断时疾病的范围有密切的关系。

根据该患者的临床情况，外科医生认为该患者不宜进行保留肛门的直肠切除术。该患者存在临床上可以切除的直肠肿瘤，有两种常规的治疗方式可供选择。该患者也许可以接受术前放化疗，放化疗有利于达到可治愈性的肿块切除，并且可以增加施行保留肛门的直肠切除术的机会（通过治疗降低肿瘤的分期）。另一种常规的治疗选择是进行腹部会阴联合外科切术手术，术后给予放化疗的辅助治疗。根据不同的医疗机构及不同的外科医生，可以选择不同的治疗方式。

直至 19 世纪 50 年代，保留肛门的直肠切除术才被引入临床，而此前经腹会阴联合切除术一直是治疗直肠癌的金标准方案。技术的进步，包括全直肠系膜切除（total mesorectal excision，TME)及自主神经保留术，已经明显降低了疾病的局部复发率及围手术期死亡率。目前，TME已经成为治疗中下1/3直肠肿瘤的标准治疗方案。

在外科切除手术后，术后放化疗已经显示出可以改善疾病的控制（包括局部病变及远隔部位病变）、无病生存期（disease-free survival，DFS）及总体生存（overal survival，OS）。胃肠肿瘤研究组、Mayo和北部中心癌症治疗组及挪威的随机试验研究证实，与单独接受外科手术或外科手术联合放疗相比，术后放化疗可以改善患者的OS及疾病的局部控制。尽管大多数试验显示外科切除手术前放疗可以降低疾病的局部复发，但是仅有瑞典一项大规模的试验显示出，与单独接受外科切除术相比，联合术前放疗可以增加患者的总体生存。

正在进行的随机试验将要评价术后放化疗治疗的最佳组合（美国胃肠肿瘤协作组）、术前与术后放化疗治疗疗效的比较（德国试验）及是否在术前放疗的同时维持应用5-FU加亚叶酸钙可以使患者获益更多（欧洲癌症治疗研究组）。

一项旨在比较术前应用放化疗与术前单独应用放疗疗效的

随机试验还未完成。同时应用放化疗的原因是基于术后试验的外推结果。

放疗及化疗的联合治疗方式的成功增加了研究者对新型辅助治疗方式的研究兴趣。Ⅱ期试验证实，与单独应用放疗相比，放化疗的联合应用可提高病理学完全有效率（pathological complete response，pCR）。单独应用中至大剂量的术前放疗可使6%～12%的患者达到pCR，但是联合应用以5-FU为基础的化疗方案可使15%～37%的患者达到pCR。当前NCCN的治疗指南推荐，对于T_3或T_4期肿瘤的患者，应考虑接受新型的辅助放化疗治疗。

目前，有3项随机试验正在进行，在这三项试验中，对可进行手术切除的T_3期直肠癌患者分别进行了术前联合治疗或术后联合治疗，并比较了两种治疗方案的疗效。两个美国研究，即NSABPR-03及Intergroup0147，因为资料不够准确，在试验早期即结束了，但是NSABPR-03试验资料的初步分析支持术前治疗的应用，术前治疗组中23%的患者可获得完全的临床有效，其中44%的患者经病理学证实为有效。并且，与术后治疗组相比，术前治疗可提高DFS（83% vs 78%），但是没有统计学意义；如果患者进行完整的直肠括约肌保留手术，则术前治疗组有更高的DFS（44% vs 34%）。两组间术后合并症的发生率近似。在治疗过程中，术前治疗组患者4度腹泻的发生率明显高于术后治疗组（24% vs 14%）。

第三项旨在比较术前放化疗与术后放化疗疗效的试验研究，即德国试验CAO/ARO/AIO 94，已经纳入了800例临床分期为T_3或T_4期或存在淋巴结转移的直肠癌患者。无论是术前治疗组还是术后治疗组，所有患者均接受同样的放化疗方案（即在放疗的第1及第5周，每天给予5-FU，连续5天）。所有患者均接受外科手术，包括TME，并且接受4个周期额外的5-FU单药化疗。在最初的43个月的中位随访期内的结果显示，与术后放化疗相比，术前放化疗可以降低肿瘤的盆腔复发率（7% vs 11%）。两组间DFS及OS相似。术前治疗可以明显减低患者的肿瘤分期，术前治疗组中可接受保留直肠括约肌切除手术的患者是术后治疗组的 2 倍（39% vs 19%）。两组间毒性反应率相似，但是接受新型辅助治疗的患者吻合口狭窄的发生率较低。

外科手术应该在放疗结束后 4 ～ 7 周内进行。这种时间上的延迟可允许患者从放疗的急性副反应中恢复过来，并且为减低肿瘤分期提供了足够的时间。Lyon R90-01试验的资料表明在术前放疗结束后间隔2周以上再进行手术可明显减低肿瘤的分期。在这项试验中，直肠括约肌的保留率为 44%。其他对罹患临床可以切除的直肠癌患者进行手术前治疗的 Ⅰ/Ⅱ 期试验显示直肠括约肌的保留率为 66% ～ 89%。

尽管5-FU是放化疗联合应用方案中的标准化疗药物，但是更新的化疗药物，包括卡培他滨、伊立替康及奥沙利铂也被作为放射增敏剂进行了研究，并且新的靶向生物制剂与标准的化疗及放疗的联合应用也正在进行研究。

临床要点

1. 直肠癌比结肠癌更常有临床症状，并且更经常伴发直肠出血（尽管贫血的发生率较低）。
2. 临床分期是必要的，应包括体格检查、CT扫描、直肠超声及 MRI。
3. 新型辅助放化疗（静脉输注或弹丸式注射5-FU加亚叶酸钙）越来越多地被用于临床分期为T_3或T_4期的直肠癌患者，以便减低患者的肿瘤分期，及尽力保留直肠括约肌。

（闫晨华译　赵婷校）

参考文献

1. Brown G, Davies S, Williams GT, et al: Effectiveness of preoperative staging in rectal cancer: Digital rectal examination, endoluminal ultrasound or magnetic resonance imaging? Br J Ca 91:23-29, 2004.
2. Jemal A, Tiwari RC, Murray T, et al: Cancer statistics, 2004. CA Cancer J Clin 54:8, 2004.
3. Crane C, Skibber J: Preoperative chemoradiation for locally advanced rectal cancer: Rationale, technique and results of treatment. Semin Surg Oncol 21: 265-270, 2003.
4. Gunderson LL, Haddock MG, Schild SE: Rectal cancer: Preoperative versus postoperative irradiation as a component of adjuvant treatment. Semin Radiat Oncol 13(4):419-432, 2003.
5. Sauer R, Becker H, Hohenberger W: Adjuvant versus neoadjuvant combined modality treatment for locally advanced rectal cancer: First results of the German Rectal Cancer Study (CAO/ARO/AIO-94) (abstract). Int J Radiat Oncol Biol Phys 57:S124, 2003.
6. Hiotis SP, Weber SM, Cohen AM, et al: Assessing the predictive value of clinical complete response to neoadjuvant therapy for rectal cancer: An analysis of 488 patients. J Am Coll Surg 194:131, 2002.
7. Greene FL, Page DL, Fleming IL, et al (eds): AJCC (American Joint Committee on Cancer) Cancer Staging Manual, 6th ed., New York, Springer-Verlag, 2002, p 114.
8. Minsky BD: Sphincter preservation for rectal cancer: Fact or fiction? J Clin Oncol 20:1971, 2002.
9. Adjuvant radiotherapy for rectal cancer: A systemic overview of 8507 patients from 22 randomised trials. Colorectal Cancer Collaborative Group. Lancet 358:1291, 2001.
10. Grann A, Feng C, Wong D, et al: Preoperative combined modality therapy for clinically resectable uT3 rectal adenocarcinoma. Int J Radiat Oncol Biol Phys 49:987-995, 2001.
11. Roh MS, Petrelli N, Weiand H, et al: Phase III randomized trial of preoperative versus postoperative multimodality therapy in patients with carcinoma of the rectum (NSABP R-03). Proc Am Soc Clin Oncol 20:123a (Abstr 490), 2001.
12. Sauer R, Fietkau R, Wittekind C, et al: Adjuvant versus neoadjuvant radiochemotherapy for locally advanced rectal cancer. Strahlenther Onkol 177:173-181, 2001.
13. Camma C, Giunta M, Fiorica F, Pagliaro L: Preoperative radiotherapy for

resectable rectal cancer: A meta-analysis. JAMA 284:1008, 2000.

14. Francois Y, Nemoz CJ, Baulieux J, et al: Influence of the interval between preoperative radiation therapy and surgery on downstaging and on the rate of sphincter-sparing surgery for rectal cancer: The Lyon R90-01 randomized trial. J Clin Oncol 17:2396-2402, 1999.
15. Improved survival with preoperative radiotherapy in resectable rectal cancer. Swedish Rectal Cancer Trial. N Engl J Med 336(14):980-987, 1997.
16. Hyams DM, Mamounas EP, Petrellli N, et al: A clinical trial to evaluate the worth of preoperative multimodality therapy in patients with operable carcinoma of the rectum: A progress report of National Surgical Breast and Bowel Project Protocol R-03. Dis Colon Rectum 40:131, 1997.

病例 34　结肠癌肝转移

Michael Danso

患者男性，56岁，既往有Ⅲ期结肠癌病史，两年前接受了右半结肠切除术，术后接受5-FU和亚叶酸钙治疗。现在患者在随访时行腹部CT扫描发现肝脏孤立性转移灶。该患者健康状况良好，无临床症状。

体格检查：

一般情况：好，营养良好。生命体征：平稳。头颅和五官：无黄疸。淋巴结：未触及周围淋巴结肿大。心血管系统：心率及心律正常。腹部：柔软，无压痛，无肝脾肿大。四肢：无发绀、杵状指或水肿。

实验室检查：

血常规：正常。综合检查：正常。CEA：4.7ng/ml。腹部CT：肝脏右后下叶可见新发的直径为 2.7cm 的孤立性肿块（见图）。FDG-PET 扫描：右侧肝叶病变处强吸收信号。

问题：

该患者的治疗选择是什么？

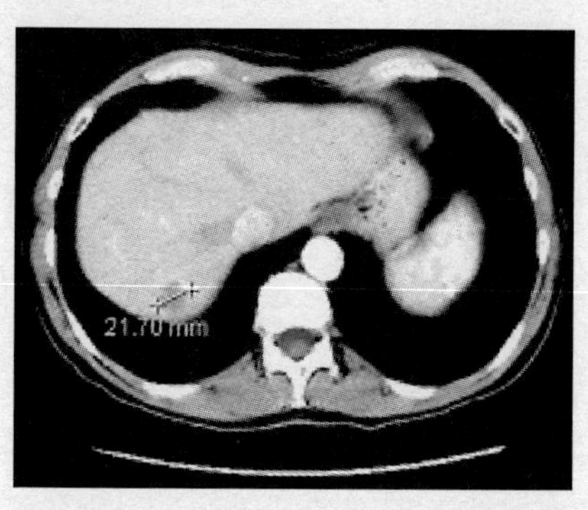

回答：

孤立性肝转移灶的外科切除术是该患者治愈疾病的选择。在肝切除术后，该患者可选择植入肝动脉输注泵以便局部给予氟脱氧尿苷（FUDR），并联合全身化疗。

讨论：

对于罹患各种各样恶性肿瘤的许多患者，肝脏是主要的转移部位。因为门静脉的回流，胃肠道肿瘤尤其易于播散至肝脏。在结肠直肠癌中，约60%的患者将会发生肝转移，并且在大约1/3的患者肝脏是唯一的转移部位。对于结肠癌患者的孤立性肝转移灶的治疗，在肝切除术、局部清除性治疗及区域内化疗方面已经有了明显的进展。在美国，每年有超过50 000例结肠直肠癌的患者出现肝转移。因为肝脏手术的发展，以及患者手术适应证的扩展，这些转移灶的切除逐渐增多。对于进行肝切除术的患者，两个大规模的试验描述了不良预后因素。研究者回顾性分析了Sloan Kettering纪念医院在1985 ~ 1998年间1 001例进行肝脏切除术的结肠直肠癌转移的患者资料，手术死亡率为2.8%，3年、4年及5年的生存率分别为89%、57%及37%。被切除的肿瘤数目（超过或等于1个）、被切除的肿瘤体积（直径超过或小于5cm）、术前CEA的水平（超过或小于200ng/ml）、手术切除的范围（少于或超过一个肝叶）、肝脏切除标本边缘肿瘤学检测（阳性或阴性）及是否存在肝外的转移性病变都是预测术后生存的重要的指标。根据这些资料，设计出临床危险积分（Clinical Risk Score，CRS），应用了5项临床标准，具体如下：是否存在原发结肠直肠癌的淋巴结转移、无病生存期小于12个月、超过1个肿瘤、肝脏切除手术前CEA水平及肿瘤的大小。每一个危险因素为1分，如果不良的情况存在，则每一项的分值被累积得出积分。对于CRS 0分的患者，5年生存率为60%，而CRS 5分的患者仅为14%。

尽管肝切除术后有很高的治愈率，但是75%的患者将会在2年内出现疾病的复发转移，因为在切除时无法探查到显微镜下的残留病变，约50%的患者会出现肝脏病变复发。尽管肝外因素引起的治疗失败应该被关注，但是肝脏仍然是主要的复发部位，因此应该进行区域内的辅助化疗。许多试验研究了肝脏切除术后肝动脉输注（hepatic artery infusion,HAI）化疗的治疗疗效。

Kemeny及其同事进行了一项此类研究，他们报告了肝动脉输注氟脱氧尿苷（FUDR）加地塞米松，并联合全身5-FU/亚叶酸钙化疗的随机试验研究的结果，并与肝转移切除后单独应用全身化疗的方案进行比较。研究了2年时总体生存、无肝脏病变进展的生存及总体无进展生存。这项研究纳入了156例患者，其中20%的患者有多于4处的肝脏病变。在联合治疗组中，治疗方案包括5-FU 320mg/m^{2}及LV 200mg/m^2，随后在初次5-FU治疗后2周给予肝动脉输注FUDR及地塞米松。患者接受氟脱氧尿苷泵入治疗14天，治疗后休息1周。在单独全身治疗组中，治疗方案包括5-FU 375 mg/m^{2}及同样剂量的亚叶酸钙连续治疗5天，每4周1次。每组患者均接受6个周期的治疗。对于既往应用过5-FU及LV治疗的患者，在HAI组中，患者接受5-FU 850 mg/m^{2}持续静脉输注，而全身治疗组中，患者接受5-FU 1 000 mg/m^2。依据患者肝脏转移灶的数目及既往化疗的类型，对患者进行分层。

联合治疗组2年生存率明显提高（86% vs 72%，P=0.03）。多因素分析显示，全身治疗组与HAI联合全身治疗组相比，未校正的死亡危险比（Risk Ratio）为2.13。除此之外，与全身治疗组相比，HAI联合全身治疗可延长生存时间（72.2个月 vs 59.3个月）。同时，HAI联合全身化疗可减少肝脏的复发，提高2年总体无进展生存率（57% vs 42%）。但是在联合治疗组中，腹泻及肝功能试验异常等治疗毒性反应的发生率也增加了。

东部肿瘤协作组及西南肿瘤协作组共同进行了一项前瞻性的多中心的随机试验研究。该研究将患者分为两组，即单纯接受肝切除术组（A组）及切除术后接受4个周期的肝动脉输注氟脱氧尿苷治疗及12个周期的全身5-FU化疗组（B组）。该研究纳入的结肠直肠癌患者被限定为仅有3个或更少的肝转移灶。手术前，110 例患者被随机分为两组，其中 A 组 56 例，B 组 54 例。试验结果显示与 A 组相比，B 组中患者 5 年生存率有增加的趋势（63% vs 32%）。与单纯手术治疗相比，联合治疗方式可明显提高 3 年无复发率（58% vs 34%，P=0.039）。除此之外，与 A 组相比，B组出现肝脏复发患者中，肝脏病变的发生率明显减低（8% vs 24%，P=0.035）。

只有很少的试验评价了结肠直肠癌患者在肝切除术后接受单独的全身化疗作为辅助治疗的疗效。一项由 Portier 及其同事进行的随机试验研究显示，与对照组相比，173例在肝切除术后接受全身化疗的患者，其 5 年无进展生存率为 32.2% vs 25.5%（P = 0.12），5 年总体生存率为 50% vs 40%（P = 0.15）。

对于结肠直肠癌患者，在肝脏切除术后，进行全身化疗或应用 FUDR 的 HAI 治疗联合全身治疗是合理的选择。虽然出现越来越多的用于治疗结肠直肠癌的药物，但仍然需要明确结肠直肠癌患者在肝脏转移灶切除术后，最佳的辅助治疗是什么。

该患者接受了成功的部分肝切除术，并植入了肝动脉输注泵。患者耐受了 6 个月的肝动脉输注 FUDR 治疗及全身依立替康治疗。患者维持无病生存1年，以后出现腹腔淋巴结转移及肺部转移。目前该患者正在接受5-FU联合奥沙利铂的再次全身化疗。

临床要点

1. 在结肠直肠癌中，约60%的患者将会出现肝转移，并且大约在 1/3 的患者肝脏是唯一的转移部位。
2. 对于结肠直肠癌的孤立性肝脏转移，在一些选择的病例中，肝切除术是可以治愈疾病的。
3. 尽管肝切除手术有很高的治愈率，但是仍有75% 的患者将会在 2 年内出现复发，大约 50% 的复发出现在肝脏。
4. 在肝转移灶切除术后，接受全身化疗联合肝动脉输注 FUDR 的治疗可以减低肝脏及肝外部位的肿瘤复发率。

（闫晨华译　赵婷校）

参考文献

1. Cohen AD, Kemeny NE: An update on hepatic arterial infusion chemotherapy for colorectal cancer. The Oncologist 8:553-566, 2003.
2. Kemeny MM, Adak S, Gray B, et al: Combined-modality treatment for resectable metastatic colorectal carcinoma to the liver: Surgical resection of hepatic metastases in combination with continuous infusion of chemotherapy: An intergroup study. J Clin Oncol 20:1499-1505, 2002.
3. Kemeny N, Huang Y, Cohen AM, et al: Hepatic arterial infusion of chemotherapy after resection of hepatic metastases from colorectal cancer. N Engl J Med 341:2039-2048, 1999.

病例 35　腹痛、结肠活检异常

John Gerecitano

患者女性，75 岁，既往很久以前有乳腺癌病史，因近 5 个月来出现腹痛、便秘及腹胀就诊。患者接受了乳腺 X 线检查，提示纤维囊性改变，左侧乳腺肿块的针吸活检符合良性改变，经阴道的超声检查未见明显的肿块，结肠镜检查可见一个0.5cm的息肉。结肠镜活检提示：结肠黏膜低分化腺癌，似乎起源于结肠外部。免疫组化染色提示 CK7 阳性，CK20 阴性。胸腹部及盆腔CT扫描：大网膜上可见线形信号，符合大网膜肿瘤转移，可见左侧腋窝有数个直径不足 1cm 的淋巴结，并可见远端结肠壁增厚及胆囊壁增厚。

体格检查：

一般情况：乏力，无急性病容。体重 51kg，身高 145cm。生命体征：T 37.5℃，P 72次/分，R16 次/分，BP 120/62mmHg。头颅和五官：无巩膜黄染。淋巴结：左侧腋窝可触及两个直径为1cm的肿大淋巴结，活动好。乳腺检查：左侧乳腺可触及直径为3cm的圆形活动肿块。胸部：双肺呼吸音清。腹部：腹软，无压痛，轻微膨隆，肠鸣音存在。四肢：无水肿。

实验室检查：

血清标记包括：CA125：27.3，CA19-9：82，CEA：3.7。

问题：

为了明确该患者肿瘤的原发部位还需要进行何种检查？

回答：

还需要对活检标本进行回顾性检查，并进行其他的染色，还需要进行 PET 扫描，并由外科医生评估左侧乳腺情况。

讨论：

该患者活检标本细胞角蛋白全套检查结果提示不符合原发性结肠腺癌（结肠腺癌中仅有小于1%的患者CK7阳性而CK20阴性）。因此患者可以诊断为原发部位不明的恶性肿瘤(carcinoma of unknown primary,CUP)。在美国，每年诊断为CUPs的患者约占所有侵袭性癌症患者的2%～5%。超过60%的CUPs是腺癌，在多数病例中，原发肿瘤的部位不能明确。CUPs预后差，中位生存期为6～9个月。但是一些可以治疗的亚型则预后较好，例如男性患者的溶骨性病变、女性患者的腹膜腺癌、某些部位的鳞状细胞癌、男性患者的低分化癌及中线部位的腹膜后疾病。

如果在合理的检查后，仍未发现原发肿瘤的部位，则应停止检查，并开始根据经验给予治疗。临床检查应包括：完整的病史及体格检查，生化检查、全血细胞计数，并根据患者的症状选择适当的影像学检查，如：X 线检查及胸部 / 腹部 / 盆腔 CT 扫描。如果女性患者存在腋窝淋巴结肿大，则应进行乳腺 X 线检查；如果男性患者存在溶骨性病变，则应检测血清前列腺特异性抗原（prostate-specific antigen,PSA）的水平；如果年轻男性患者存在低分化癌，则应检测血清人绒毛膜促性腺激素(human chorionic gonadotropin, hCG)、甲胎蛋白（alpha-fetoprotein,AFP）及乳酸脱氢酶的水平。在部分患者中，PET扫描有助于明确肿瘤的原发部位。

如果颈部淋巴结病为鳞状细胞癌，则应该进行头颈部的全面检查，包括口咽部、咽下部、鼻咽部、喉部及食管上部的内镜检查。如果为腹股沟淋巴结肿大，则应进行会阴部全面的检查。肿瘤标记物在明确诊断方面不够特异，但是可以进行定期监测，以便明确治疗的疗效。

对于一些CUPs，病理染色有助于明确肿瘤的原发部位。男性患者PSA染色阳性可以确诊前列腺癌转移，女性患者雌激素及孕激素受体染色可以确诊乳腺癌。其他常用的染色包括：白细胞常见抗原（间变性淋巴瘤），S100（黑色素瘤），神经元特异性烯醇化酶、嗜铬粒蛋白及突触素（神经内分泌肿瘤），细胞角蛋白（癌），波形蛋白和结蛋白（肉瘤），TK1（甲状腺和肺），胎盘碱性磷酸酶、hCG及AFP（精原细胞瘤），HER-2（乳腺），甲状腺球蛋白和降钙素（甲状腺）。电镜检查有助于区别淋巴瘤、癌、黑色素瘤及神经内分泌肿瘤的超微结构。如果怀疑是精原细胞瘤（germ cell tumour,GCT），则分子病理能够证实i12p的存在（对GCTs高度敏感）。

如果进行了上述的检查，仍没有提示肿瘤原发部位的证据，则应该开始给予经验性的治疗。罹患孤立性腋窝LAD的女性患者应该按照Ⅱ期乳腺癌进行治疗，而罹患腹膜多癌病的患者应按Ⅲ期卵巢癌进行治疗。罹患溶骨性骨损害及PSA水平升高的男性患者应按照前列腺癌进行治疗，而年轻男性存在纵隔或后腹膜肿块的患者应按照性腺外的GCT进行治疗。如果肿瘤有神经内分泌特征，可以给予以铂类/依托泊苷为基础的治疗。所有其他身体状态良好的患者应接受以铂类/依托泊苷为基础的治疗，例如：Greco及其同事提出紫杉醇200mg/m^{2}联合卡铂的方案每3周1次，在此基础上每日加用依托泊苷50mg或100mg（第1至第10天）。这个化疗方案可使13%的患者治疗有效，中位生存期13.4个月，2年总体生存率为20%，4年总体生存率为14%。

该患者接受了左侧乳腺肿块切除术，组织病理活检提示侵袭性乳腺小叶癌。患者接受了阿那曲唑治疗转移性乳腺癌。

临床要点

1. 对于罹患原发部位不明的癌症（CUPs）的患者，进行有限的检查以便明确肿瘤的原发部位是适当的，但是不应该因为过度检查而延迟了经验性治疗。
2. 为了确定经验性治疗方案的种类，应该明确 CUPs 的临床亚型。现有的用于治疗 CUPs 的化疗方案可使患者中位生存期从 3 ~ 4 个月延长至 9 ~ 13 个月。
3. 仅 15% ~ 20% 的患者可以发现明显的原发部位的肿瘤，肿瘤标记物对于明确诊断一般没有帮助。

（闫晨华译　赵婷校）

参考文献

1. Pavlidis N: Cancer of unknown primary: Biological and clinical characteristics. Ann Oncol 14(Suppl 3):iii11-iii18, 2003.
2. Hainsworth JD: Carcinoma of unknown primary site. In Pazdur R, Coia LR, Hoskins WJ, Wagman LD (eds.): Cancer Management: A Multidisciplinary Approach. New York, PRR Inc., 2002.
3. Tot T: Cytokeratins 20 and 7 as biomarkers: Usefulness in discriminating primary from metastatic adenocarcinoma. Eur J Cancer 38:758-763, 2002.

病例 36　进食固体食物时出现吞咽困难

Matthew Fury

患者男性，62 岁，有慢性消化不良史，近 1 年内体重下降近 16kg。近来进食固体食物时出现轻度吞咽困难，感觉食物好像卡在咽喉末端。患者否认恶心、呕吐、腹痛或大便改变等症状。

体格检查：

T37.1℃。BP137/84mmHg，P104 次 / 分。头颅和五官：无黄疸，口咽部干净，无腺体肿大。心脏：正常心率，心律齐。肺部：听诊呼吸音清。腹部：肠鸣音正常，腹柔软，无触痛，无膨隆，无脏器肿大。四肢：无水肿及发绀，无杵状指（趾）。

实验室检查

血常规：白细胞 11 100/μl，分类正常，血红蛋白 10.4g/dl，MCV74fl，血小板456 000/μl。生化检查：正常。肝功能：正常。胸部X线检查：正常。腹部CT：沿胃大弯侧胃壁增厚，无局部淋巴结肿大或肝脏损害（见图）。内镜：胃窦部 5.7cm × 3.8cm 肿物。内镜下活检病理学结果：近端胃腺癌。

问题：

对于没有转移的胃腺癌，最适当的治疗方法是什么？

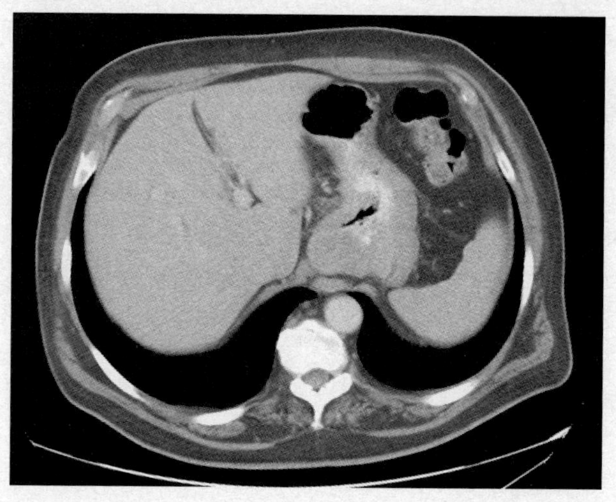

回答：

对于早期可切除的胃腺癌建议行外科手术切除，再辅以化放疗。

讨论：

在美国每年大约有21 000例新发胃癌病例。该病在诊断时常常已不能手术切除。而那些接受了彻底手术切除的患者，大部分最终还会复发。

完全手术切除（一种R0切除）是以治愈胃癌为目的，疾病在早期诊断时成功率最高。在西方国家，IA期患者5年生存率可达78%～86%，而Ⅱ期及以上患者5年生存率不足50%。

以治愈为目的胃切除手术后，复发的主要部位是局部播散，特别是存在肿瘤深部浸润（T3）或淋巴结转移者。无腹腔内转移的腹腔外播散比较少见。腹腔内复发最常见的部位是病变局部、远处淋巴结群、腹膜腔和肝脏。因此，对于最早期以上的胃癌患者应该有多种形式的治疗，包括应用辅助治疗。Shah和Kelsen先前对于疾病复发治疗的阐述成为下面讨论的基础。

在2001年组间研究116（INT-116）公布以前，手术后化疗及放疗是否有益没有确定，尤其是在那些没有采用多种形式的治疗方法的研究中。INT-116是一个大型随机试验，用以验证在治愈性胃癌切除后接受化疗加放疗的疗效优于单纯手术切除治疗。从 1991 到 1998 年，556 例罹患 IB 期到 ⅣA 期的胃癌或胃食道交界处腺癌的患者被随机分组接受单用手术治疗或手术后联合放化疗。所有患者接受 R0 切除，10% 的患者行 D2 淋巴结清扫，36% 患者接受了 D1 淋巴结清扫（去除所有 N1 胃周围淋巴结）。大部分患者接受 D0 切除（54%），比 N1 淋巴结清除的不完全。

大部分是有高复发风险的患者（根据 1988 年 AJCC 分期标准为ⅢA 或ⅢB 期），其中 85% 有淋巴结受累，67% 以上为 T_3 或T_4肿瘤。只有36人处于 IB期。大部分肿瘤位于胃远端，20% 位于胃食道交界处。

第 1 组患者接受氟尿嘧啶和四氢叶酸钙化疗 5 天，1 个月后行化疗致敏的放疗，放疗结束后 1 个月再次给予 2 个月化疗。

中位随访 5 年，放化疗组中位生存期和 3 年总生存率分别为 36个月和50%，而单独手术治疗组仅为27个月和41%（$P=0.005$）。化放疗组中位无复发生存期为 30 个月，单纯手术组为 19 个月（$P<0.001$）。单纯手术组复发率64%，化放疗组43%。单纯手术组比联合化放疗组更易出现局部及区域内复发，而化放疗组远处复发比单纯手术组少见（32 人,18% vs 40 人，33%）。

联合治疗有中等毒性，54%患者发生明显的血液学毒性（3 度或以上），33% 患者有明显胃肠道症状，3 例发生治疗相关性死亡（1%）。181 人完成了治疗计划（占 64%），不能完成治疗的主要原因是治疗毒性（49例，17%）或患者退出（23例，8%）。

这些数据支持对Ⅱ、ⅢA 和ⅢB 期胃癌患者在手术切除后进行化放疗的观点，尽管本试验已考虑到手术切除范围的问题，但分析结果并未提示切除类型对生存率的影响。

在美国，只有 31% 的患者接受 R0 切除，这意味着该研究仅可用于每年大约7 000名美国患者，因此目前仍需要一些策略来改进R0的切除率。目前，手术前应用化疗或化放疗正在研究中，术后腹腔内治疗也正在评价中，这项治疗用以减少腹膜复发的风险。总之，这些数据提示，随着多西紫杉醇、紫杉醇和伊立替康等药物的出现，在不远的将来可能有更好的全身化疗方案出现。

本例病人已安排手术切除，联合化放疗。

临床要点

1. 在可切除的胃腺癌中，联合化放疗可使总体生存率显著提高。
2. 在手术中淋巴结清扫的最适范围还存在争议。

（赵婷译　闫晨华校）

参考文献

1. Shah MA, Kelsen DP: Postoperative adjuvant chemoradiotherapy in high risk gastric cancer. Chirurg 73(4):325-330, 2002.
2. Macdonald JS, Smalley SR, Benedetti J, et al: Chemoradiotherapy after surgery compared with surgery alone for adenocarcinoma of the stomach or gastroesophageal junction. N Engl J Med 345(10):725-730, 2001.
3. Hundahl S, Phillips J, Menck H: The National Cancer Data Base Report on Poor Survival of U.S. Gastric Carcinoma Patients Treated with Gastrectomy, 5th ed. American Joint Committee on Cancer-Staging, proximal disease, and the "different disease" hypothesis. Cancer 88:921-932, 2000.
4. Mari E, Floriani I, Tinazzi A, et al: Efficacy of adjuvant chemotherapy after curative resection for gastric cancer: A meta-analysis of published randomized trials. Ann Oncol 11:837-843, 2000.
5. Earle CC, Maroun JA: Adjuvant chemotherapy after curative resection for gastric cancer in non-Asian patients: Revisiting a meta-analysis of randomized trials. Eur J Cancer 37:1059-1064, 1999.
6. Roder JD, Bottcher K, Busch R, et al: Classification of regional lymph node metastasis from gastric carcinoma. Cancer 82:621-631, 1998.
7. Hallissey MT, Dunn JA, Ward LC, Allum WH: The second British Cancer Group trial of adjuvant radiotherapy or chemotherapy in resectable gastric cancer: Five-year follow-up. Lancet 343:1309-1312, 1994.

病例 37　转移性胃癌

Michael Danso

患者男性，66岁，既往曾因消化性溃疡病行BillrothⅡ式手术，近4个月来出现间断腹痛，乏力，体重下降近40kg。近2周来，该患者症状进展，出现频繁的恶心、呕吐。内镜证实胃内有一个 8cm × 5cm 的溃疡性肿块，范围从胃小弯近端到后壁。

体格检查：

T37.2℃，P86 次 / 分，BP140/80mmHg。一般情况：肥胖。头颅和五官：无巩膜黄染，黏膜干燥。腹部：上腹部中度触痛，无移动性浊音。四肢：无水肿。

实验室检查：

胃部肿物活检：侵袭性低分化腺癌。生化全套：电解质正常，BUN8mmol/L，肌酐1.1mg/dl。胸、腹部（见图）及盆腔CT：纵隔和肺门淋巴结肿大，肺内多个结节，腹水，胃周、脾门、胃肝和腹腔多个淋巴结肿大。

问题：

转移性胃癌可选用哪些治疗？

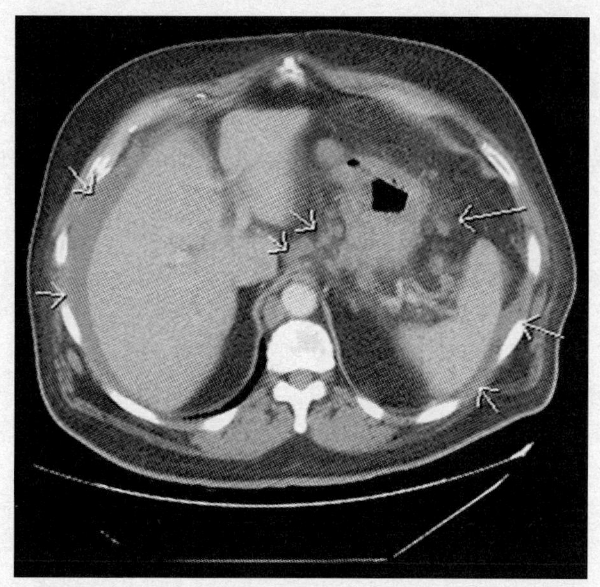

回答：

转移性胃癌患者可选用以顺铂为基础的化疗。

讨论：

胃癌是世界上仅次于肺癌的第二常见肿瘤，该病在日本、智利和斯堪的纳维亚最常见。在美国，1年大约有新发胃癌22 000例，就诊时大约80%患者已经无法进行手术治疗。对于这些病人，化疗是一种有效的姑息治疗手段，并已经被证实与最好的支持治疗相比可以增加中位生存期。人们已经研究了用单一化疗药物治疗进展期胃癌（见表 1），治疗有效率 8% ～ 30%，治疗反应普遍不彻底并且持续时间短。

单药化疗的低治疗疗效促进了联合用药的发展，联合化疗使疗效提高、中位生存期延长。在一些常见化疗药物组合的Ⅱ期试验中，比如FAMTX（氟尿嘧啶，阿霉素，大剂量甲氨蝶呤），ECF（表柔比星，顺铂，氟尿嘧啶）、ELF（表柔比星，亚叶酸钙和氟尿嘧啶）、CF（顺铂，氟尿嘧啶），治疗有效率为20%～60%。

为了确定对于转移性胃癌最好的化疗方案，目前已经进行了一些随机试验（见表2）。哪种方案最好目前仍有争议，不过许多研究者认为顺铂和氟尿嘧啶为基础的治疗是标准的参考方案。另一个一线方案是每周应用伊立替康和顺铂。在Ⅱ期试验中，这个方案治疗有效率为30%～60%。在英国和欧洲，推荐用ECF方案。MD Anderson癌症中心的研究者发现，将多西紫杉醇加入到治疗转移性胃癌的方案中有一定作用，他们偏爱的一线方案是DCF（多西紫杉醇，顺铂，氟尿嘧啶），该方案在中期分析时已经显示出可明显提高治疗反应率和延长无进展时间。但是该方案毒性很大，84%患者发生了3或4级中性粒细胞减少，68%发生了非血液学3或4级不良事件。由于该方案的毒性，因此限制了它在肿瘤治疗中的普遍应用。

该患者应用伊立替康和顺铂联合化疗，获得了很好的部分缓解，持续6个月。以后患者疾病进展，对于二线化疗无反应。

表1　进展期胃癌单药化疗的治疗有效率

药物	患者（人数）	有效率（%）
5-氟尿嘧啶	416	21
顺铂	139	19
阿霉素	221	18
丝裂霉素	211	30
替加氟	188	28
卡铂	41	8
紫杉醇	55	11
多西紫杉醇	86	20
伊立替康	60	23
依托泊苷	26	17

表2 进展期胃癌和胃食道交界癌的联合化疗试验

药物	患者（人数）	有效率（%）	中位生存（月）
ELF 比	245	9	7.2
FAMTX 比		12	6.7
CF		20	7.2
FAMTX 比	274	21	6.1
ECF		46	8.7
MCF 比	580	44	8.7
ECF		42	9.4
DC 比	148	23	8.5
DCF		39	10.2

ELF= 表柔比星，甲酰四氢叶酸和氟尿嘧啶
FAMTX= 氟尿嘧啶，阿霉素，大剂量甲氨蝶呤
CF= 顺铂，氟尿嘧啶
ECF= 表柔比星，顺铂，氟尿嘧啶
MCF= 丝裂霉素，顺铂，氟尿嘧啶
DC= 多西紫杉醇，顺铂
DCF= 多西紫杉醇，顺铂，氟尿嘧啶

临床要点

1. 美国每年大约有新发胃癌22 000例，就诊时大约80%患者已经无法进行手术治疗。
2. 顺铂和氟尿嘧啶为基础的化疗是转移性胃癌标准的姑息治疗方案。紫杉烷和表柔比星已经成功地加入到顺铂和5-FU的一线治疗中。但是由于毒性明显，这些新方案还没有被广泛采纳。

（赵婷译　闫晨华校）

参考文献

1．Shah MA, Schwartz GK: Treatment of metastatic esophagus and gastric cancer. Semin Oncol 31(4):574-587, 2004.

2．Murad AM: Chemotherapy for advanced gastric cancer: Focus on new agents and combinations. Cancer Control 6(4):361-368, 1999.

3．Fuchs CS, Mayer RJ: Gastric carcinoma. N Engl J Med 333:32-41, 1995.

病例38　吞咽困难伴疼痛

Ethan Basch

患者男性，60岁，有胃灼痛和重度烟、酒嗜好的病史，因为4周来进行性加重的吞咽困难及疼痛就诊于胃肠科医生。内窥镜检查发现在胃食管连接处有一个菌样生长的肿物。活检为低分化腺癌，为进一步明确诊断，转诊到肿瘤科。

体格检查：

一般状况：清瘦，无急性痛苦病容。T 36.9℃，BP 110/60mmHg，P 92次/分，体重73 kg；头颅和五官：巩膜无黄染，口腔黏膜湿润无溃疡，无淋巴结肿大，听力检测正常；心脏：心率及心律正常，无杂音；胸部：双肺听诊呼吸音清；腹部：无肌紧张，无腹部膨隆，肠鸣活跃；四肢无水肿。

实验室检查：

电解质、全血细胞计数、转氨酶均正常；胸、腹部CT扫描发现从隆凸到胃食管连接处的食管内壁有增厚现象并且管腔轻度狭窄。纵隔内、隆凸区、右侧肺门部可见肿大淋巴结。右肺叶可见两个低密度影，可能为转移灶。PET扫描显示在原发灶、肝损区和纵隔内淋巴结区可见到吸收增高区。

问题：

可能诊断是什么？可用什么治疗？

回答：

转移性食道癌，可用姑息化疗。

讨论：

食管癌在美国相对少见（<5/100 000），但世界上的发病并不少见，尤其在中国的部分地区和前苏联。在美国，吸烟和嗜酒是两个常见基本病因，而在亚洲，饮食习惯可能与本病发生的关系更密切。食管慢性炎伴腺上皮化生—— 一种以末端食管柱状上皮增生为特征的疾病，很可能是由长期返酸造成的，并且可能是食管癌的成因之一，对此问题仍存在争议。

食管癌最常见的类型为鳞状细胞癌和腺癌。在美国腺癌的发生率一直逐步上升，而鳞癌的发病率则保持稳定。总的来说，这两种类型的癌的治疗是相似的。其他少见类型包括小细胞癌和肉瘤。

对食管癌的诊断依据包括直接内窥镜检和病理活检。为了进行肿瘤分期可通过胸腹CT联合扫描评价患者是否存在局部淋巴结肿大或远距离扩散（最常见的转移处为肝脏）。准确的分期对有转移的患者十分关键，可避免外科治疗或放疗可能的疏漏。

美国癌症联合会（ATCC）利用TNM标准对食管癌进行分期，其预后直接与分期有关。在诊断的时候几乎有接近一半的患者有转移癌灶，应进行姑息治疗。对吞咽困难的患者可进行食道扩张、放疗或内镜放置支架等的对症局部处理。已有单药或多药化疗的效果的评价结果，患者有效率为15% ~ 60%。多药联合治疗效果好，联合药物包括铂类、拓扑异构酶抑制剂、氟尿嘧啶、紫杉醇类、长春瑞滨。

顺铂和依立替康联合每周用药有效率为51% ~ 66%，能明显改善患者吞咽困难和生活质量。虽然包括依立替康和紫杉醇类的化疗方案可能会有更高的有效率，但顺铂和氟尿嘧啶通常仍作为转移癌的一线用药。最近的Ⅲ期临床试验建议氟尿嘧啶、顺铂方案中加入表柔比星和多西紫杉醇能明显提高有效率和生存期。不论如何，有效期通常也是短暂的，即使化疗后患者的中位生存时间也不到一年。

目前此病例已开始顺铂/依立替康联合用药治疗，随后腹部CT复查显示肝脏的肿瘤转移灶较发病时缩小30%。

临床要点

1. 转移食管癌应予以姑息化疗，多药联合较单药效果好。
2. 应对有吞咽困难的患者进行局部处理，如食管支架置入、扩张或放疗。
3. 姑息化疗的反应期通常是短暂的，中位生存期不到1年。

（贾晋松译）

参考文献

1. Allum W, Cunningham D, Weeden S (National Cancer Research Institute Upper Gastrointestinal Clinical Study Group): Perioperative chemotherapy in operable gastric and lower esophageal cancer: A randomised controlled trial (the MAGIC trial ISRCTN 93793971). Proc Am Soc Clin Oncol 21:998, 2003.
2. Siewert JR, Stein HJ, Sendler A, et al: Esophageal cancer: Clinical management. In Kelsen DP, Daly JM, Kern SE, et al (eds): Gastrointestinal Oncology: Principles and Practice. Philadelphia, Lippincott Williams & Wilkins, 2002, pp 261-287.
3. Ajani J, Fairwhether J, Pisters P: MD Anderson Center: Phase II study of CPT-11 plus cisplatin in patients with advanced gastric and GE junction carcinomas. Proc Am Soc Clin Oncol 18:241, 1999.
4. Blot WJ, McLaughlin JK: The changing epidemiology of esophageal cancer. Semin Oncol 26:2, 1999.
5. Ilson DH, Saltz L, Enzinger P: Phase II trial of weekly irinotecan plus cisplatin in advanced esophageal cancer. J Clin Oncol 17:3270, 1999.

病例39　腹　痛

Leslie Ellis

患者女性，69 岁，有胸部 I 期浸润性小叶性肺癌的病史，临床表现为严重的上腹部疼痛，胃口很差，乏力。

体格检查：

一般状况：清瘦，外观正常；T 37℃，BP 110/70mmHg，P 100 次 / 分，体重 54kg；头颅和五官：无黏膜黄染，无苍白，无淋巴结肿大；心脏：心率及心律正常，无杂音；胸部：双肺呼吸音清；腹部：腹区脐上包块触诊不满意，轻度肝肿大，肠鸣音活跃，无腹水；四肢无水肿。

实验室检查：

电解质：正常。AST 48 U/L、ALT 51 U/L，碱性磷酸酶 263 mg/dl，总胆红素 0.6 mg/dl，白蛋白 3.0 mg/dl，LDH 577mg/dl，CEA 122.5，CA 19-9 830。腹部 CT 扫描显示，肝脏有多处损害，在胰腺尾部可见 4.7cm 团块影，双侧肺可见多发小结节影。CT 指导下肝活检示中度分化腺癌转移，原发病可能为胰腺癌。此切片与患者乳腺癌切片比较发现存在组织学差异。

问题：

此患者下一步治疗如何？

回答：

对转移性胰腺癌进行全身性化疗。

讨论：

该患者为胰腺癌，并且在诊断时已有转移。因此，她不具备手术适应证，只能进行以化疗为主的全身治疗。1997年以来，吉西他滨被用作胰腺癌的一线用药，与5-氟尿嘧啶相比，它可改善临床转归，包括减少痛苦和改善体能状态。另外，吉西他滨与5-氟尿嘧啶相比可使疾病到进展期的平均时间延长，有12个月的生存时间。

然而，此病的有效率和总体生存率还是不容乐观的。目前有关与吉西他滨联合应用的化疗药物效果的临床试验正在进行中，如顺铂和奥沙利铂。根据有关临床资料，该患者使用了吉西他滨和顺铂的联合用药治疗。经过3个周期该方案治疗，CT扫描显示该患者胰腺、肺、肝脏多发灶明显缩小。之后患者又接受了3个周期吉西他滨和顺铂联合治疗，但随后的影像学证实肝脏病灶尺寸显著增大，并且双侧肺出现了新的多发栓子。在胰腺癌患者中栓塞情况的发生率是相当高的，因此一些医生推荐使用预防性抗凝治疗，然而因资料有限，在此问题上仍存在争议。

越来越多的家族综合征及特殊基因突变被证明与胰腺癌的发生有关，包括遗传性胰腺炎、遗传性非息肉性结肠癌（HNPCC）、遗传性乳腺－卵巢癌综合征（BRCA2基因有关）、家族性腺瘤息肉病、Peutz-Jeghers综合征和家族性非典型多痣黑色素瘤综合征（FAMMM）。美国遗传性胰腺肿瘤登记处已经证实，有一个或更多诊断为胰腺癌的亲属的患者患本病的危险增加。但在目前还没有广为接受的胰腺癌的监测策略。

临床要点

1．含有吉西他滨的全身化疗被认为是治疗转移性胰腺癌的一线治疗药物，其他药物如铂类的使用还有待观察；
2．胰腺癌患者血栓的发生几率明显增高。

（贾晋松译）

参考文献

1．Burris HA III, Moore MJ, Andersen J, et al: Improvements in survival and clinical benefit with gemcitabine as first-line therapy for patients with advanced pancreas cancer: A randomized trial. J Clin Oncol 15:2403-2413, 1997.

病例 40　梗阻性黄疸

Gregory Leonard

患者女性，66岁，因黄疸（胆红素8mg/dl）、尿色加深、白陶土样大便及皮肤瘙痒就诊。CT扫描证实：胰头部肿块，伴胆管胰管扩张。内窥镜逆行胰胆管造影术（endoscopic retrograde cholangiopancreatography，ERCP）毛刷细胞学检查证实胰腺癌。Whipple 手术显示胰头部 2.8cm × 2.5cm 的肿块，符合中分化腺癌。肿瘤局部扩散至胰腺周围脂肪组织，周围神经受累。3/22淋巴结肿瘤检测阳性。所有切除组织边缘肿瘤检测为阴性。病理分期为 $T_3N_1M_0$ 或 ⅡB 期。患者就诊于肿瘤内科寻求治疗。

体格检查：

一般情况：好。生命体征：T 36.6℃，P 91次/分，R20 次/分，BP 120/73mmHg。头颅和五官：无巩膜黄染，无淋巴结肿大。胸部：双肺呼吸音清。心血管系统：心率及心律正常，未闻及杂音。腹部：腹软，无压痛，未触及肿块，可见外科手术瘢痕。四肢：未见异常。神经系统：正常。

实验室检查：

全部正常。

问题：

患者应该接受辅助治疗吗？如果应该，应选择何种辅助治疗？如果患者淋巴结转移为阴性，这会改变你的治疗建议吗？

回答：

患者应该接受辅助治疗。尽管在美国用于评估胰腺癌患者胰腺切除术后辅助治疗疗效的临床试验出现了矛盾的结果，但是存在争议的治疗标准是推荐使用辅助的放化疗，不考虑淋巴结的情况。

讨论：

按照第六版美国癌症联合会（American Joint Committee on Cancer,AJCC）的分期指南，该患者的病理分期为ⅡB期胰腺癌（如果按照老的分期系统，该患者为Ⅲ期）。对于局部区域内的胰腺癌患者，外科手术提供了长期生存最好的机会，因此对该患者进行 Whipple 切除术是合适的。

但是，该患者最佳的术后治疗方案存在争议。在美国，胰腺癌患者辅助治疗的标准方案是放化疗。这个治疗方案是基于第一个前瞻性随机性Ⅲ期临床试验的结果制定的，这项试验是由胃肠道肿瘤研究组（Gastrointestinal Tumour Study Group,GITSG）指导实施的，该试验评估了43例局部进展性胰腺癌患者行外科手术后进行放化疗联合治疗［具体方案：5-FU 500mg/（m^2 · d），连续 6 日，联合放疗 40Gy， 2 周，随后给予 5-FU 500mg/m^2，每周 1 次，连用 2 年］与单纯外科手术的疗效（见表）。研究证实，与单独手术相比，辅助放化疗的治疗方案可改善患者的生存（中位生存期 21 vs 10.9 个月，P=0.03）。随后 GITSG 又纳入了30例患者，这些患者接受辅助的放化疗，其中位生存期为18个月，这一结果支持了辅助放化疗治疗的有效性。

另外两项大规模的研究没能重复出GITSG试验的结果，这是因为试验设计的限制。欧洲癌症治疗研究组（European Organization for Research and Treatment of Cancer,EORTC）随机将218例胰腺癌患者分为两组，即手术联合放化疗组［该组患者接受5-FU 25mg/（kg · d）持续静脉输注，同时进行分程放疗，照射剂量为 40Gy，共 4 周］和单纯手术治疗组。试验结果显示，与单纯手术治疗相比，加用放化疗的辅助治疗可以改善中位生存期（17个月 vs 12.6个月），但两组的差异无统计学意义（$P=0.208$）。尽管该作者认为辅助治疗不应该被当作标准的治疗方案来应用，但是该试验的结果也许是受到了以下因素的影响：治疗力度不够、缺乏化放疗后的化疗、未纳入T3期患者、放化疗治疗组中有20%的患者实际接受了单纯的手术治疗。

胰腺癌欧洲研究组（European Study Group for Pancreatic Cancer,ESPAC）随机将患者分为两组，一组为2 × 2因子设计的研究（包括观察组、单独应用放化疗组、单独应用化疗组及手术联合放化疗组），另一组为一种主要治疗方式的对照研究（包括放化疗与无放化疗的对照研究，或化疗与无化疗的对照研究）。2 × 2因子设计研究的结果近期已得到更新。与GITSG及EORTC研究结果不同，该项研究要求被纳入的患者其组织标本边缘肿瘤检测可为阳性。该项研究共纳入541例患者，其中放化疗组为175例，无放化疗组为178例，化疗组为238例，无化疗组为235例。结果显示，与无放化疗组相比，放化疗组在延长患者中位生存期方面无益处（15.5个月 vs 16.1个月，$P=0.24$）。但是与无化疗组相比，化疗可以改善患者的中位生存期（19.7个月 vs 14个月，$P=0.0005$）。但是这项试验也有瑕疵，如缺乏标准的放疗技术、组织标本边缘肿瘤检测可为阳性、一些治疗方案不能正常进行、同时应用多种治疗所产生的复杂效应。因为在解释欧洲研究组的研究结果上存在困难，以及按照GITSG研究的阳性结果，因此目前手术联合放化疗仍然是美国胰腺癌患者的标准治疗方案。近期由于放疗技术及化疗的改善，进一步为应用辅助的放化疗治疗提供了依据。

不论患者是否存在淋巴结转移均被纳入用于评估胰腺癌辅助治疗疗效的随机试验中，因此认为放化疗有益的结论不仅能够适用无淋巴结转移的患者，也适用于存在淋巴结转移的患者。由于无淋巴结转移的患者其总体生存优于有淋巴结转移的患者，也因为许多合并巨大淋巴结肿块的患者可能已经存在显微镜下广泛播散的疾病，因此人们也许希望无淋巴结转移的患者可以从辅助的放化疗治疗中获得更大的利益。根据患者淋巴结的累及状态，

ESPAC研究对放化疗及化疗治疗进行了分层对照研究，结果显示这种分层对总体结果无影响。

当前，由肿瘤放射治疗组（Radiation Therapy Oncology Group,RTOG）及ESPAC研究组指导的研究正在对吉西他滨作为辅助治疗的药物进行评估。RTOG试验有两个治疗组，即5-FU输注联合放疗组（其中5-FU在放化疗前后给予）及吉西他滨联合放化疗组（吉西他滨也在放化疗前后给予）。与之不同，基于ESPAC-1试验的结果，ESPAC-3研究随机比较了单纯化疗而不含放疗的治疗方案。基于一项单中心的有希望的研究结果，ACSOG（American College of Surgeon Oncology Group）正在评估一个多中心的Ⅱ期临床试验，即联合应用放疗、5-FU输注、顺铂及干扰素的治疗效果。由Virginia Mason指导的单中心的试验研究纳入了33例胰头癌患者，这些患者接受了放化疗方案治疗，中位生存期长于24个月，2年生存率为84%。尽管在这项研究中76%的患者存在淋巴结转移（而GITSG研究中仅有44%的患者存在淋巴结转移），但是对于局部区域内的胰腺癌患者，这项研究中所得到的生存期延长的结果是到目前为止最好的结果。

研究的其他领域是新型的辅助放化疗方案，与传统的放化疗方案相比，这种新型的方法有许多优点，例如：可以减少疾病进展患者实行手术的必要，并增加了达到治愈性切除的可能性。但是新型的辅助治疗方案很少能将患者从无法进行手术的疾病状态转变为可以进行手术的疾病状态。对新型的辅助治疗方案与传统的辅助治疗进行比较的前瞻性随机试验还有待进行。总之，辅助治疗应被用于所有胰腺切除术后的患者。未来的研究在于明确最佳的辅助治疗的种类及方案。

现在，该患者正在接受以5-FU为基础的放化疗治疗。

临床要点

1. 在合适的患者中，对于可以切除的胰腺癌患者，应选择外科手术治疗。
2. 胰腺癌手术的死亡率取决于医生的专业技术。
3. 辅助治疗应该被用于所有合适的 Whipple 手术后患者，辅助放化疗可能改善中位生存期及总体生存率。
4. 新的辅助治疗方案也许对一些不适宜进行手术切除或处于边缘状态的院外患者有帮助，目前还没有资料显示出新的辅助治疗方案优于传统的辅助治疗，并且还很少能使患者从无法手术切除的疾病状态转变为可以进行手术切除的状态。

（闫晨华译　赵婷校）

参考文献

1. Neoptolemos JP, Stocken DD, Friess H, et al: A randomized trial of chemoradiotherapy and chemotherapy after resection of pancreatic cancer. N Engl J Med 350:1200-1210, 2004.
2. Neoptolemos JP, Dunn JA, Stocken DD, et al: Adjuvant chemoradiotherapy and chemotherapy in resectable pancreatic cancer: A randomized controlled trial. Lancet 358:1576-1585, 2001.
3. Nukui Y, Picozzi J, Traverso LW: Interferon-based adjuvant chemoradiation therapy improves survival after pancreaticoduodenectomy for pancreatic adenocarcinoma. Am J Surg 179:367-371, 2000.
4. Klinkenbijl JH, Jeekel J, Sahmoud T, et al: Adjuvant radiotherapy and 5-fluorouracil after curative resection of cancer of the pancreas and periampullary region. Phase III trial of the EORTC Gastrointestinal Tract Cancer Cooperative Group. Ann Surg 230:776-784, 1999.
5. Bakkevold KE, Aresjo B, Dahl O, Kambestad B: Adjuvant combination chemotherapy (AMF) following radical resection of carcinoma of the pancreas and papilla of Vater-results of a controlled, prospective, randomized multicentre study. Eur J Cancer 29A:698-703, 1993.
6. Gastrointestinal Tumor Study Group: Further evidence of effective adjuvant

combined radiation and chemotherapy following curative resection of pancreatic cancer. Cancer 59:2006-2010, 1987.

7. Kalser MH, Ellenberg SS: Pancreatic cancer. Adjuvant combined radiation and chemotherapy following curative resection. Arch Surg 12:899-903, 1985.

病例41　多发性肝转移伴腹泻

Kathleen Beekman

患者女性，72岁，主因恶心、腹痛、腹泻加重3个月就诊。腹部和骨盆CT证实多发性双侧肝损害，直径达4cm。胰腺饱满，但无明确的肿块。未见明显淋巴结肿大。肠镜检查正常。

该患者有0期的慢性淋巴细胞白血病（CLL）和2型糖尿病病史。血糖一直控制良好，但是最近高血糖时有发生。几年前该患者被诊断为冠状动脉疾病，射血分数为35%，曾行冠状动脉旁路移植术(CABG)。

体格检查：

一般情况好。生命体征：平稳。头颅和五官：无黄疸，无淋巴结肿大。胸部：双肺呼吸音清。心脏：心律齐，心率正常，无杂音。腹部：肝脏右肋缘下3cm，脾未触及肿大。四肢：无水肿。

实验室检查：

白细胞：11 000/μl，淋巴细胞占89%。血红蛋白及血小板正常。生化：胆红素及转氨酶正常。碱性磷酸酶升高至135U/L。

问题：

除了活组织检查，还有什么试验可以明确其诊断？该患者应采取什么治疗？

回答：

除活组织检查外，尿中5-HIAA增多可以证实转移性类癌的诊断。治疗应给予奥曲肽。

讨论：

弥漫性肝转移而肝功能正常，高度支持为转移性类癌。腹泻常伴随类癌综合征。尿中5-HIAA增多用于诊断类癌综合征，灵敏度大约为75%，特异性高于90%。该试验的局限性在于应用某些药物（如苯巴比妥、华法林等）出现的假阳性和在一些前肠（支气管、胃）类癌中出现的假阴性。另外，^{111}In奥曲肽扫描有助于肿瘤定位。据报道，在类癌综合征的患者中，其灵敏度高达90%。肝组织活检也有助于该患者的诊断。

类癌是低度的神经内分泌肿瘤，典型的肿瘤细胞是蓝色圆核而形状规则的小细胞。它们通常发生于肺、胃肠道或胰腺，分类依据是胚胎的起源：前肠、中肠和后肠。类癌一般意味着肿瘤分化良好，生长缓慢，基本上无有丝分裂活性。发生于中肠（空肠、回肠、阑尾和升结肠）的肿瘤常释放5-羟色胺和前列腺素，并产生典型的类癌综合征。然而，起源于后肠或直肠的肿瘤则并不释放分泌的产物，因而与类癌综合征无关。发生于前肠（肺、十二指肠、胰腺和支气管）的肿瘤多释放5-羟色胺和组胺，表现以荨麻疹为特征的非典型的类癌综合征。该患者尿中5-HIAA水平增高，并且活组织检查符合低度的神经内分泌肿瘤，也就是转移性类癌。行奥曲肽扫描亦证实有多发性肝损害，在结肠肝区附近也可能存在高吸收区。

前肠和中肠的类癌可以介导一系列体液因子产生类癌综合征的典型症状，比如：面色潮红、腹泻和腹痛。这些介质大多数被肝脏代谢，因此类癌综合征仅见于转移的位置，在此介质通过肝静脉进入全身的脉管系统。类癌细胞释放的最主要的产物是5-羟色胺。类癌细胞把食物中色氨酸代谢成5-羟色胺，并将其释放到血液中，5-羟色胺可以促进小肠的分泌和运动从而导致腹泻。随后5-羟色胺代谢为5-HIAA进入尿中。然而，并不是所有的类癌均代谢转化色氨酸。例如，发生于后肠的肿瘤并不释放过剩的5-羟色胺，即使是在转移的位置也与腹泻无关。

面色潮红是类癌综合征的另一种主要症状，可能是由缓激肽的释放引起的。类癌综合征典型的面色潮红开始非常突然，延及面部、颈部和上胸部，持续大约20～30秒。非典型的面色潮红与后肠肿瘤组胺的释放有关。这种面色潮红呈片状，边界清楚，同时伴痒感，服用组胺抑制剂可缓解。组胺多由支气管或胃部类癌释放。

转移的类癌多生长缓慢，对化疗非常不敏感。治疗目的在于缓解症状并改善生活质量。许多不同的方法都可以达到该目的。最小侵害性的方法是使用生长抑素类似物奥曲肽。大多数类癌拥有生长抑素的高亲和力的受体。奥曲肽的作用是把这些受体连接在一起，减少5-羟色胺和其他多肽的释放。这种药物可以每日皮下注射，也可以肌肉注射每月1次。60%～70%患者的腹泻、面色潮红和尿中5-HIAA水平的下降将得到完全或部分改善。另外，放射影像表明奥曲肽可以使大约50%患者的肿瘤保持形态上的稳定。

另外的选择是栓塞或化学栓塞。肝转移肿瘤依赖于肝动脉对其的供血，因而通过动脉栓塞导致转移灶坏死是有效的治疗方法，可以使多于50%的患者的症状得到改善。但不幸的是，许多患者最终症状会重新出现。栓塞通常可以维持18～24个月。因而一定要考虑这一方法的死亡率。

其他方法通常很少应用，包括手术切除（只用于肝转移灶极少的患者）和射频消融。

对于该患者我们推荐每月给予长效奥曲肽，总量20mg。继续对该患者的症状进行评估，3～4个月复查1次腹部CT。虽然类癌是生长缓慢的肿瘤，但是一旦患者出现广泛的肝转移，5年总生存率大约为45%。

临床要点

1. 据报道尿中 5-HIAA 升高诊断类癌综合征灵敏度大约为 75%，特异性则大于 90%。
2. 起源于中肠（空肠、回肠、阑尾和升结肠）的肿瘤多释放 5-羟色胺和前列腺素，产生典型的类癌综合征。
3. 60%～70%患者给予奥曲肽治疗后，腹泻和面色潮红的症状可以得到完全或部分改善，尿中 5-HIAA 水平降低。

（贾晋松译）

参考文献

1. Saltz L, Trochanowski B, Buckley M, et al: Octreotide as an antineoplastic agent in the treatment of functional and nonfunctional neuroendocrine tumors. Cancer 72(1):244-248, 1993.
2. Kvols LK, Moertel CG, O'Connell MJ, et al: Treatment of the malignant carcinoid syndrome. Evaluation of a long-acting somatostatin analogue. N Engl J Med 315(11):663-666, 1986.
3. Maton PN, Camilleri M, Griffin G, et al: Role of hepatic arterial embolisation in the carcinoid syndrome. Br Med J 287(6397):932-935, 1983.

病例 42　右上肺叶巨大肿物

Michael Danso

患者女性，54岁，有长期吸烟史，因反流和右侧胸痛而就诊，无咳嗽、气短，无体重减轻。

体格检查：

生命体征：平稳。一般情况好。心脏：心律齐，心率正常，无杂音。肺部：双肺听诊呼吸音清。腹部：腹软，无压痛，肝脾不大。四肢：早期杵状指。

实验室检查：

全血细胞计数和电解质：正常。胸片：右上肺叶巨大肿物。纤维支气管镜及活组织检查：符合非小细胞肺癌。脑部CT：正常。PET 显像：肺损害及右侧肺门处有摄取，右侧肺门淋巴结有轻度摄取。纵隔镜：未发现纵隔淋巴结转移。肺功能检查：FEV_1 为 80% 预计值。胸部 CT：右肺巨大肿物伴胸壁浸润（见下图）。

问题：

该患者非小细胞肺癌处于哪一期？她是否适合手术，如果适合，是否应在手术之前接受其他治疗？

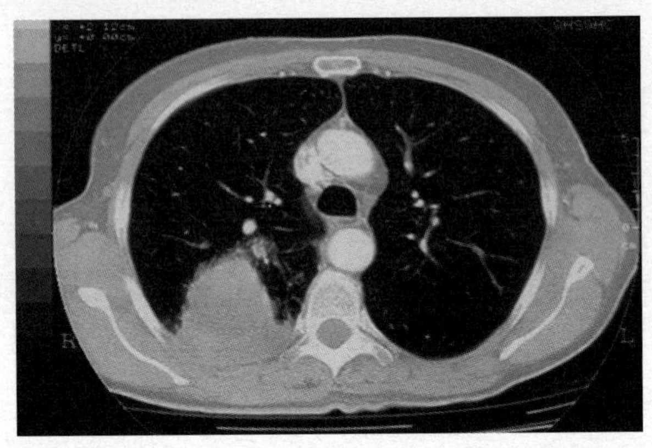

回答：

该患者非小细胞肺癌处于Ⅲ A 期。术前化疗加手术治疗是最佳的治疗方案。

讨论：

该患者存在胸壁浸润（T_3），伴同侧肺门淋巴结转移（N_1），无远处转移（M_0）。根据国际肺癌分期，处于Ⅲ A 期。Ⅲ A 期的非小细胞肺癌患者有区域性的原发肿瘤，伴或不伴同侧纵隔淋巴结转移。大多数此期患者均可行手术切除，但由于局部或全身肿瘤的复发，人们对术后长期生存期一直令人失望。术前应用化疗的Ⅲ A 期非小细胞肺癌患者的中位生存时间为 12 个月，大约 15% 的患者可以存活 3 年。

有证据表明术前应用以顺铂为基础的联合化疗可以改善Ⅲ A 期非小细胞肺癌患者的预后。在 Memorial Sloan Kettering 接受治疗的一系列患者中，手术前应用丝列霉素、长春地辛、顺铂者中 77% 有效，其中 10% 经影像检查证实为临床完全有效。总中位生存时间为 19 个月，大约 28% 患者存活 3 年。许多Ⅱ期临床试验应用不同的以顺铂为基础的术前联合化疗方案，反应率为 50% ～ 77%；65% ～ 90% 的患者在化疗后肿瘤可以被切除；中位生存时间为 13 ～ 32 个月。大量随机试验已经证实了该方案对提高生存期有益。

MD Anderson癌症中心进行了一个前瞻的随机研究，比较了联合围手术期化疗及手术治疗和单纯手术治疗的结果。总共60名患者随机分组，一组接受6个周期的围手术期化疗（环磷酰胺+依托泊苷+顺铂），一组仅接受手术治疗。接受围手术期化疗和手术治疗的患者的中位生存时间为64个月，而仅接受手术治疗的患者中位生存时间为11个月。围手术期化疗患者的3年预期生存率为56%，而仅手术治疗患者的3年预期生存率为15%。一个相似的欧洲随机试验研究了应用3个周期的另外一种术前联合化疗方案（丝列霉素+异环磷酰胺+顺铂）和单纯手术治疗之间的差异。该小组也发现了联合术前化疗和手术治疗的患者的中位生存时间（26个月）较单纯接受手术治疗的患者的中位生存时间（8个月）延长。在这些研究中以在手术时病理证实已完全起效的患者的生存期最长。

该患者已经接受了3个周期吉西他滨加顺铂化疗，且对化疗有较好的反应。她将复查PET显像、胸部CT及脑部MRI。如果无新发的转移，她将接受肺叶切除术。

临床要点

1. 许多IIIA期的非小细胞肺癌患者可行肺癌切除术，但是由于局部或全身的复发，手术后的长期生存时间一直不令人满意。
2. 在许多随机临床试验中，应用不同的以顺铂为基础的联合化疗方案，均发现术前应用化疗可以提高IIIA期的非小细胞肺癌患者的生存时间。
3. 在这些研究中以在手术时病理证实已完全起效的患者的生存期最长。

（贾晋松译）

参考文献

1. Kris MG, Pisters KM, Ginsberg RJ, et al: Effectiveness and toxicity of preoperative therapy in stage IIIA non-small-cell lung cancer including the Memorial Sloan-Kettering experience with induction MVP in patients with bulky mediastinal lymph node metastases (Clinical N_2). Lung Cancer 12(Suppl 1):S47-S57, 1995.
2. Rosell R, Gomez-Codina J, Camps C, et al: A randomized trial comparing preoperative chemotherapy plus surgery with surgery alone in patients with non-small-cell lung cancer. N Engl J Med 330(3):153-158, 1994.
3. Roth JA, Fossella F, Komaki R, et al: A randomized trial comparing perioperative chemotherapy and surgery with surgery alone in resectable stage IIIA non-small-cell lung cancer. J Natl Cancer Inst 86(9):673-680, 1994.

病例 43　右上肺叶切除术后

Mark Fleming

患者女性，70岁，胸片提示右上肺叶存在3cm大小孤立的毛刺状肿块。于1个月前行右上肺叶切除术，术后无并发症。现患者为进一步治疗而就诊于肿瘤科门诊。

体格检查：

一般情况好，无急性病容。T 36℃，P 68 次 / 分，BP132/60mm/Hg。头颅和五官：无黄疸，无腺体病。心脏：律齐，心率正常。胸部：听诊呼吸音清，右上肺呼吸音减低。四肢：无水肿。

实验室检查：

切除标本病理：1.5cm大小腺癌，伴1/5同侧支气管周围淋巴结转移。术后复查胸腹及骨盆CT：未发现转移。其他实验室检查，包括肾功能均正常。

问题：

该患者处于疾病的哪一期？在这种情况下是否需要辅助化疗？

回答：

该患者的非小细胞肺癌处于Ⅱ A 期($T_1N_1M_0$)。以铂为基础的辅助化疗将有助于增加总生存期和无病生存期。

讨论：

早期肺癌的治疗以手术切除为主。如外周结节直径小于3cm，无纵隔淋巴结转移，手术应同时清除纵隔淋巴结。楔形切除和肺段切除术由于手术切除范围较小，局部复发和癌症死亡的危险较大。

然而，手术切除胸廓内肺部肿瘤，并不一定完全治愈，患者还可能死于先前未发现的微小的转移。因而，一直在研究辅助化疗以便根除或控制肿瘤的微小转移。

1995年，非小细胞肺癌协作组发表了一个多因素分析，报道辅助以顺铂为基础的化疗（不合并放疗）比单纯手术治疗可以增加5%的5年生存率，但无显著性差异。正因如此，进行了随机对照试验。2004年初，国际辅助肺癌试验(IALT)协作组报道，辅助以顺铂为基础的化疗可以显著提高完全切除的非小细胞肺癌患者（Ⅰ～Ⅲ期）的生存率。总生存率大约提高了4.1%（40.5%～44.5%），5 年无病生存率提高了 5.1%（34.3% ～ 39.4%）。

该试验包括 33 个国家 148 个中心的 1 867 位患者，涉及不同的患者群体，应用不同的化疗方案，放疗剂量不同，并包含了疾病的不同阶段。然而该试验为支持辅助以顺铂为基础的化疗的应用提供了有力的依据。

除了IALT提供的数据，在2004美国临床肿瘤协会(ASCO)的年会上，关于肺癌的口头摘要报告了两个 Ⅲ期临床试验。根据 JBR.10 和 CALGB9633 这两个试验的结果，进一步证实了辅助化疗对于早期肺癌（Ⅰ ～ Ⅱ期）的治疗具有重要的作用。这两个试验均将已经行手术切除的早期肺癌患者分为试验组和空白对照组，试验组给予以铂为基础的化疗，12～16周后观察其有效性和安全性。在JBR.10中，顺铂加长春瑞滨，在CALGB9633中卡铂加紫杉醇。这两项研究均提示辅助化疗和单纯观察相比在提高总生存率（JBR.10 69%，CALGB9633 71%）和无病生存率（JBR.10 30%，CALGB9633 31%）方面的优越性。这些试验证实了给予以铂为基础的化疗与单纯观察相比可以提高12% ~ 15%的生存率。由于这些数据，我们的患者接受了16周的顺铂联合长春新碱的辅助化疗。

临床要点

1. 早期阶段非小细胞肺癌的治疗主要是肺叶切除术。
2. 70% 这种类型的肺癌在胸腔外复发，20% 在局部复发。只有 10% 同时在局部和远处复发。
3. 越来越多的证据表明，辅助以铂为基础的化疗可以提高完全切除的非小细胞肺癌患者的生存率。

（贾晋松译）

参考文献

1. The International Adjuvant Lung Cancer Trial Collaborative Group. Cisplatin-based adjuvant chemotherapy in patients with completely resected non-small-cell lung cancer. N Engl J Med 350(4):351-360, 2004.
2. Ginsberg RJ: Multimodality treatment of resectable non-small-cell lung cancer. Clin Lung Cancer 1(3):94-200, 2000.
3. Mountain CF: The international system for staging lung cancer. Semin Sur Oncol 18:106-155, 2000.
4. Non-Small Cell Lung Cancer Collaborative Group. Chemotherapy in non-small-cell lung cancer: A meta-analysis using updated data on individual patients from 52 randomized trials. BMJ 311:899-909, 1995.

病例 44　淋巴结肿大

Michael Danso

患者女性，32岁，因淋巴结肿大就诊。患者诉右侧颈部淋巴结肿大。既往无病史，无吸烟史，一般情况好，无体重下降。

体格检查：

无发热，P 64次/分，BP 96/61mmHg。一般情况：体型瘦。心血管系统：心率及心律正常，未闻及杂音。胸部：双侧肺部听诊呼吸音清。腹部：无肝脾肿大。四肢：无杵状指、发绀或水肿。

实验室检查：

血常规及电解质：正常。头颈部CT扫描：右侧锁骨上区可见淋巴结肿大。淋巴结细针针吸活检：可见恶性细胞。全上消化道内镜检查：无损害。锁骨上淋巴结切除后病理活检：高度恶性腺癌，甲状腺球蛋白阴性，嗜铬粒蛋白阴性，但TTF-1阳性。肺部 PET 及 CT 扫描：右上肺叶可见 3cm × 3.5cm 肿块，肿块及纵隔可见氟脱氧葡萄糖(FDG)摄入；右侧锁骨上区及肺门处可见多处高代谢灶（见图）。肺损害部位楔形切除术后病理活检提示腺癌，TTF-1 及细胞角蛋白阳性，符合原发性肺癌的诊断。

问题：

该患者非小细胞肺癌的临床分期是什么？最适合的治疗选择是什么？

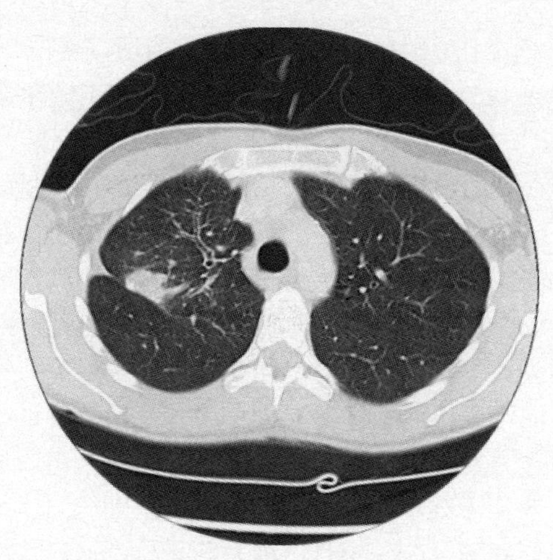

回答：

1．该患者为Ⅲ B 期非小细胞肺癌。

2．对于该患者，标准的治疗方法为同步化疗及放疗。

讨论：

该患者罹患原发性肿瘤，肿瘤最大直径大于3cm（T_2），有锁骨上淋巴结受累（N_3），并且没有远隔部位转移的证据（M_0）。根据国际肺癌分期系统，为 $T_2N_3M_0$，相当于Ⅲ B 期。

因为ⅢB期经常合并微小的转移灶，因此被认为是外科手术无法治愈的疾病。直到20世纪90年代早期，单独的放射治疗一直是这类患者的治疗选择，其3年生存率为5%～10%，中位生存期约10个月。后来，许多随机试验证实，与单独应用放疗相比，序贯应用以顺铂为基础的化疗后再行放疗可使患者中位生存期平均延长 3 个月。

在 20 世纪 90 年代后期，一些研究对序贯治疗与同步放化疗进行了比较。在日本的一项研究中，接受以顺铂为基础的放化疗同步治疗方案的患者其中位生存期及3年生存率均明显优于那些接受序贯治疗方案的患者（16.5 个月 vs 13.3 个月，22% vs 15%）。其他一些在美国和欧洲进行的研究也证实同步治疗方案可以改善患者的中位生存期。目前，对于手术无法治愈的Ⅲ期患者，以铂类药物为基础的放化疗同步治疗是标准的治疗方案。

近年来，为了进一步提高这类患者中位生存期，已经进行了许多治疗方案的研究。因为远隔部位的转移仍然是治疗失败的主要原因，为治疗微小转移灶进行诱导化疗后给予放化疗同步治疗的方案已经成为许多研究者的一种治疗选择。其他研究者也尝试着在同步放化疗后给予单纯化疗的巩固治疗方案。两种治疗选择均可明显改善中位生存，但是需要注意的是这些研究都是Ⅱ期临床试验，而不是Ⅲ期临床试验。在更大规模的确证试验完成以前，这些治疗方案仍然是研究性治疗方案。一个由西南肿瘤协作组进行的Ⅱ期临床试验评价了在以顺铂为基础的同步放化疗方案后应用多西紫杉醇（docetaxel）作为巩固治疗的疗效。其中位生存期为26个月，令人印象深刻的是，其3年生存率可达到37%。对于手术无法治愈Ⅲ期患者，这个试验的生存结果是目前最好的。

该患者接受了以顺铂为基础的同步放化疗治疗，并且正在接受第3个周期的多西紫杉醇巩固治疗。该患者已经达到部分缓解。

临床要点

1. 因为ⅢB期的非小细胞肺癌经常伴有微小的转移灶，因此外科手术无法治愈该病。
2. 对于罹患无法切除的Ⅲ期非小细胞肺癌的患者，应用以顺铂为基础的同步放化疗方案的疗效优于序贯治疗。
3. 由于远隔部位的转移仍是治疗失败的主要原因，因而在放化疗后给予诱导化疗或巩固化疗有进一步的研究前景。

（闫晨华译　赵婷校）

参考文献

1．Gandara DR, Chansky K, Albain KS, et al: Consolidation docetaxel after concurrent chemoradiotherapy in stage IIIB non-small-cell lung cancer: Phase II Southwest Oncology Group Study S9504. J Clin Oncol 21(10): 2004-2010, 2003.

2．Furuse K, Fukuoka M, Kawahara M, et al: Phase III study of concurrent versus sequential thoracic radiotherapy in combination with mitomycin, vindesine, and cisplatin in unresectable stage III non-small-cell lung cancer. J Clin Oncol 17(9):2692-2699, 1999.

病例 45　胸痛、纵隔肿块

Carlos Ramos

患者男性，23岁，因严重的右侧胸痛就诊于急诊室。该患者否认发热、咳嗽、呼吸困难、晕厥及心悸。既往无病史。

体格检查：

T 36.6℃，BP 127/77mmHg，P 81 次 / 分。Karnofsky 身体状况为90%。头颅和五官：巩膜无黄染，口咽部未见异常。淋巴结：未触及肿大淋巴结。心血管系统：心率及心律正常，未闻及心脏杂音。胸部：双侧肺部听诊呼吸音清。腹部：柔软，无触痛，肠鸣音正常，未触及肿块，未触及脏器肿大。四肢：无杵状指、发绀或水肿。神经系统检查：无异常。

实验室检查：

血常规：血红蛋白 13.3g/dl，血小板 238 000/μl，白细胞 4 900/μl。代谢检查全套：正常。胸部X线：见图。胸部CT扫描：见图。

问题：

放射影像学检查有什么发现？根据放射影像学的表现，有哪些鉴别诊断？

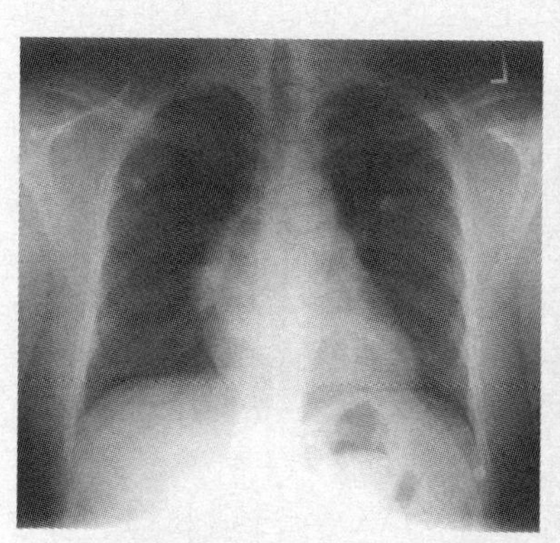

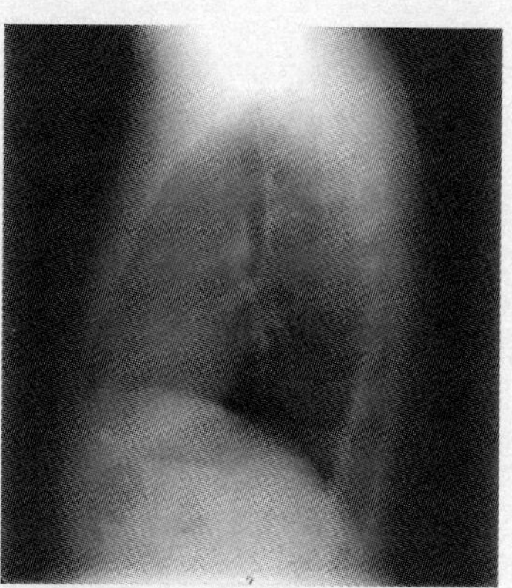

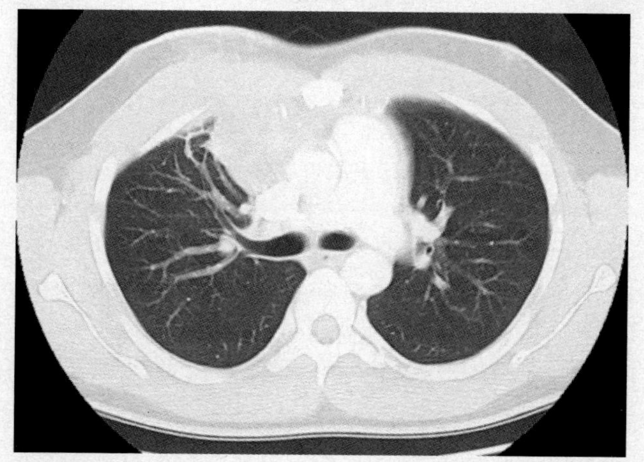

回答：

1．放射影像学检查提示前纵隔肿块。

2．鉴别诊断包括：胸腺瘤、淋巴瘤、精原细胞瘤、转移癌、肉瘤及胸骨后甲状腺肿。

讨论：

前纵隔肿块通常是恶性的，需要鉴别以下疾病，包括胸腺瘤、淋巴瘤（在疾病分类学上，包括不同的疾病，如：原发性纵隔淋巴瘤、淋巴母细胞淋巴瘤及弥漫性大细胞淋巴瘤）及精原细胞瘤。胸腺瘤是最常见的前纵隔肿块，约占30%。其他少见的肿瘤包括肉瘤及转移癌。一些良性疾病也可表现为前纵隔肿块，如：胸骨后甲状腺肿、Morgani疝。细针针吸活检不足以鉴别上述疾病类型，因此应该进行芯针活组织检查或外科手术活检。该患者接受了粗针活组织检查，提示恶性胸腺瘤。

胸腺瘤起源于胸腺的上皮细胞，而不是来源于在成熟过程中定居于胸腺的淋巴样细胞。在组织学上，肿瘤由类似于正常胸腺上皮的细胞及数量不等的淋巴样组织构成。根据肿瘤细胞与正常胸腺皮质或髓质细胞的相似程度，胸腺瘤可以被分为皮质型、髓质型及混合型。髓质型胸腺瘤的预后好于皮质型胸腺瘤，但应该注意的是，对于疾病的总体预后，恶性胸腺瘤的浸润行为同胸腺瘤的组织病理学表现一样重要。若胸腺瘤的组织病理学表现更具侵袭性，但肿瘤未突破胸腺包膜，此类患者预后较好；如果胸腺瘤的组织形态类似正常胸腺上皮，但肿瘤组织已侵犯了胸腺包膜或邻近的组织结构或转移至胸腔，则此类患者预后较差。恶性胸腺瘤应与胸腺癌区别。在光镜下，胸腺癌细胞为恶性、非胸腺形态的细胞，具有与非小细胞肺癌相似的侵袭及转移能力。恶性胸腺瘤对化疗高度敏感，但是胸腺癌则对化疗明显耐药。

胸腺瘤患者的症状与肿瘤的侵袭或局部结构的压迫有关，如：胸痛、咳嗽或呼吸困难，且经常伴发自身免疫性疾病。自身免疫性疾病的发生率大于2/3，可以表现为神经肌肉、内分泌、造血综合征及全身性疾病（见表）。重症肌无力（MG）是最常见的自身免疫性疾病，约占胸腺瘤患者的1/3。尽管重症肌无力会影响围手术期间患者的死亡率（多数情况是因为重症肌无力危象），但是否伴发重症肌无力不会影响胸腺瘤患者的长期预后。胸腺瘤的切除不一定会使伴发的自身免疫性综合征缓解。有报道称不同的自身免疫性综合征术后缓解率也不一样，重症肌无力缓解率可高达60%，而低丙种球蛋白血症仅为0。该患者无伴发自身免疫性疾病的证据。

根据Masaoka及其同事提出的分期系统，胸腺瘤可分为4期，其5年生存率依次减低（96%～50%），具体如下：无胸腺包膜受累的为Ⅰ期，侵及胸腺周围结缔组织的为Ⅱ期，侵及胸腺周围结构的（如血管）为Ⅲ期，转移或直接累及心包或胸膜的为Ⅳ期。对于Ⅰ～Ⅲ期的患者，外科手术是主要的治疗方式。切除手术应从胸骨正中切开，尽可能彻底地切除胸腺组织。

对于Ⅰ期胸腺瘤患者，在彻底的胸腺切除手术后，不需要再给予辅助治疗。而对于Ⅲ期患者，应常规给予辅助放疗。辅助放疗可以减少此类患者局部的疾病复发。但是，对于Ⅱ期患者，这种治疗方式还在争论中。多数作者不推荐在彻底的胸腺切除术后对Ⅱ期患者常规应用辅助放疗，但是一些研究者认为对于术中发现存在胸膜纤维粘连的患者应强烈推荐给予辅助放射治疗。Ⅳ期胸腺瘤患者应给予化疗。目前还没有前瞻性随机试验来比较不同的化疗药物的疗效，单一药物与联合化疗的完全缓解率均可达到40%。顺铂是联合化疗中最常与其他药物联合应用的药物。

近年来，少数Ⅲ期胸腺瘤患者被给予多种形式的治疗方案，如以顺铂为基础的放化疗联合治疗，显示出鼓舞人心的疗效。同时，诱导化疗(新的辅助疗法)的应用似乎可以提高局部进展型胸腺瘤（Ⅲ期或Ⅳ期）切除的可能性。

因为肿瘤的大小、位置及存在明显的包膜外浸润，该患者被给予诱导化疗，化疗方案为顺铂联合依托泊苷（EP），随后接受手术治疗。在化疗前，患者进行了精子储存，以免铂类药物损害患者的生殖能力。在3个周期的联合化疗后，患者达到放射学的完全缓解。随后该患者进行了胸骨切开术及胸腺切除术。手术显示切除部位组织边缘肿瘤检测为阴性，并且未发现残存的肿瘤灶（即病理学完全缓解),因此不推荐给予该患者进行辅助放疗。

与胸腺瘤相关的自身免疫表现

神经肌肉疾病
- 重症肌无力
- Eaton-Lambert 综合征
- Stiff-person 综合征
- 多发性神经病
- 多发性肌炎

造血疾病
- 纯红细胞再生障碍性贫血
- 低丙种球蛋白血症
- 恶性贫血
- 其他血细胞减少症

内分泌疾病
- 全垂体功能减低症
- 桥本甲状腺炎
- Grave 病
- Addision 病

全身性疾病
- 系统性红斑狼疮
- 干燥综合征
- 类风湿性关节炎
- 硬皮病

其他
- 结节病
- 肾病综合征
- 肥大性骨关节病

临床要点

1. 前纵隔肿块几乎总是恶性的。
2. 胸腺瘤起源于胸腺的上皮细胞。
3. 60%的胸腺瘤伴有自身免疫性疾病，是否伴发自身免疫性疾病不是影响患者预后的主要因素。胸腺瘤的切除不一定会解决伴发的自身免疫性疾病。
4. 外科手术是局限性疾病的主要治疗方式。
5. 对于穿透胸腺包膜而侵及周围组织结构的非转移性肿瘤，应给予辅助放射治疗。其他多种形式的治疗方案（包括诱导化疗）也可以应用于这些病例中。

（闫晨华译　赵婷校）

参考文献

1. Venuta F, Rendina EA, Longo F: Long-term outcome after multimodality treatment for stage III thymic tumors. Ann Thorac Surg 76:1866-1872; discussion 1872, 2003.
2. Johnson SB, Eng TY, Giaccone G, Thomas CR Jr: Thymoma: Update for the new millennium. Oncologist 6:239-246, 2001.
3. Cameron RB, Loehrer PJ, Thomas CRJ: Neoplasms of the mediastinum. In DeVita VTJ, Hellman S, Rosenberg SA (eds): Cancer: Principles and Practice of Oncology. Philadelphia, Lippincott Williams & Wilkins, 2000, pp 1019-1036.
4. Shin DM, Walsh GL, Komaki R, et al: A multidisciplinary approach to therapy for unresectable malignant thymoma. Ann Intern Med 129:100-104, 1998.
5. Davis RD Jr, Oldham HN Jr, Sabiston DC Jr: Primary cysts and neoplasms of the mediastinum: Recent changes in clinical presentation, methods of diagnosis, management, and results. Ann Thorac Surg 44:229-237, 1987.
6. Masaoka A, Monden Y, Nakahara K, Tanioka T: Follow-up study of thymomas with special reference to their clinical stages. Cancer 48:2485-2492, 1981.

病例 46　咳嗽、左颈部肿块

Carlos Ramos

患者女性，49岁，因轻微咳嗽咳痰、乏力，伴左侧颈部肿块就诊。患者有吸烟史，32包/年。既往有背部2个早期恶性黑色素瘤的切除病史。

体格检查：

一般情况：好，无急性病容。生命体征：T 35.9℃，P 117次 / 分，BP 103/68mmHg。Karnofsky 身体状况为 90%。头颅和五官：巩膜无黄染，口咽部未见异常。淋巴结：左锁骨上区可触及直径为 2cm 的质硬淋巴结。心血管系统：心动过速，未闻及心脏杂音。胸部：双侧肺部听诊呼吸音清，伴散在干啰音。腹部：腹软，无触痛，肠鸣音正常，腹部未触及肿块和脏器肿大。四肢：无杵状指、发绀或水肿。

实验室检查：

血常规：血红蛋白 15.0g/dl，血小板 429 000/μl，白细胞 10 300/μl。代谢检查全套（包括碱性磷酸酶、乳酸脱氢酶）：正常。胸部 X 线检查：见图。胸部 CT 扫描：见图。锁骨上淋巴结粗针活组织检查：见图（下页）。

问题：

该患者的诊断是什么？

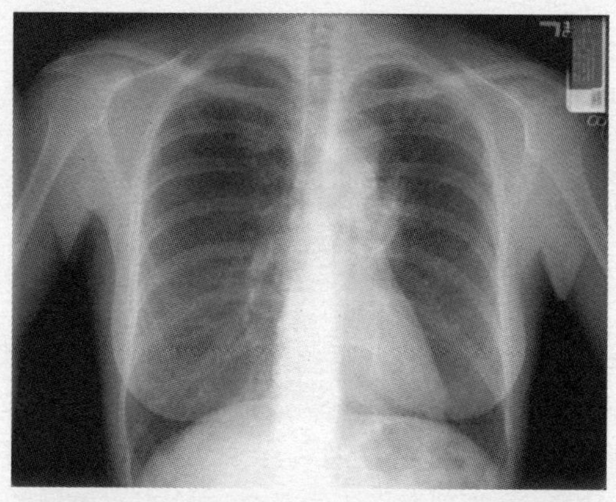

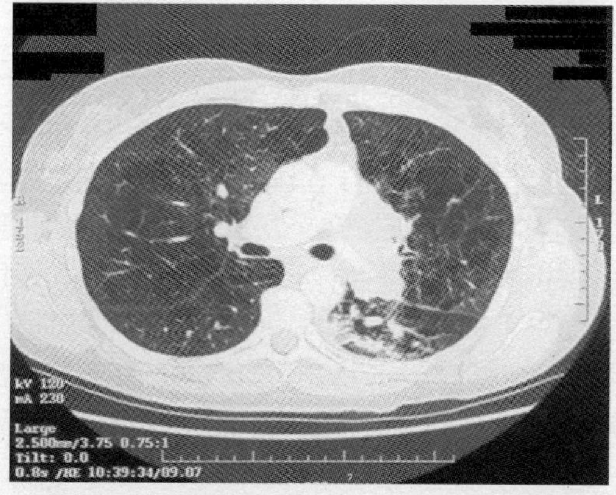
kV 120
mA 230
Large
2.500mm/3.75 0.75:1
Tilt: 0.0
0.8s /HE 10:39:34/09.07

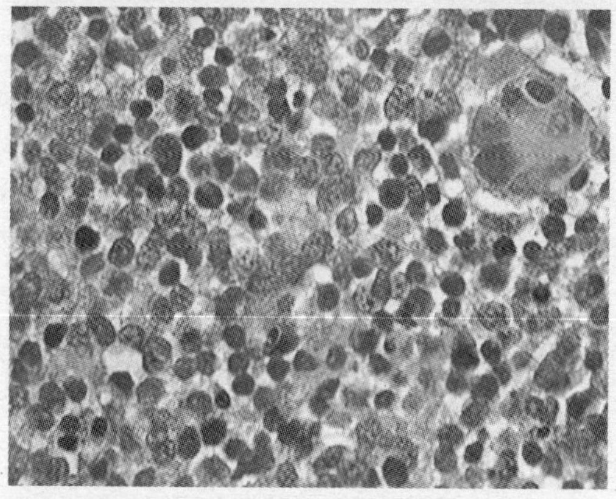

回答：

诊断：局限期小细胞肺癌。

讨论：

小细胞肺癌（SCLC）占所有肺部恶性肿瘤的12%～15%。这个病例说明了小细胞肺癌的一个表现，即与非小细胞肺癌（NSCLC）类似，在肿瘤与吸烟之间有很强的关联性，几乎所有的小细胞肺癌均发生于吸烟者。实际上，对于无吸烟史或无二手烟接触史的患者，在确定小细胞肺癌的诊断之前，其他潜在的诊断应该彻底被排除。该患者存在左侧肺门肿块及纵隔淋巴结肿大（见前两张图）。在第三张图中可见构成肿瘤的典型的燕麦样细胞。

与非小细胞肺癌不同，在治疗小细胞肺癌时，即使是局限性疾病，外科手术治疗也仅有极小的作用。这也就部分说明了为什么TNM分期系统几乎不用于小细胞肺癌的分期，取而代之的是疾病被分为两期，即局限期和广泛期。局限期小细胞肺癌是指肿瘤局限于半侧胸廓内、并且能够被包含在单一的放射野内。约30%～40%的患者在就诊时为局限期。广泛期小细胞肺癌是指肿瘤超过局限期疾病的范围，包括对侧肺门淋巴结及远隔部位的转移。该患者存在同侧的锁骨上淋巴结肿大，且肿瘤病灶能够被覆盖在单一的放射野内，因此她的病情符合局限期疾病。为了确定放射治疗的可行性及证实疾病的分期，放射肿瘤学家的会诊经常是必要的。

因为治疗策略不同，局限期与广泛期疾病的区分是至关重要的。为了排除广泛期小细胞肺癌，所有患者均应进行胸腹部CT扫描，并联合静脉内增强对照（包括肾上腺及肝脏）。除此之外，还必须进行头部钆离子MRI及核医学检查（最好做FDG-PET扫描）。值得注意的是，一些FDG-PET扫描不能显示四肢长骨，因此，对于一些有骨痛表现或碱性磷酸酶或者乳酸脱氢酶水平升高的患者，均应进行骨扫描。在一些选择的病例中，头部CT扫描联合静脉内增强对照可作为MRI的替代检查。

小细胞肺癌合并骨髓转移的发生率为15%～30%，但是这种情况通常伴有LDH或碱性磷酸酶水平的升高，并且骨髓常常不是唯一的疾病转移灶，因此骨髓活检仅被推荐用于没有广泛性疾病的其他证据，但存在LDH、碱性磷酸酶升高或全血细胞减少的患者。由于该患者LDH、碱性磷酸酶和血细胞生成均正常，因而在确诊为局限期疾病之前不必做骨髓活检。

尽管对于广泛期患者化疗是唯一的一线治疗选择，但是对于局限期患者，可以给予放化疗的同步治疗。在一些老年患者或身体状况较差的局限期患者中，也可以使用化疗和放疗的序贯治疗。一项荟萃分析显示，化疗联合放疗与单一的化疗相比可以提高小细胞肺癌患者的生存率。近年来，一些试验证实早期应用放疗联合化疗可使患者获益，因此，推荐放化疗的同步治疗，以及在化疗的第 1 或 2 个周期开始给予放疗的治疗方案。

化疗方案通常由顺铂联合依托泊苷构成，一般给予4～6个周期。放疗通常在第1或2个化疗周期时进行，一般为每日1次。尽管患者及临床医生因为后勤服务的原因经常选择每日1次的常规放疗，但是超分割放射治疗（即每日2次放疗）看起来可以改善患者的生存。

因为中枢神经系统存在较高的复发风险，因此预防性颅脑照射（PCI）被推荐用于所有获得主要缓解（即完全缓解或接近完全缓解）的小细胞肺癌患者。一项关于小细胞肺癌患者的生存资料的荟萃分析表明，预防性颅脑照射可以降低患者脑转移及死亡的危险。

该患者接受了顺铂联合依托泊苷的联合治疗，并同时接受了超分割放疗，如果经过上述治疗后疗效很好，将接受预防性颅脑照射。

临床要点

1. 根据是否所有的病灶均包含在单一的放射野内，新诊断的小细胞肺癌被分为局限期或广泛期。同侧锁骨上淋巴结病变被认为是在局限期疾病的范围内。为了确定放射治疗的可行性及确定疾病的分期，放射肿瘤学家的会诊通常是必需的。
2. 只有那些没有广泛性病变的客观证据，而乳酸脱氢酶或碱性磷酸酶水平升高或存在血细胞减少症的患者，才需要进行骨髓活检。
3. 局限期小细胞肺癌的治疗包括化疗联合放疗，而广泛期小细胞肺癌常单独应用化疗。
4. 预防性颅脑照射（PCI）被推荐用于所有获得主要缓解的小细胞肺癌的患者。

（闫晨华译　赵婷校）

参考文献

1. Takada M, Fukuoka M, Kawahara M, et al: Phase III study of concurrent versus sequential thoracic radiotherapy in combination with cisplatin and etoposide for limited-stage small-cell lung cancer: Results of the Japan Clinical Oncology Group Study 9104. J Clin Oncol 20:3054-3060, 2002.
2. Auperin A, Arriagada R, Pignon JP, et al: Prophylactic cranial irradiation for patients with small-cell lung cancer in complete remission. Prophylactic Cranial Irradiation Overview Collaborative Group. N Engl J Med 341: 476-484, 1999.
3. Turrisi AT III, Kim K, Blum R, et al: Twice -daily compared with once-daily thoracic radiotherapy in limited small-cell lung cancer treated concurrently with cisplatin and etoposide. N Engl J Med 340:265-271, 1999.
4. Pignon JP, Arriagada R, Ihde DC, et al: A meta-analysis of thoracic radiotherapy for small-cell lung cancer. N Engl J Med 327:1618-1624, 1992.
5. Warde P, Payne D: Does thoracic irradiation improve survival and local

control in limited-stage small-cell carcinoma of the lung? A meta-analysis. J Clin Oncol 10:890-895, 1992.

病例 47　左侧臀部疼痛、弥漫性淋巴结病

Michael Danso

患者男性，53岁。患者诉行走时左侧腹股沟疼痛进行性加重6周，伴夜间出汗。2个月来体重下降约7kg，但饮食习惯没有改变。

体格检查：

一般情况：良好。T 36.4℃，BP 110/76mmHg。淋巴结：轻易可触及左侧锁骨上区直径为2cm的肿大淋巴结及左侧腋窝处直径为3cm的淋巴结。腹部：左侧肋缘下3cm可触及脾脏边缘。

实验室检查：

血常规：正常。生化全项：正常。LDH：194（正常）。左侧臀部MRI扫描：可见股骨近端破坏性缺损及周围软组织肿块（见图）。CT扫描：可见颈部、锁骨上区淋巴结肿大，伴脾脏肿大及脾脏多发性低信号性缺损。左侧锁骨上区淋巴结活检：可见大的、多分叶核细胞，CD20染色阳性，周围可见大量CD3阳性的小淋巴细胞，CD15、CD30、EMA、CD10及ALK1染色均阴性。

问题：

该患者的淋巴瘤类型是什么？

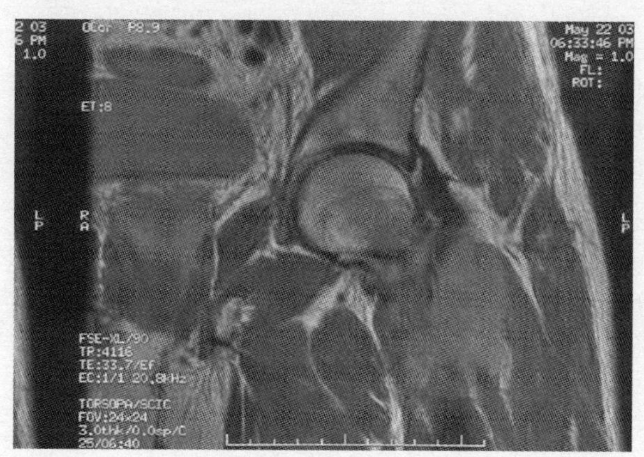

回答：

诊断：富含 T 细胞的 B 细胞淋巴瘤。

讨论：

近年来，富含T细胞的B细胞淋巴瘤（TCR-BCL）被认为是弥漫性大 B 细胞淋巴瘤的组织变异型。其特点是占肿瘤组织少数的克隆性 B 细胞，其周围围绕大量多克隆的 T 细胞。克隆性B细胞在全部细胞数量的比例为10%或更少。形态学上，TCR-BCL 易与其他淋巴瘤混淆，尤其是淋巴细胞为主型霍奇金病、典型霍奇金病及外周 T 细胞淋巴瘤。因此，免疫表型的研究对于明确诊断至关重要。占少数的B细胞表现为B细胞标志CD20染色阳性，但是CD15及CD30 阴性，这可以将本病与富含淋巴细胞的典型霍奇金病相区别。间变性淋巴瘤激酶（ALK）及上皮细胞膜抗原（EMA）染色均为阴性，这可排除间变性大细胞淋巴瘤的诊断。淋巴细胞为主型霍奇金病（LPHD）有类似的免疫表型，其大细胞 CD20 染色阳性，而 CD15 及 CD30 染色阴性。但是在LPHD中，小的背景淋巴细胞是B细胞，而TCR-BCL中为 T 细胞。

TCR-BCL 患者的临床表现更类似于弥漫性大 B 细胞淋巴瘤，而不是 LPHD。患者多为老年人，发病年龄为 60 ~ 70 岁，而 LPHD 的中位发病年龄为 35 岁。体重下降、盗汗及发热等 B

症状（不能解释的持续症状）在TCR-BCL中更常见，而在LPHD患者中少见。淋巴结外受累在LPHD患者中极为少见，而在TCR-BCL中经常出现。脾脏肿大及脾脏受累也更常见于TCR-BCL患者。尽管淋巴细胞为主型霍奇金病也许有类似的免疫表型特点，但是该患者的临床表现更符合 TCR-BCL。

为了确定疾病的解剖范围，分期过程应包括仔细的体格检查（检查有无淋巴结肿大或脏器肿大）、胸腹部及盆腔的 CT 扫描和骨髓活检。对于罹患侵袭性淋巴瘤并且累及骨髓的患者，应进行中枢神经系统的 CT 扫描或 MRI 以及对脑脊液检测。对于年龄小于60岁的患者，经年龄校正后的国际预后指数（IPI）应用3个因素来预测成人非霍奇金淋巴瘤的临床结果，具体如下：疾病分期、患者的临床身体状态及乳酸脱氢酶水平。年龄校正后的国际预后指数是一个简单的累加的积分系统，从0～3分，并且将患者分层为4个预后危险类别：低危（IPI积分为0；5年生存率83%）、中低危（IPI积分 1；5年生存率69%）、中高危（IPI积分为2；5 年生存率 46%）及高危（IPI 积分为 3；5 年生存率32%）。由于本例患者乳酸脱氢酶水平正常、身体状态好、疾病处于Ⅳ期，因而属于中低危。

TCR-BCL与LPHD的鉴别是至关重要的，因为与霍奇金病相应的治疗相比，用于非霍奇金淋巴瘤的药物治疗，如：利妥昔单抗、环磷酰胺、阿霉素、长春新碱及泼尼松（R-CHOP）可以改善无病生存率。在一组病人中，针对非霍奇金淋巴瘤的化疗与针对霍奇金病的化疗相比，3年无病生存率更高（36% vs 10%）。但是由于成功的挽救性治疗，两组总体生存率无统计学差异。

该患者被选入临床方案中，并接受了加速的 R-CHOP 方案，随后接受了 ICE 方案（异环磷酰胺、卡铂及依托泊苷）化疗。该患者也接受了鞘内甲氨蝶呤注射治疗。患者能够很好地耐受所有治疗。在治疗后 4 个月，患者仍维持完全临床缓解。

临床要点

1. 富含T细胞的B细胞淋巴瘤的特点是占肿瘤组织少数的克隆性大B细胞，其周围围绕大量多克隆的小T细胞。
2. 淋巴瘤组织中占少数的B细胞其CD20（B细胞标志）染色阳性，但是CD15及CD30阴性，这可与典型的霍奇金病相区别。
3. 与霍奇金病的治疗相比，非霍奇金淋巴瘤的药物治疗，如R-CHOP方案可以明显改善患者的无病生存。

（闫晨华译　赵婷校）

参考文献

1. Ripp JA, Loiue DC, Chan W, et al: T-cell rich B-cell lymphoma: Clinical distinctiveness and response to treatment in 45 patients. Leuk Lymphoma 43(8):1573-1580, 2002.
2. Rodriguez J, Pugh WC, Cabanillas F: T-cell rich B-cell lymphoma. Blood 82(5):1586-1589, 1993.

病例48 原位导管癌

Karen Smith

患者女性，58 岁，1 个月前接受了乳腺造影检查，结果提示右侧乳腺外上象限有新的微钙化灶。实体结构的粗针活组织检查提示为原位导管癌（DCIS）。患者接受了局部病灶切除术，随后按计划开始接受右侧乳腺的放疗。既往史：患者有高脂血症病史。家族史：无恶性肿瘤的家族史。月经婚育史：患者12岁月经初潮，51岁绝经，25岁时第一次足月妊娠，G2P2。患者未服用口服避孕药或激素替代治疗。社会史及系统回顾未见异常。

体格检查：

T 37.0℃，BP 120/82mmHg，P 60 次 / 分。一般情况：营养良好。头颅和五官：巩膜无黄染，黏膜湿润，未触及肿大淋巴结。心血管系统：心率及心律正常，未闻及心脏杂音。胸部：双侧肺部听诊呼吸音清，可见右侧局部病灶切除术后愈合的瘢痕，未触及乳腺肿块。腹部：腹软，无触痛，未触及脏器肿大或腹部肿块。四肢：未触及腋窝肿大淋巴结，无水肿或腓肠肌触痛。

实验室检查：

血常规：血红蛋白 14.2g/dl，血小板 236 000/μl，白细胞 7 000/μl。生化检查全套：正常。肝功能试验：正常。胸部X线检查：正常。病理学检查：8张病理片子中4张确定为中度原位导管癌，乳头型，有明显的粉刺样坏死表现，未见浸润，组织边缘未受累。

问题：

除了预定的放疗外，需要给予患者进一步的治疗吗？如果需要，给予何种治疗、以何种方式能使患者获益？

回答：

除了局部病灶切除术和按计划的放射治疗之外，该患者应该考虑接受5年的他莫昔芬治疗。尽管他莫昔芬并不是DCIS治疗的必需部分，但是他莫昔芬能够进一步降低受累乳腺乳腺癌复发的危险，也可以降低对侧乳腺出现新发的原发性乳腺癌的危险。但是，他莫昔芬不能改善总体生存率，并且可带来潜在的副作用。在做出治疗选择时，需要考虑上述这些因素。

讨论：

原位导管癌是一种非侵袭性的乳腺癌。正如这个病例一样，临床上罹患DCIS的患者通常无症状，乳房X线摄影检查可发现微钙化灶。随着乳房X线透视筛查的推广，DCIS 的发病率明显增加了。因为大多数患有DCIS的女性没有可触及的乳腺肿块，诊断通常需要依赖影像学指导下的粗针活组织检查来确诊。

一旦DCIS的诊断明确，患者就需要接受外科切除手术。尽管DCIS患者接受乳腺切除术和保留乳腺的手术治疗结果还未进行直接的比较，但是对于侵袭性乳腺癌患者，一些医生发现上述两种治疗方法的生存情况相同。这一发现促使外科医生将保留乳腺的治疗方式作为DCIS治疗的更好的选择。保留乳腺的治疗方式包括局部病灶切除术及随后的放疗。局部病灶切除术通常是在术前植入微钙化灶内的金属线的引导下进行的。乳腺切除术仅推荐在以下情况中应用：①弥漫性、多灶性DCIS；②虽然试图再次切除肿块，但是在局部病灶切除术后，仍发现手术边缘组织肿瘤学检测呈阳性。

在局部病灶切除术后，罹患DCIS的女性患者存在受累侧乳腺肿瘤复发及对侧乳腺出现新发的原发性乳腺癌的危险。放疗可以降低上述第一种危险。国际外科乳腺及肠道辅助计划(NSABP) B-17 试验证实局部病灶切除术后的放疗可以使 DCIS 患者同侧侵袭性乳腺癌的 5 年累积发病率从 10.5% 降至 2.9%，使非侵袭性乳腺癌的 5 年累积发病率从 10.4% 降至 7.5%。尽管可以降低同侧乳腺肿瘤的复发危险，但是放射治疗不会影响DCIS患者的生存率。

除了局部病灶切除术及放射治疗外，罹患DCIS的患者可以从他莫昔芬的治疗中获益。他莫昔芬是一种选择性的雌激素受体调控剂，它可以拮抗雌激素对于乳腺组织的作用。尽管他莫昔芬在DCIS 患者治疗策略中不是必需的，但是他莫昔芬的疗效是基于两个大规模的临床随机对照研究。NSABP B-24 试验证实在DCIS患者接受局部病灶切除术及放射治疗后，给予他莫昔芬治疗 5 年可以使乳腺癌相关事件的 5 年累积发生率从 13.4% 降至 8.2%，其中乳腺癌相关事件是指同侧乳腺的肿瘤复发、对侧乳腺新发的原发性乳腺癌或区域内及远隔部位发生乳腺癌转移。值得注意的是，在存在同侧乳腺肿瘤复发的高危因素的女性患者中，如：年龄小于50岁、组织学上表现为粉刺样坏死、存在可触及的乳腺肿块等，经上述治疗后其同侧乳腺肿瘤复发率降低的尤为明显。在一项有关化学性预防的试验中，BSABP P-1 的研究者证实，在发生乳腺癌的高危女性中，他莫昔芬可使侵袭性乳腺癌的发生率降低49%，使非侵袭性乳腺癌的发生率降低50%。因为，在B-24试验中，DCIS患者在接受局部病灶切除术及放射治疗后，观察到其乳腺癌相关事件的发病率较高，而与之相比，P-1试验的结果提示在接受他昔莫芬治疗的高危组女性患者中所观察到的乳腺癌相关事件的发病率较低，许多肿瘤学家将 B-24 及 P-1 试验的结果作为考虑在 DCIS 局部病灶切除术及放射治疗后给予他莫昔芬治疗的基础。

但是值得注意的是，P-1 及 B-24 试验均不能证实他莫昔芬治疗能否改善生存。除此之外，两个试验均注意到与他莫昔芬治疗相关的副作用，包括：发生早期子宫内膜癌、深静脉血栓、肺栓塞及白内障的危险增加。除此之外，在接受他莫昔芬治疗的女性患者中，发生卒中的危险也略有增加。另外，在接受他莫昔芬治疗的女性患者中，一些症状如：热潮红和阴道排出物增多更易发生。许多治疗的副作用在年龄大于 50 岁的女性患者中更常见。

在接受局部病灶切除术及放射治疗后，所有女性（不管她们是否选择接受5年的他莫昔芬治疗）都应该接受临床随访，以便获得局部肿瘤复发和新发原发性乳腺癌的证据。随访包括常规的每年进行乳房 X 线摄影检查以及每 6 个月 1 次的临床随诊共 5 年，以后每年 1 次。

该患者选择接受他莫昔芬治疗，治疗过程耐受性好，没有合并症。

临床要点

1．原位导管癌（DCIS）通常表现为乳房X线摄影筛查中发现的微钙化灶。
2．DCIS的最初的治疗是保留乳腺的治疗，它包括局部病灶切除术及随后的放射治疗。局部病灶切除术后应用放射治疗可疑降低受累乳腺乳腺癌复发的危险。
3．尽管并不是DCIS治疗的必需部分，但是在局部病灶切除术及放射治疗后接受他莫昔芬治疗 5 年能够进一步降低同侧乳腺肿瘤复发的危险，并且能够降低对侧乳腺新发原发性乳腺癌的危险。
4．用他莫昔芬治疗伴随着潜在的严重副作用，如：发生早期子宫内膜癌、深静脉血栓、肺栓塞、白内障及脑卒中的危险增加。

（闫晨华译　赵婷校）

参考文献

1．Morrow M, Strom ER, Bassett LW, et al: Standard for the management of ductal carcinoma *in situ* of the breast (DCIS). CA Cancer J Clin 52(5):256-276, 2002.
2．Fisher B, Dignam J, Wolmark N, et al: Tamoxifen in treatment of intraductal breast cancer: National Surgical Adjuvant Breast and Bowel Project B-24 randomized controlled trial. Lancet 353(9169):1993-2000, 1999.

3. Fisher B, Costantino JP, Wickerham DL, et al: Tamoxifen for prevention of breast cancer: Report of the National Surgical Adjuvant Breast and Bowel Project P-1 Study. J Natl Cancer Inst 90(18):1371-1388, 1998.
4. Fisher B, Dignam J, Wolmark N, et al: Lumpectomy and radiation therapy for the treatment of intraductal breast cancer: Findings from the National Surgical Adjuvant Breast and Bowel Project B-17. J Clin Oncol 16(2): 441-452, 1998.
5. Ernster VL, Barclay J, Kerlikowske K, et al: Incidence of and treatment for ductal carcinoma in situ of the breast. JAMA 275(12):913-918, 1996.
6. Fisher B, Costantino J, Redmond C, et al: Lumpectomy compared with lumpectomy and radiation therapy for the treatment of intraductal breast cancer. N Engl J Med 328(22):1581-1586, 1993.

病例 49 肝脏肿大、下肢水肿

Gregory Riely

患者女性，61 岁，因肝脏肿大、下肢水肿就诊。患者诉间断的下肢水肿3个月。既往体健，无病史。最初的体格检查发现肝脏明显肿大及下肢水肿。系统回顾未见异常。在这种情况下，患者接受了进一步检查以明确诊断。

体格检查：

T 36.6℃，BP 120/60mmHg，P 96 次/分。头颅和五官：巩膜无黄染，未见巨舌症。淋巴结：颈部、锁骨上区、腋窝及腹股沟未触及肿大淋巴结。心血管系统：心率及心律正常，未闻及S3及心脏杂音，未见颈静脉怒张（JVD）。胸部：听诊呼吸音清。腹部：肝脏右侧锁骨中线上肋缘下4cm，脾脏轻度肿大。四肢：双侧下肢水肿 ++。

实验室检查：

血常规：血红蛋白 12g/dl，血小板 160 000/μl，白细胞 4 600/μl。总胆固醇：448mg/dl，白蛋白：3.1g/dl，肌酐：1.9mg/dl。24小时尿总蛋白：4 800mg，24小时尿肌酐清除率：21ml/min。血清免疫固定检查：IgG-λ 单克隆蛋白0.7mg/dl。骨髓活检：λ 限制性浆细胞数量增加。腹部超声：肝脏轻度增大，伴不同程度的脂肪浸润。骨骼扫描：未见异常。超声心动图及心电图：正常。

问题：

该患者应考虑罹患何种浆细胞疾病？

回答：

该患者存在单克隆免疫球蛋白病及肾性蛋白尿，可能的诊断包括多发性骨髓瘤、意义未明的单克隆免疫球蛋白病及原发性系统性淀粉样变性。该患者接受了腹部脂肪垫活检，活检组织经刚果红染色后，在偏振光下显示绿色双折射，这些发现证实原发性系统性淀粉样变性的诊断。

讨论：

原发性系统性淀粉样变性是一种蛋白构象和浆细胞异常的疾病。异常的浆细胞克隆产生过量的免疫球蛋白轻链，它和其他蛋白一起形成淀粉样的原纤维，而这些淀粉样的原纤维可以沉积于不同的器官中。淀粉样变性表现为各种各样的综合征，反映不同器官的受累。其最常见的表现是蛋白尿（白蛋白尿，＞500mg/日）和劳累后的呼吸困难，这提示淀粉样物质累及肾脏或心脏。其他相对常见的表现包括肝脏肿大、腕管综合征、多发性神经病和体位性低血压。尽管通过受累器官的活检可以做出诊断，但是这通常不是必须的。腹部脂肪垫针吸活检的刚果红染色敏感性为85%。也可以通过直肠活检做出诊断。

这类患者最初的评估应该包括对疾病累及的主要器官系统功能的评估。这些评估从完整的病史及体格检查开始，体格检查包括评估体位性生命体征、肝脏的大小、心脏功能及舌。实验室评估包括全血细胞计数、血清肌酐的测定、24 小时尿总蛋白、血清和尿的免疫固定检查及电泳检查、血清游离轻链的测定。心脏检查包括 B 型利钠肽及肌钙蛋白的测定、心电图和超声心动图检查。还应该包括粪便潜血检查来筛查胃肠道是否受累。

患者的预后主要取决于器官的受累情况和治疗的疗效。尽管表现为心脏受累的患者中位生存期为4个月，但是接受秋水仙碱单药治疗的患者，其中位总体生存期从诊断时开始可达 8 个月。随着美法仑与强的松的周期性治疗的应用，中位生存期可以明显延长至18个月。但是这种联合化疗方案的治疗反应率相对有限，约为30%。近来，一些研究集中在早期大剂量静脉应用美法仑及进行自体造血干细胞移植治疗。在选择的人群中，约2/3的患者显示出器官功能的改善。

对于疗效的评估很困难，尽管治疗可以终止新的淀粉样物质的产生，但是淀粉样原纤维的再吸收是一个缓慢的过程，也许需要数月才可完成。

根据临床试验计划，该患者接受了大剂量美法仑联合自体造血干细胞移植的治疗。美法仑的剂量已根据各种危险因素（包括年龄、肌酐清除率及受累的器官）进行了调整。

临床要点

1. 如果患者有单克隆免疫球蛋白病，且其临床症状与已知的疾病不匹配，应怀疑系统性淀粉样变性。
2. 在原发性系统性淀粉样变性中，通过测定血清脑钠素和肌钙蛋白的水平，并联合心电图和超声心动图的结果，可以进行心脏受累的评估。
3. 血清游离轻链的测定有助于量化治疗反应。

（闫晨华译　赵婷校）

参考文献

1. Comenzo RL, Gertz MA: Autologous stem cell transplantation for primary systemic amyloidosis. Blood 99(12):4276-4282, 2002.
2. Kyle RA, Gertz MA, Greipp PR, et al: A trial of three regimens for primary amyloidosis: Colchicine alone, melphalan and prednisone, and melphalan, prednisone, and colchicine. N Engl J Med 336:1202-1207, 1997.

病例50 腹痛、黄疸

Michael Danso

患者女性，52岁，因腹痛、黄疸就诊。患者诉间断腹痛2个月，疼痛位于右上腹部，并放射至背部。近1周来，患者出现肉眼可见的黄疸。患者既往有幽门螺杆菌感染史，并接受了抗生素及质子泵抑制剂治疗。无饮酒史及违禁药物滥用史。

体格检查：

一般情况：皮肤黄染。生命体征：平稳。淋巴结：未触及淋巴结肿大。心血管系统：心率及心律正常。胸部：双侧肺部听诊呼吸音清。腹部：柔软，无触痛，未触及腹部肿块，未触及肝脾肿大。四肢：无杵状指、发绀或水肿。

实验室检查：

全血细胞计数：正常。总胆红素：5.8，γ-谷氨酰基转移酶（GGT）：74，碱性磷酸酶：450。腹部超声：可见明显的肝内胆管扩张，肝门处肿块，肝门处淋巴结肿大。CT扫描：肝门处多叶样肿块，肝动脉周围淋巴结肿大，伴门静脉变窄，可见胃肝处、主动脉旁、门腔静脉淋巴结肿大。

病程：

患者接受内窥镜下逆行胰胆管造影术（ERCP），并成功安放支架（见图：可见轻至中度的胆管扩张）。胆管刷细胞学检查回报：腺癌阳性。随后患者接受了肝胆外科探查术，术中发现患者的病变不能切除。

问题：

该患者应诊断何种疾病？该患者的治疗选择是什么？

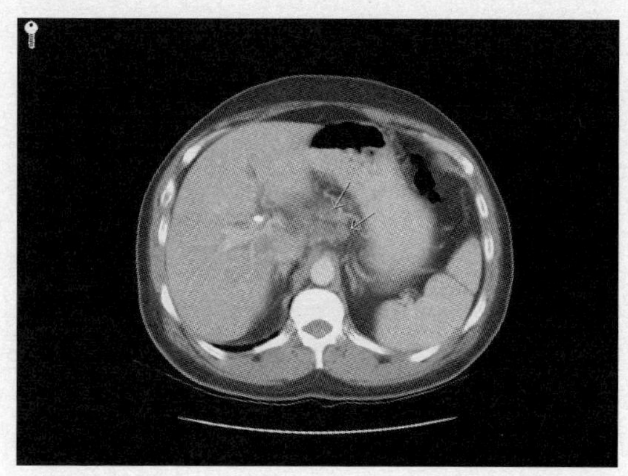

回答：

1．诊断：胆管癌。

2．治疗：如果可能的话，外科手术切除是唯一可以治愈疾病的治疗选择。放化疗或应用5-FU或吉西他滨的全身化疗可以给姑息治疗带来益处。

讨论：

每年大约有 7 500 例新发的胆道肿瘤病例被诊断。其中约 5 000 例为胆囊癌、2 000 ～ 3 000 例为胆管癌。胆管癌的术语最初是用于命名肝内胆管的原发性肿瘤，但是现在用于以下疾病：肝内胆管肿瘤、肝门周围肿瘤（Klatskin tumor）、远隔部位肝外胆管肿瘤。胆管癌患者中约60%为肝门周围胆管癌，约20%是远隔部位肝外胆管肿瘤，其余的是肝内胆管癌。胆管癌在男性患者中略常见。

肝内及肝外胆管癌都是炎症情况的合并症，如：原发性硬化性胆管炎（PSC）及溃疡性结肠炎。原发性胆管炎患者发生胆管癌的危险是 10% ～ 15%。其他与胆管癌相关的情况包括胆管异常，如：Caroli病（肝内胆管的囊状扩张）、胆管乳头状瘤病、先天性胆总管囊肿、胆管腺瘤。在东南亚地区，麝猫后睾吸虫及华枝睾吸虫感染可使胆管癌的发病危险升高 25 ～ 50 倍。

肝外胆管癌表现为胆管梗阻的症状与体征，如：黄疸、白色大便、瘙痒症及深色尿。肝内胆管癌也许表现为肿块或伴随不特异的症状，如：疼痛、食欲减退、盗汗、体重下降及身体不适。实验室检查证实有典型的胆汁郁积的表现，伴随轻至中度的血清碱性磷酸酶、胆红素及GGT水平升高。CA19-9水平高于100U/ml高度提示恶性疾病。影像学检查常始于腹部超声检查，在肝内胆管癌患者中，腹部超声检查可以显示胆管扩张或腹部肿块。CT扫描容易发现腹部肿块及扩张的胆管，可以用于直接CT引导下的活检。CT扫描也可以显示出局部淋巴结肿大。核磁共振胰胆管造影检查术可以提供很好的胆管解剖及血管结构的影像，目前已经用于胆管癌患者影像学研究。内镜超声检查及PET扫描越来越多的用于疾病的分期。ERCP可以提供额外的解剖学信息，并且可以用于获得组织学的诊断证据。在确定诊断方面，细胞刷检查的准确率低，仅为30%。但是当与活组织检查联合应用时，其准确率可达70%。

肝外胆管癌的肿瘤分期是基于TNM分期标准。Ⅰ期患者，肿瘤侵袭仅局限于胆管黏膜、肌层或胆管壶腹部。Ⅱ期患者，肿瘤局部侵及肝脏、胆囊、胰腺或者门静脉、肝动脉的一个侧支。Ⅲ期患者，可见局部和肝十二指肠淋巴结转移，或肿瘤直接侵及门静脉主干、双侧分支或肝总动脉。Ⅳ期肿瘤的特点是广泛的肝脏受累或远隔部位转移。肝内胆管癌分类属于原发性肝癌。

外科手术切除是唯一的治愈疾病的治疗选择，并且在30%～60%的患者中，外科手术切除是可行的。胆管癌外科手术治疗的主要进展是认识到肝脏、胆管切除术以及胆道重建术应该被当作一个整体来进行以达到满意的疗效。外科手术的目标是切除所有可以检测到的疾病，并且同时恢复胆道的排泄功能。在正式的剖腹手术进行以前，应该考虑进行腹腔镜检查来确定是否有任何腹膜的转移或非邻近部位的肝脏转移，从而避免不必要的剖腹手术。肝内胆管癌患者通常接受受累肝脏节段的切除术，其中位生存期可达18～30个月。肝内胆管癌越来越多的被认为是孤立性疾病，但是仍然需要全胃肠道的检查，并且它通常是一个排除性诊断。也就是说，在肠道或上胃肠道的原发性病灶被排除后才可做出诊断。肝外肝门处胆管癌需要进行肝外胆管、胆囊及区域内淋巴结的整体切除，同时进行Rouxen-Y肝管十二指肠吻合术。如果肿瘤阻塞了常见的肝管或为多灶性肿瘤，也许需要进行部分肝脏切除术。如果为十二指肠乳头胆道口壶腹处胆管癌和肝外远隔部位肿瘤，应选择采取胰管十二指肠切除术治疗。

肝门处胆管癌及肝外远隔部位胆管癌患者的中位生存期是12～24个月，5年生存率为15%～25%。壶腹周围胆管癌患者的5年生存率高于前者（为50%～60%），因为这些患者在疾病早期即可表现出症状及体征。在预测复发方面最有影响的因素包括手术切除边缘肿瘤检测为阳性、淋巴结转移及血管受累。已有报道，在严格选择的病例中，肝脏移植可以使患者获得长期生存，但是这仍然是一种实验性治疗方式。

在成功的外科手术后，辅助放疗或化疗的作用仍是有争议的。许多临床医生提倡手术后的放射治疗联合或不联合全身化疗。可以应用外线束放疗及提高剂量的管腔内的近距离放射疗法。应用上述治疗方法的研究结果是不确定的，因此，在临床实践中，辅助的治疗通常仅用于外科切除组织边缘肿瘤学检测为阳性或存在淋巴结转移的患者中。

在无法进行切除手术的患者中，姑息治疗的目的应首先是缓解胆道梗阻。这可以通过Rouxen-Y肝管十二指肠吻合术或经皮或内镜下植入支架来解决。应考虑姑息抗肿瘤治疗，如：化疗、放疗或两者联合治疗，但是几乎没有证据表明这些治疗方式可以明显延长生存。目前，5-FU加顺铂或5-FU加吉西他滨治疗可以使20%～40%的患者达到部分缓解。其他有中度疗效的药物包括依立替康、奥沙利铂、多西紫杉醇及米托蒽醌。

根据患者血管受累的程度及远隔部位淋巴结的转移，该患者不适宜进行外科手术。她现在正在接受吉西他滨加奥沙利铂的化疗。

临床要点

1. 胆管癌（CC）的术语最初是用于命名肝内胆管的原发性肿瘤，但是现在用于以下疾病：肝内胆管肿瘤、肝门周围肿瘤（Klatskin tumor）、远隔部位肝外胆管肿瘤。
2. 肝内及肝外胆管肿瘤都是炎症情况的合并症，如：原发性硬化性胆管炎（PSC）及溃疡性结肠炎。原发性硬化性胆管炎患者中出现胆管癌的危险是10% ~ 15%。
3. 核磁共振胰胆管造影术可以提供极好的胆管解剖及血管结构的影像，目前已经成为胆管癌患者影像学研究的选择。
4. 外科切除手术是治愈疾病唯一的方法，30%～60%的患者有可能接受外科切除术。
5. 在预测手术后疾病复发时最有影响的因素包括手术切除组织边缘肿瘤检测阳性、肿瘤累及淋巴结及血管。

（闫晨华译　赵婷校）

参考文献

1. Fong Y, Kemeny N, Lawrence TS: Cancers of the liver and biliary tree. In Devita VT, Hellman S, Rosenberg SE (eds): Cancer: Principles and Practice of Oncology, 6th ed. Philadelphia, Lippincott, Williams & Wilkins, 2001, pp 1162-1202.
2. De Groen PC, Gores GJ, LaRusso NF, et al: Biliary tract cancers. N Engl J Med 341(18):1368-1378, 1999.

病例 51　II 期乳腺癌

Karen Smith

患者女性，48 岁，在接受乳腺切除术后再次就诊。2 个月前，患者触到左侧乳腺肿块。医生建议患者进行乳腺X线检查，结果提示左侧乳腺外上象限毛刺状肿块。粗针活组织检查提示恶性肿瘤。随后患者接受了改良的根治性左侧乳腺切除术。既往史：鼻窦炎病史。患者未绝经。家族史：一个姐姐43岁时死于乳腺癌。系统回顾：未见异常。

体格检查：

T 36.6℃，BP 136/68mmHg，P 66 次/分。一般情况：营养良好。头颅和五官：巩膜无黄染，黏膜湿润。颈部：未触及肿大淋巴结。心血管系统：心率及心律正常，未闻及心脏杂音。胸部：双侧听诊呼吸音清，可见左侧乳腺切除及左后胸部愈合性瘢痕，右侧乳腺未触及肿块。腹部：腹软，无触痛，未触及脏器肿大及腹部肿块。四肢：未触及腋窝肿大淋巴结，无水肿，无腓肠肌触痛。

实验室检查：

血常规：血红蛋白12.2g/dl，血小板366 000/μl，白细胞5 000/μl。生化检查：正常。肝功能检查：正常。胸部X线检查：正常。胸部、腹部及盆腔CT扫描：未见转移性疾病的证据。骨骼扫描：未见骨骼转移的证据。放射性核素活动血管扫描术（MUGA scan）：正常射血分数。病理学：直径3cm的侵袭性导管癌，分化差，可见淋巴血管受累，雌激素及孕激素受体阴性，切除组织边缘肿瘤检测为阴性，HER2neu 升高，17 个腋窝淋巴结中 4 个肿瘤检测为阳性，提示乳腺癌转移。

问题：

该患者应考虑给予何种额外的治疗？这些治疗如何使患者获益？

回答：

该患者应该接受辅助化疗及乳腺切除术后的放射治疗。辅助的化疗已经显示出可以降低乳腺癌的复发率，并且可以改善早期乳腺癌患者的总体生存。乳腺切除术后的放射治疗将进一步降低疾病局部区域内复发的危险，并且可以改善无病生存及总体生存。激素受体阴性的乳腺癌患者不是进行辅助激素治疗的指征。

讨论：

该患者为Ⅱ期乳腺癌，她已经接受了乳腺切除术，现就诊咨询有关额外治疗的建议。在确定该患者的治疗建议以前，需要考虑的重要因素包括肿瘤的大小、淋巴结是否转移及激素受体的情况。

2000 年国家健康研究院（NIH）召集会议以制定早期乳腺癌患者辅助治疗的应用指南。根据这些指南，细胞毒性化疗药物被推荐用于腋窝淋巴结转移及肿瘤直径大于 1cm 的患者。辅助的激素治疗被推荐用于所有激素受体阳性的乳腺癌患者。

依据这些指南，该患者应该接受辅助的细胞毒性药物的化疗。对于激素受体阴性的乳腺癌患者，资料不支持应用辅助的激素治疗，因为激素治疗在这组患者中的疗效很小。尽管所有已知乳腺癌的患者均进行了外科切除手术，但是患者仍然存在隐匿的显微镜下可见的转移灶，并最终可能发展成为临床上明显的复发从而导致死亡，这是早期乳腺癌患者进行全身辅助细胞毒性药物治疗的原因。

在47个试验研究中，乳腺癌患者被给予细胞毒性药物的辅助化疗。经荟萃分析证实，上述研究结果支持对于存在淋巴结转移的乳腺癌患者应用化疗。荟萃分析的结果提示，细胞毒性药物的辅助化疗，可以降低早期乳腺癌患者疾病复发的危险，同时对生存有益。对于年龄不超过50岁的患者，化疗可以使疾病的复发危险降低 35%，并且可以使总体生存率提高 27%。对于年龄为50～69岁的患者，化疗可以使疾病的复发危险降低20%，并且可以使总体生存率提高11%。对于年龄大于70岁的女性，在已经进行的观察中没有足够的证据说明这些患者从辅助化疗中获益。尽管荟萃分析证实细胞毒性药物的辅助化疗对所有早期乳腺癌患者有益，但是对于存在淋巴结转移的年轻患者化疗的绝对益处最大，例如本例患者。

没有一个辅助化疗方案是早期乳腺癌患者的标准治疗方案，但是与没有蒽环类药物的方案相比，包括蒽环类药物的化疗方案看起来在预防复发方面更有效，并且可以提高生存率。而且，近来研究表明，在蒽环类药物的基础上联合紫杉烷治疗存在淋巴结转移的患者可以进一步降低疾病的复发和改善总体生存。

怎样给予化疗也很重要。回顾性研究一直显示计划的剂量强度维持与治疗结果相关。近来的前瞻性研究已经显示，在应用标准剂量的阿霉素、环磷酰胺加紫杉醇时，如果增加剂量密度（即单位时间内的给药剂量）可以改善无病生存和总体生存。在这个随机试验研究中，存在淋巴结转移的乳腺癌患者接受化疗，一种方案为每14天给予化疗1次，同时联合生长因子支持治疗；另一种方案为每隔21天（标准方案）给予1次化疗，而没有生长因子支持。两种方案进行比较，前者疗效更好。

除了辅助化疗外，患者也应该接受乳腺切除术后的放射治疗。近来，美国临床肿瘤协会公布了关于乳腺切除术后放射治疗的临床应用指南。根据这个指南，如果存在4个或更多个腋窝淋巴结转移及肿瘤直径大于5cm，或存在局部进展性可进行手术切除的肿瘤，这些女性应该接受乳腺切除术后的放射治疗。这些建议是基于这样的事实：即这种治疗方式可以降低局部区域内肿瘤复发的危险，并且可以降低远隔部位肿瘤复发的风险，从而最终降低死亡的危险。

临床要点

1. 尽管所有已知乳腺癌的患者均进行了外科切除手术，但是患者仍然可能存在隐匿的显微镜下可见的转移灶，并可以最终发展为临床上明显的复发而导致死亡，这是对早期乳腺癌患者进行全身辅助治疗的原因。
2. 细胞毒性化疗药物被推荐用于存在腋窝淋巴结转移的女性及肿瘤直径大于1cm的女性。细胞毒性化疗药物可以降低复发性危险，并提高总体生存率。在伴有淋巴结转移的年轻女性患者中，获益尤大。
3. 对于乳腺癌患者的辅助化疗没有单一的标准的治疗方案。对于存在淋巴结转移的患者，包括蒽环类药物及紫杉醇类的治疗方案显示出更好的疗效。除此之外，提高剂量强度的化疗方案可使患者获得更大利益。
4. 对于激素受体阴性的患者，目前的资料不支持辅助激素治疗。
5. 存在4个及更多腋窝淋巴结转移、肿瘤直径大于5cm或存在局部进展的可进行手术切除的肿瘤的女性患者，应该接受乳腺切除术后的放射治疗。

（闫晨华译　赵婷校）

参考文献

1. Citron ML, Berry DA, Cirrincione C, et al: Randomized trial of dose-dense versus conventionally scheduled and sequential versus concurrent combination chemotherapy as postoperative adjuvant treatment of node positive primary breast cancer: First report of the intergroup trial C 9741/cancer and leukemia group B trial 9741. J Clin Oncol 21(8):1431-1439, 2003.
2. Henderson IC, Berry DA, Demetri GD, et al: Improved outcomes from adding sequential paclitaxel but not from escalating doxorubicin dose in an adjuvant chemotherapy regimen for patients with node-positive pri-

mary breast cancer. J Clin Oncol 21(6):976-983, 2003.
3. Early Breast Cancer Trialists'Collaborative Group. Polychemotherapy for early breast cancer: An overview of the randomized trials. Lancet 352 (9132):930-942, 1998.
4. Recht A, Edge SB, Solin LJ, et al: Postmastectomy radiotherapy: Clinical practice guidelines of the American Society of Clinical Oncology. J Clin Oncol 19(5):1539-1569, 2001.
5. Anonymous. National Institutes of Health Consensus Development Conference Statement: Adjuvant therapy for breast cancer, November 1-3, 2000. J Natl Cancer Inst 93(13):979-989, 2001.
6. Early Breast Cancer Trialists'Collaborative Group. Tamoxifen for early breast cancer: An overview of the randomized trials. Lancet 351(9114): 1451-1467, 1998.

病例 52　辅助性应用他莫昔芬后腹部不适

Michael Danso

患者女性，59 岁，3 年前最初诊断为右侧乳腺浸润性管状癌，肿瘤直径2cm，分化差、雌激素及孕激素受体检测阳性。手术切除的 11 个腋窝淋巴结中有 3 个淋巴结肿瘤检测为阳性，提示转移性癌。免疫组化检测 HER2neu 为 3+ 。患者接受了局部肿块切除术、腋窝淋巴结切除及4个周期的阿霉素联合环磷酰胺的化疗，随后接受了4个周期的紫杉醇治疗。以后患者又接受了乳腺放射治疗，并开始应用他莫昔芬治疗。1个月前，当继续服用他莫昔芬治疗时，患者开始诉气短、咳嗽及右上腹部不适。

体格检查：

一般情况：无急性病容。生命体征：平稳。头颅和五官：无黄疸及苍白。心血管系统：心率及心律正常。胸部：双侧听诊呼吸音清。腹部：腹软，右上腹部轻度压痛，肝脏肋下 3cm。

实验室检查：

全血细胞计数：正常。生化检查全套：正常。胸部 X 线检查：多发的肺部结节。腹部CT扫描：肝脏结节。肝脏活检：转移性腺癌，ER（+），免疫组化检测 HER2neu 为 2+。

问题：

肝脏活检标本还需要进行何种额外的检查以便指导治疗？

回答：

需要进行荧光原位杂交（FISH）检查来证实HER2neu的状态。该患者有明显的与内脏肿瘤转移相关的症状，并且病理表现为HER2neu阳性乳腺腺癌。最佳的治疗方式为化疗联合曲妥单抗治疗。

讨论：

大约30%的乳腺癌患者过度表达HER2neu。HER2neu是分子量为185kD的跨膜糖蛋白受体。过度表达HER2neu的乳腺癌患者疾病表现为侵袭性，无病生存期和总体生存期较短。曲妥单抗是一个重组的、人源化的单克隆抗体，可与HER2neu的细胞外区域特异性结合。临床前的试验研究发现，当单独应用这个抗体时，可以抑制肿瘤生长，而与一些化疗药物联合应用时可以发挥协同效应。

HER2过度表达的检测已经成为转移性乳腺癌患者病理学评价的标准部分。现在，免疫组化（IHC）和FISH是检测HER2过度表达的主要技术。IHC测定法（如Hercep试验）可以检测HER2受体的膜表面表达。表达结果被报告为0、1+、2+或3+，其中3+被确定为HER2受体的过度表达，2+代表HER2的表达不明确，而1+及0代表HER2受体的表达缺失。FISH可以检测HER2受体基因的拷贝数，比IHC检测结果更可靠。IHC检测为3+的肿瘤几乎在FISH检测时均为阳性。同样的，IHC检测为0或1+的肿瘤，在FISH检测时97%为阴性。IHC检测为2+的肿瘤，在FISH检测时约20%为阳性。所有IHC检测为2+的患者，在开始曲妥单抗治疗前，均应接受FISH检测来证实有HER2基因扩增。

已经证实，用于治疗转移性乳腺癌的许多化疗药物与曲妥单抗有附加的或协同的抗肿瘤作用。这些药物包括紫杉醇、多西紫杉醇、环磷酰胺、表柔比星、依托泊苷、顺铂及长春瑞滨。中心试验证实曲妥单抗联合紫杉醇治疗转移性乳腺癌比单独应用紫杉醇的治疗更有优势。Slamon及其同事报告了多中心随机试验的研究结果，研究中超过400例HER2受体阳性的转移性乳腺癌女性患者被随机分组接受单独化疗或化疗联合曲妥单抗治疗。那些没有接受过蒽环类药物治疗的患者被随机分为接受阿霉素加环磷酰的化疗，同时联合或不联合曲妥单抗。如果以前接受过以蒽环类药物为基础的辅助化疗，那么这些患者则接受紫杉醇联合或不联合曲妥单抗的治疗。在化疗的基础上额外应用曲妥单抗可以带来更好的客观治疗有效率（50% vs 32%，$P < 0.001$），并且可使患者获得更长的疾病进展期（7个月vs 5个月，$P < 0.001$）、治疗有效期（9个月vs 6个月，$P < 0.001$）及总体生存期（25个月vs 20个月，$P = 0.046$）。最明显的副反应是心脏功能不全，其中蒽环类药物 + 环磷酰胺 + 曲妥单抗治疗组心脏功能不全的发生率为27%，而紫杉醇 + 曲妥单抗治疗组其发生率为13%。根据这些研究结果，紫杉醇联合曲妥单抗的治疗方案被FDA推荐为HER-2受体阳性的转移性乳腺癌患者的标准治疗方案。目前，蒽环类药物联合曲妥单抗治疗因有明显的心脏毒性在临床上已不再用作联合治疗方案。

近来，一个具有类似设计的研究报告，与单独应用多西紫杉醇相比，多西紫杉醇联合曲妥单抗的治疗可使患者获得明显的临床益处，联合治疗可使总体生存从18个月延长至27个月。目前正在进行研究以便探讨紫杉醇 + 曲妥单抗 + 卡铂治疗的临床益处，初步的研究结果显示有很好的疗效。对于紫杉醇+曲妥单抗的治疗方式，每周1次剂量的化疗看起来有更大的疗效及更小的毒性。目前正在进行研究以证实曲妥单抗的安全性及有效性。

该患者被给予每周1次的紫杉醇联合曲妥单抗的治疗。患者有很好的治疗疗效，症状缓解，肿瘤负荷明显减低。患者目前正在接受第5个周期的化疗。

临床要点

1. 过度表达 HER2 的乳腺癌女性表现为疾病的进展性，同时伴有较短的无病生存期和总体生存期。
2. 在开始曲妥单抗治疗前，所有通过免疫组化检测确定为 HER2neu 2+的肿瘤均应接受FISH检查来确定其阳性状态。
3. 对于HER2 过度表达的转移性乳腺癌患者，曲妥单抗加紫杉醇联合化疗是标准的一线治疗方案。在曲妥单抗加紫杉醇联合化疗的基础上加用卡铂是新的可以选择的有效的治疗。
4. 当前，心脏的毒性阻碍了蒽环类药物加曲妥单抗的联合治疗在临床中的应用。

（闫晨华译　赵婷校）

参考文献

1. Vogel CL, Franco SX: Clinical experience with trastuzumab (Herceptin). Breast J 9(6):452-462, 2003.
2. Slamon DJ, Leyland-Jones B, Shak S: Use of chemotherapy plus a monoclonal antibody against HER-2 for metastatic breast cancer that overexpresses HER-2. N Engl J Med 344(11):783-791, 2001.

病例 53　左上肺叶巨大肿块

Michael Danso

患者男性，72岁，诉左侧腋下疼痛，疼痛放射至左臂内侧，体重下降7kg，伴慢性咳嗽。患者有长期吸烟史，没有其他既往病史。

体格检查：

一般情况：体型瘦，无病容。生命体征：平稳。头颅和五官：瞳孔大小不等，左侧小瞳孔。淋巴结：未触及肿大淋巴结。心血管系统：心率及心律正常。胸部：双侧听诊呼吸音清。腹部：腹软，无触痛，未触及肝脏肿大。四肢：无发绀或水肿，可见早期杵状指。

实验室检查：

全血细胞计数及生化检查全套：正常。胸部X线检查：可见左上肺叶巨大肿块。胸部CT扫描：可见左上肺叶大小为6cm × 8cm的肿块，与肺尖处的胸膜相连（见图）。臂丛神经MRI检查：未见神经丛的移位或单个神经的浸润。支气管镜及肿块组织活检病理学检查：符合非小细胞肺癌。纵隔镜检查：无纵隔受累的证据。脑部MRI及PET扫描：无远隔部位转移的证据。

问题：

可能的诊断是什么？该患者最佳的治疗方式是什么？

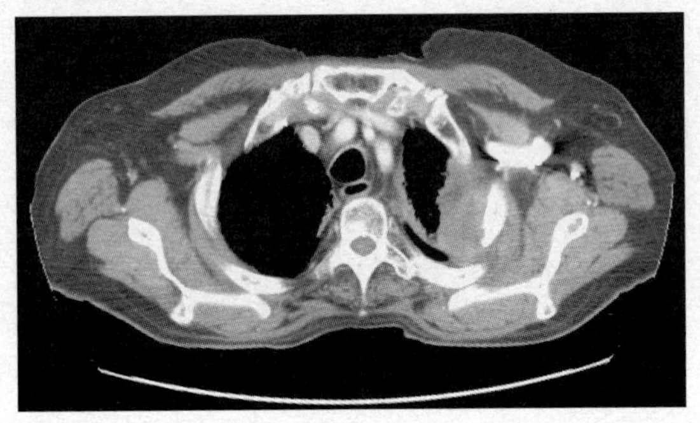

回答：

1．诊断：肺上沟非小细胞肺癌。

2．给予诱导性化放疗后外科切除术是标准的治疗方案。

讨论：

该患者存在胸壁受累，确定为$T_3N_0M_0$，按照美国癌症分期联合会的分期标准为ⅡB期肺上沟非小细胞肺癌(NSCLC)。肺上沟非小细胞肺癌是一种不常见的非小细胞肺癌的亚型。这种肿瘤经常累及臂丛神经、锁骨上血管或脊柱。臂丛神经受累可以引起神经病性疼痛，疼痛可沿手臂内侧向下放射。1932 年 Henry Pancoast 最先描述了上述现象。最常见的并发症是 Horner 综合征，发生率为 20% ~ 30%，其表现为眼睑下垂、瞳孔缩小及无汗症，它是由于肿瘤浸润脊椎旁的交感神经链及下方的星状交感神经节引起的。

肺上沟癌的分期评估应该包括完全的肺功能检测以便评估进行手术的可行性，还应包括胸部、肝脏及肾上腺CT扫描，PET扫描可以用于排除远隔部位的转移，而臂丛神经的 MRI 及核磁共振血管成像（MRA）检查可用于评估血管或臂丛神经的受累。

在20世纪60年代，手术前给予放射治疗，随后进行外科切除手术已经成为肺上沟非小细胞肺癌的标准治疗。这种治疗方式可使患者 5 年总体生存率达到 30%。常见的手术禁忌证包括椎体受累、锁骨上动脉或静脉受累及有临床证据的N_2期疾病。近来，多种形式的治疗策略，包括诱导性化放疗及外科切除手术，已经成为标准的治疗方案。对于可手术切除的Ⅲ期肺上沟非小细胞肺癌的患者，术前化疗的目的是清除微转移灶。在治疗肺上沟非小细胞肺癌时，术前化疗+放疗的主要目的是缩小肿瘤的体积以便改善手术切除的可行性。在Rusch及其同事的协作组实验研究中，纵隔镜检查阴性的 $T_{3\text{-}4}N_{0\text{-}1}$ 期肺上沟非小细胞肺癌患者接受了2个周期的顺铂加依托铂苷的化疗，同时接受45Gy的放射治疗。3～5周后，病情稳定或有治疗反应的患者接受胸廓切开术，同时将受累的肺及胸壁完整切除。92% 的患者完成了诱导性治疗，111个适宜进行手术的患者中83个接受了胸廓切开术。65% 的胸廓切开术组织标本显示出病理学的完全有效或显微镜下轻微病变。对于所有适宜进行手术的患者，其2年的生存率为55%；而病灶被完整切除的患者，其 2 年生存率为 70%。

该患者接受 2 个周期的顺铂加依托泊苷的化疗，同时接受放射治疗。患者对治疗表现为部分有效，并且成功的接受了左侧胸廓切开术及左上肺叶切除术。外科手术病理标本证实为残留的、显微镜下可见的、分化差的非小细胞肺癌，背景为坏死性的肺实质及纤维组织增生，提示明显的治疗反应。外科手术后3个月患者无疾病复发的证据。

临床要点

1. 肺上沟非小细胞肺癌可以表现为Pancoast综合征（肋骨受损、肩痛并放射至手臂及 Horner 综合征）。
2. 诱导性化放疗及外科切除术等多种形式治疗的应用已经成为标准的治疗方案。在手术前应用化疗及放射治疗可缩小肿瘤的体积，提高可切除性，并使40%的患者获得长期生存。

（闫晨华译　赵婷校）

参考文献

1. Jett JR: Superior sulcus tumors and Pancoast's syndrome. Lung Cancer 42: S17-S21, 2003.
2. Pancoast HK: Superior pulmonary sulcus tumor: Tumor characterized by pain, Horner's syndrome, destruction of bone, and atrophy of hand muscles. JAMA 99:1391-1396, 1932.
3. Rusch VW, Giroux DJ, Kraut MJ, et al: Induction chemoradiation and surgical resection for non-small-cell lung carcinomas of the superior sulcus: Initial results of the Southwest Oncology Group trial 9416. J Thorac Cardiovasc Surg 121(3):472-483, 2001.

病例 54　颈部肿块

John Gerecitano

患者中年男性，58岁，因发现右侧颈部肿块就诊。应用抗生素治疗7天后，肿块未消退，细针穿刺活检提示鳞状细胞癌。患者到耳鼻喉科专家门诊就诊，经鼻咽喉镜检查发现会厌表面有一直径3cm的肿瘤，生长至舌骨上下及杓会厌襞。CT扫描发现右颈部多发坏死淋巴结，直径小于6cm；左颈部肿大淋巴结小于2cm。接诊该患者的耳鼻喉科外科医师计划对声门以上的肿块采取基础手术切除并结合放射治疗，该患者想了解是否可选择其他治疗方案。患者既往无听力损害及肾功能不全史。

体格检查：

T 36.4℃, P 80 次 / 分，BP 140/80mmHg，R 16 次 / 分。一般状况：体重98.5kg。头颅和五官：内镜检查喉会厌的外部病变最大长经约为2.5cm。淋巴结：右颈前三角淋巴结受累肿大。无腋窝、锁骨上或左颈部淋巴结病变。胸部：双侧呼吸音清。腹部：软，无压痛，轻度膨胀，肠鸣音存在。四肢：无水肿。

放射检查：

颈部 CT 扫描:会厌部外生性肿块（见图）。

问题：

该患者的最佳治疗是什么？

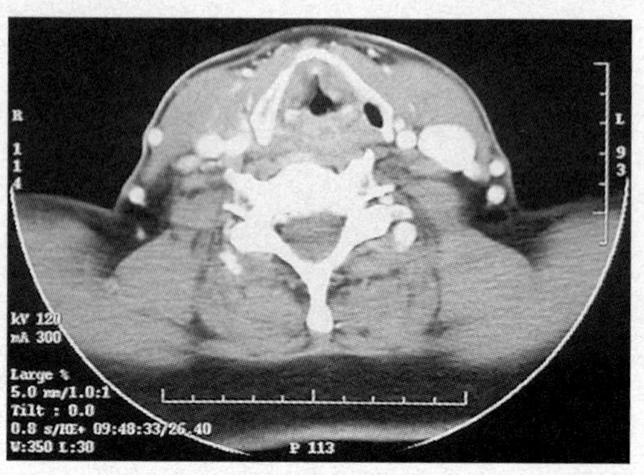

回答：

在应用铂类药物基础上联合放化疗是最佳的治疗方案。

讨论：

传统上，头颈部鳞状细胞癌（SCC）多进行外科治疗。对按照AJCC的标准，处于Ⅰ期、Ⅱ期和体积小的Ⅲ期肿瘤患者采用单独外科治疗或放射治疗的治愈率为52%～100%。预后因原发病变位置的不同而各异。尽管喉声门部的肿瘤早期表现为声音的改变，但邻近喉声门上的肿瘤就诊时常处于中晚期。通过CT和PET扫描证实，该患者肿瘤处于Ⅳ期，邻近声门上部超过一处的亚部位黏膜受侵（T_2），双侧淋巴结肿大小于6cm（N_2）。尽管对疾病各期而言，淋巴结受累将使治愈率下降 50%，因为锁骨以下未见转移灶，该患者仍有治愈的可能。

可选的治疗方案包括单独外科切除、放射治疗、化学治疗或联合治疗。由于需要手术区外干净无癌残留，喉部鳞状细胞癌手术治疗最终需要部分或全部喉切除。该步骤将带来发生慢性后遗症的极大风险，包括永久性发音困难和交流障碍。如果对体积大的Ⅲ期肿瘤或Ⅳ期肿瘤患者采取基础外科治疗，推荐对大多数病例联合放射治疗以便使肿瘤局限化，提高治愈率。

Veterans Administration 试验对喉癌患者（主要是Ⅲ、Ⅳ期）先采取喉切除术再联合放射治疗和先采取顺次放化疗后再行喉切除术的疗效进行了对比观察。结果表明，即使在随访10年后两组的总体生存率仍未见差异，但66%的放化疗组患者可避免行喉切除术。该试验证实放化疗可作为一线喉切除术的替代疗法。接下来进行的荟萃分析发现，对无转移的头颈部鳞状细胞癌患者，在应用铂类药物基础上的联合放化疗生存率明显高于接受顺次治疗者，且两组间差异具有统计学意义。最近的组间研究支持这些观点：对声门及声门以上Ⅲ、Ⅳ期鳞状细胞癌患者采用联合放化疗，5 年生存率为 36%。

除对原发病变进行治疗外，也必须治疗淋巴结病变。如果决定行外科治疗，也应同时行颈部淋巴结清扫。如果选择放化疗，要在治疗前或治疗后行颈部淋巴结清扫。但通常更倾向于后者，以确保不因手术而延误对原发病变的治疗。对淋巴结病变低于N_2期的临床完全缓解的患者，可避免行颈部淋巴结清扫，因为对这部分患者单独行放射治疗能有效地防止复发。对原颈部病变大但在接受放化疗后再次进行影像学检查未见淋巴结病变的患者，可以避免进行颈部淋巴结清扫。对行颈部淋巴结清扫的确切指征尚存在很大争议，这也是目前研究的热点领域。

该患者原计划接受6周的外放射治疗，并在放疗的21天间歇中用3个周期的顺铂和氟尿嘧啶进行化疗。然而，第2个周期的化疗因为中性粒细胞减少症而延迟。由于在放疗结束后化疗将不再具有放疗增敏剂的作用，因此这次延迟使得第3周期化疗未能进行。在治疗完成后约6周再次行CT检查，若淋巴结病变继续存在，应再次行 PET 扫描和颈部淋巴结清扫。PET 扫描被延至治疗完成后 6 周，以便去除抗炎治疗所致的假阳性的发生。

临床要点

1. 头颈部肿瘤由于原发病变部位的不同，发病时处于不同分期，喉声门部位的肿瘤症状出现早，声门以上邻近部位的肿瘤临床症状出现较晚。
2. 声带麻痹表明肿瘤至少处于 T_3 期。
3. 对任何 T 分期的肿瘤来说，淋巴结转移将使治愈率下降 50%。
4. 很多喉部肿瘤患者除接受基础手术治疗外，亦可应用铂类药物基础上联合放化疗，以便保留喉部。
5. 以铂类药物为基础的化疗能提高放疗的效果，但同时也使严重黏膜炎及其他放疗副作用的发生率上升。因此许多内科医师在开始治疗前给患者放置经皮胃饲管。

（孔圆译　张剑权校）

参考文献

1. Ridge JA, Glisson BS, Horwitz EM, et al: Head and neck tumors. In Pazdur R, Coia LR, Hoskins WJ, Wagman LD (eds): Cancer Management: A Multidisciplinary Approach. New York, CMP Healthcare Media, pp 39-85, 2004.
2. Forastiere AA, Goepfert H, Maor M, et al: Concurrent chemotherapy and radiotherapy for organ preservation in advanced laryngeal cancer. N Engl J Med 349:2091-2098, 2003.
3. Pignon JP, Bourhis J, Domenge C, Designe L: Chemotherapy added to locoregional treatment for head and neck squamous-cell carcinoma: Three meta-analyses of updated individual data. Lancet 355:949-955, 2000.
4. Anonymous: Induction chemotherapy plus radiation compared with surgery plus radiation in patients with advanced laryngeal cancer. The Department of Veterans Affairs Laryngeal Cancer Study Group. N Engl J Med 324(24):1685-1690, 1991.

病例 55　肺部结节

Yungpo Bernard Su

患者男性，69 岁，既往有右侧舌根 $T_3N_{2b}M_0$ 型鳞状细胞癌病史，在接受以铂类药物为基础的联合放化疗后，达到无病生存。在完成初次治疗3年后，再次来接受常规随访检查，且主诉新近出现咳嗽。胸部 X 线提示左肺上叶 2cm 大小不规则结节，患者否认咳痰、咯血或用力时呼吸困难。但有重新吸烟史近两年。

体格检查：

T 36.9℃, BP 120/68mmHg，P 72 次 / 分。一般状况：体重 78kg，外观良好，无急性病容。头颅和五官：原发病变清洁，未触及其他颈部、锁骨上或腋窝淋巴结肿大。心血管系统：心率规整，心律齐，无杂音。胸部：双侧听诊呼吸音清。腹部：软，肠鸣音活跃，未触及脏器增大。四肢：无水肿。

实验室检查：

全血细胞计数、血清生化检查和肝功能检查均正常。胸部 CT：无其他结节病变，肺门无异常，未见纵隔淋巴结肿大。PET 扫描：颈部治疗后改变，肺部结节标准吸收值（SUV）9.8。支气管镜检查及肺部肿块细针穿刺活检示低分化型鳞状细胞癌。

问题：

下一步的最佳治疗方案是什么？

回答：

下一步的最佳处理是对外科手术切除的治愈情况进行评价。因为该患者既往有头颈部鳞状细胞癌病史，肺部新发原发癌的可能性大。

讨论：

因发病时有颈部淋巴结受累，该患者可能是转移性舌基底癌。然而，该患者舌基底癌的无病生存期长，有吸烟史，加上肺部实性病变，这些均与新发早期肺癌相符合。该病比头颈部癌远处转移病变的预后要好得多。既往有上消化道鳞状细胞癌病史的患者，再发二次肿瘤的风险增高，特别是在常接受烟和（或）酒刺激的身体相关部位，如肺部和食管。这些所谓的“部位肿瘤易发效应”使每年第二个原发肿瘤的发生率为3% ~ 7%。本患者有重新吸烟史更增加了其再发恶性肿瘤的危险性。

对这些患者尚缺乏统一的常规筛选程序。异维A钾被认为是一种可能具有化学预防作用的药物，但是随机试验并未证明其有助于提高总体生存率。

尤为重要的是，应对该患者进行评价，以确定何种切除术最可能根治肺部实性肿块。最应避免的重大错误是认为该患者的疾病是不可治愈的。

临床要点

1. 该患者既往有上消化道鳞状细胞癌病史，再次发生原发性癌的风险性增高，特别是在常接受烟和（或）酒刺激的身体相关部位，如肺和食管。
2. 尤为重要的是，应对该患者进行评价，以确定何种切除术最可能根治肺部实性肿块。

（孔圆译　张剑权校）

参考文献

1. Yamamoto E, Shibuya H, Yoshimura R, Miura M: Site-specific dependency of second primary cancer in early stage head and neck squamous cell carcinoma. Cancer 94:2007, 2002.

病例 56　局限性晚期膀胱癌

Matthew Galsky

患者男性，69 岁，因出现肉眼血尿就诊。患者 2 周前接受膀胱镜检查发现膀胱后壁有一质硬、结节状肿块。检查在麻醉下进行，肿块约8cm，可活动。经尿道膀胱肿瘤切除术（TURBT）发现为高分级的尿道上皮肿瘤，已经侵及固有肌层。麻醉下检查发现膀胱尚可以活动。腹部和盆腔CT扫描未见淋巴结肿大及远处转移。胸部 X 线检查未见异常。

既往有地中海贫血病史。无恶性疾病家族史。社会史：有吸烟史，20 包 / 年。患者诉有尿频、尿急和间断性血尿。

体格检查：

T 36.1℃, P 60 次 / 分，BP 120/70mmHg。一般情况：营养状态良好，无急性病容。头颅和五官：巩膜无黄染，黏膜湿润。颈部：无淋巴结肿大。心血管系统：心率规整，律齐，无杂音。胸部：双肺听诊呼吸音清。腹部：软，无压痛，未触及脏器肿大及异常包块。四肢：无腋窝淋巴结肿大，无水肿及腓肠肌压痛。

实验室检查：

血红蛋白 10.1g/dl，白细胞 7 900/ μl，血小板 343 000/μl，肌酐 1.1mg/dl。

问题：

需要进行新辅助化疗吗？如果需要，应首选何种化疗方案？何为最佳的手术治疗方案？

回答：

患者应进行新辅助化疗。与单独应用外科手术治疗相比，以顺铂为基础的联合化疗能够提高临床分期为$T_2 \sim T_{4a}$膀胱移行细胞癌患者的生存率。患者在化疗3个月后应进行根治性膀胱前列腺切除术并彻底淋巴结清扫。

讨论：

该患者系膀胱移行细胞癌（TCC），临床分期为$T_2N_0M_0$。尽管该患者的肿瘤目前可通过外科手术切除，但大约50%的浸润性TCC患者将由于肿瘤转移而死亡。鉴于TCC对化疗敏感，在手术前后均应给予化学治疗以延长生存期。

在过去10年里，许多试验都在探讨新辅助化疗对TCC的疗效。然而，其中的一部分研究由于样本量不足、未采用最佳的化疗方案，化疗疗程不足或随访时间不够等原因，并未发现化疗在TCC治疗中的优势。近来，根据设计良好的前瞻性试验和Meta分析的结果，临床上已经转变为应用新的辅助化疗来治疗侵及肌层的肿瘤的治疗模式。

在0080协作组临床试验中，将317名临床分期在$T_2 \sim T_{4a}$的TCC患者随机分为两组：一组单独采用根治性膀胱切除术，另一组先应用3个周期的甲氨蝶呤、长春新碱、阿霉素和顺铂（MVAC）进行化疗再进行根治性膀胱切除术。采用新辅助化疗组患者的病理学完全缓解率（38%对15%，$P<0.001$）和5年生存率（57%对43%，$P=0.06$）均高于对照组。最近公布的一项Meta分析，对10个随机临床试验中（不包括协作组临床试验0080）共计2 688例浸润性TCC患者进行了分析，以评价新辅助化疗对浸润性TCC的疗效。结果表明，以顺铂为基础的联合化疗方案能明显提高患者的总生存率HR=0.98[95%CI,0.78 ~ 0.98,$P=0.016$]，使死亡率降低13%，5年生存率提高5%（在总生存率为45% ~ 50%的基础上）。

接受化疗后，患者需要进行根治性膀胱前列腺切除术及淋巴结清扫术。临床反应和病理学反应（通过膀胱镜活检评价）存在显著的不一致性，因此对于临床反应良好（在重复进行膀胱镜检查的基础上）的患者也应进行上述手术治疗。此外，还应充分重视适度盆腔淋巴结清扫术的重要性。三个回顾性研究的结果表明，pN_0和pN_1期的患者，术中清除淋巴结的数目与术后生存率的提高呈正相关。在这些研究中，将足够的淋巴结切除的数目定义为至少 11 ~ 16 个。然而应切除的最佳的淋巴结数目尚未确定。

基于上述数据，对侵及膀胱上皮的TCC患者应尽早应用以顺铂为基础的联合化疗的新的辅助化疗方案。尽管MVAC是标准的治疗方案，一些肿瘤学专家也开始应用吉西他滨和顺铂（GC）进行治疗。这是由于对伴有转移的肿瘤患者进行的一项随机试验结果显示，GC和MVAC的疗效和生存率相似，而且GC方案的毒副作用更为轻微。新辅助化疗的疗程为3个月。目前尚无数据支持手术前后应用以卡铂为基础的化疗方案的必要性。

样本量小，所研究的侵及肌层肿瘤患者的异质性大以及化疗方案不适宜等原因，使得支持使用新辅助化疗方案的数据比支持使用辅助化疗方案的数据更具有说服力。两个小规模的临床试验证明以顺铂为基础的治疗能提高生存率，因此许多肿瘤学专家建议，若膀胱切除术后有膀胱外病灶或淋巴结阳性的病理学证据应采用辅助化疗。为进一步论证该论点，两个大规模的临床协作组研究正在进行中。

该患者应用GC进行了3个周期的化疗后进行了根治性膀胱切除术。术后随访 2 年，患者仍无疾病复发的迹象。

临床要点

1. 大部分浸润性移行细胞癌患者，在接受根治性膀胱切除术后仍有可能出现复发和（或）转移。
2. 浸润性移行细胞癌（TCC）患者，在围手术期应用以顺铂为基础的联合化疗能提高生存率。受到已完成的临床试验的数目限制，与传统的辅助化疗相比，更推荐应用新的辅助化疗方案。
3. 目前认为在围手术期应用以卡铂为基础的化疗无效。因此对应用顺铂有禁忌证的患者（如肾功能不全等），在手术前后不应进行除临床试验之外的化学治疗。
4. 手术中增加清扫的淋巴结数目与提高患者的生存率呈正相关。

（孔圆译　李梦强校）

参考文献

1. Grossman HB, Natale RB, Tangen CM, et al: Neoadjuvant chemotherapy plus cystectomy compared with cystectomy alone for locally advanced bladder cancer. N Engl J Med 349:859-866, 2003.
2. Herr HW: Extent of surgery and pathology evaluation has an impact on bladder cancer outcomes after radical cystectomy. Urology 61:105-108, 2003.
3. Konety BR, Joslyn SA, O'Donnell MA: Extent of pelvic lymphadenectomy and its impact on outcome in patients diagnosed with bladder cancer: Analysis of data from the Surveillance, Epidemiology and End Results Program data base. J Urol 169:946-950, 2003.
4. Neoadjuvant chemotherapy in invasive bladder cancer: A systematic review and meta-analysis. Lancet 361:1927-1934, 2003.
5. von der Maase H, Hansen SW, Roberts JT, et al: Gemcitabine and cisplatin versus methotrexate, vinblastine, doxorubicin, and cisplatin in advanced or metastatic bladder cancer: Results of a large, randomized, multinational, multicenter, phase III study. J Clin Oncol 18:3068-3077, 2000.
6. Studer UE, Bacchi M, Biedermann C, et al: Adjuvant cisplatin chemo-

therapy following cystectomy for bladder cancer: Results of a prospective randomized trial. J Urol l152:81-84, 1994.

7. Skinner DG, Daniels JR, Russell CA, et al: The role of adjuvant chemotherapy following cystectomy for invasive bladder cancer: A prospective comparative trial. J Urol 145:459-464; discussion 464-467, 1991.

病例 57　血尿

Luke Nordquist

患者女性，52岁。近日出现肉眼血尿。既往体健，否认其他症状，尤其无发热，体重减轻和腹部、腰部或骨盆部疼痛等症状。

体格检查：

一般情况：精神好，无急性面容。Karnofsky身体状况：90%。生命体征：BP124/80mmHg, P64 次 / 分，R12 次 / 分，T36.9℃。头颅和五官：巩膜无黄染，皮肤黏膜湿润，颈软，甲状腺无肿大。心血管系统：心率正常，节律规整，未闻及杂音。胸部：双肺呼吸音清，未闻及哮鸣音及湿啰音。乳房：未触及肿块，无分泌物。腹部：腹软，无压痛，未触及脏器肿大及异常包块。淋巴结：无浅表淋巴结肿大。四肢：无水肿。

实验室检查：

电解质：正常。尿素氮15mg/dl，肌酐0.7mg/dl，血红蛋白14.5g/dl，血小板 240 000μl，乳酸脱氢酶 128U/L，碱性磷酸酶73U/L。尿细胞学检查：发现肿瘤细胞。膀胱镜检查：可见一5cm大小无蒂肿块侵及尿道内口右侧。经尿道膀胱肿瘤切除术可见高度恶性尿道上皮肉瘤已侵犯肌层；p53过度表达为4+。胸部、腹部（如图所示）和盆腔CT扫描：腹膜后可见最大直径2.5cm的淋巴结病变。骨扫描：无骨转移表现。

问题：

该患者处于疾病的哪一期？推荐的治疗方法是什么？

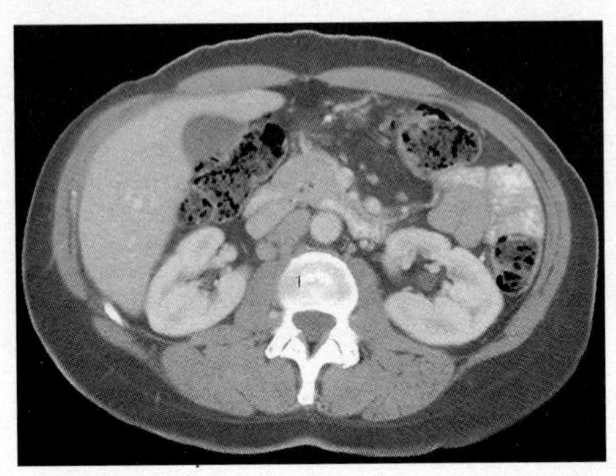

回答：

该患者为膀胱的高分级尿路上皮肿瘤，临床分期为$T_2N_2M_0$。CT扫描显示广泛淋巴结转移，疾病处于Ⅳ期，因此不适于接受经典的根治性膀胱切除术治疗。对已经发生转移不能进行手术切除的膀胱肿瘤，化疗为首选治疗。

讨论：

25%的膀胱癌患者确诊时病变已侵犯肌层，几乎50%的患者有潜在的转移性和微转移性病变。病变已侵犯肌层的膀胱癌患者，若以根治性膀胱切除术为主要治疗方法，其中近50%的患者将在两年内复发转移。一般转移灶包括区域和远隔淋巴结，骨，肺，肝和皮肤。

膀胱癌对化疗敏感。在转移灶处总的缓解率为12%～73%，完全缓解率为0%～36%。顺铂疗效最佳，其他有效的药物包括异环磷酰胺、环磷酰胺、卡铂、阿霉素、紫杉醇、多西紫杉醇、甲氨蝶呤、吉西他滨和长春碱。

接受单一药物化疗的转移癌患者，中位生存期不到6个月。据报道，包括顺铂的联合化疗方案可获得更高的缓解率，并可以延长患者的中位生存期。甲氨蝶呤、长春新碱、阿霉素、顺铂（MVAC）联合化疗是不能进行手术切除或已经发生转移的膀胱癌患者的标准治疗方案，其中位生存期大约为1年，且3%～7%

的患者可以长期存活。

在Ⅲ期临床试验中，人们发现MVAC的疗效优于单用顺铂或联合使用顺铂、环磷酰胺和阿霉素。大剂量MVAC强化治疗（2个星期一个周期），并联合应用粒细胞集落刺激因子（G-CSF）作为支持治疗，增加了完全缓解率，但并不能影响总体生存率。MVAC有明显毒性，毒性相关死亡率为3%～9%。联合应用G-CSF作为支持治疗，可以降低相关的血液学毒性。

与转移性膀胱癌患者化疗疗效差相关的治疗前的预后危险因素包括：身体状况差（Karnofsky身体状况[KPS]≤80）及出现脏器转移（肺，肝，骨）。中位生存期和5年预期生存率随下列因素的不同而变化：

危险因素	中位生存期	5年生存率
0	33	33%
1	13	11%
2	9	0%

其他可引起化疗缓解率和生存率较低的预计因素包括体重减轻、瘤组织内为非移行细胞、多药耐药基因的表达、p53的过度表达、血清碱性磷酸酶增加以及乳酸脱氢酶升高。

一种很有前途的新疗法已经证实比MVAC更有效而毒性更小。一项三期研究比较了MVAC与GC。缓解率和生存率两者相近，但GC更易耐受。已经证实异环磷酰胺，紫杉醇加顺铂（ITP）治疗，总体缓解率为68%，中位生存期20个月，且耐受性良好。一项三期临床试验报道这种疗法联合阿霉素和吉西他滨（AG-ITP）的序贯治疗的完全缓解率为43%。

在几项二期临床试验中卡铂已用于替代顺铂。在美国临床肿瘤协会2003年的会议上，Dogliotti和他的同事们报道了一项比较研究。这项研究比较了顺铂-吉西他滨和卡铂-吉西他滨治疗高度或转移膀胱癌疗效的差异，结论是在毒性方面无统计学显著差异，总体缓解率相近，但卡铂组完全缓解率较低。如果没有其他证据，以卡铂为基础的治疗应限用于那些治愈希望不大或不能接受顺铂治疗的病人。

对已转移的膀胱癌患者手术治疗的作用尚未确定。对病灶限于骨盆或区域淋巴结的患者及证实对化疗产生主要缓解的患者可以考虑手术治疗。在Sloan-Kettering癌症研究中心所作的一系列研究中，207位不能接受手术治疗的患者接受了化疗；其中80位然后接受了手术治疗。病理完全缓解率为 30%，61% 残留有存活的癌组织，这些人又接受了手术完全切除癌组织治疗，达到 91% 的完全缓解率。Anderson 博士报道了发生局灶远处转移的入选患者接受手术的情况：31 位患者有 30 人（97%）接受转移瘤［包括肺（77%），远处淋巴结（13%），脑（7%），或皮肤（3%）］切除术后达到了无病的效果，其 5 年生存率为 33%。

现在该患者无引起不良预后的危险因素（Karnofsky 身体状况：90%，无内脏转移）。为提高生存期，最佳治疗方案是以顺铂为基础的化疗，如MVAC，GC，或签一份试验协议。对化疗产生主要缓解后加手术治疗可以增加她治愈的可能性。她决定参加顺铂基础上序贯使用AG-ITP的试验，并达到了临床上的完全应答，腹部 CT 扫描淋巴结转移减少（见下图）。然后她接受了前述的脏器切除术，包括膀胱根治术、全子宫根除术、双侧输卵管－卵巢切除术，扩大的双侧盆腔淋巴结清扫术以及行尿流改道后放置印第安那尿袋。手术病理提示无残留病灶。现在她治疗后已接近 4 年并且没有疾病征象。

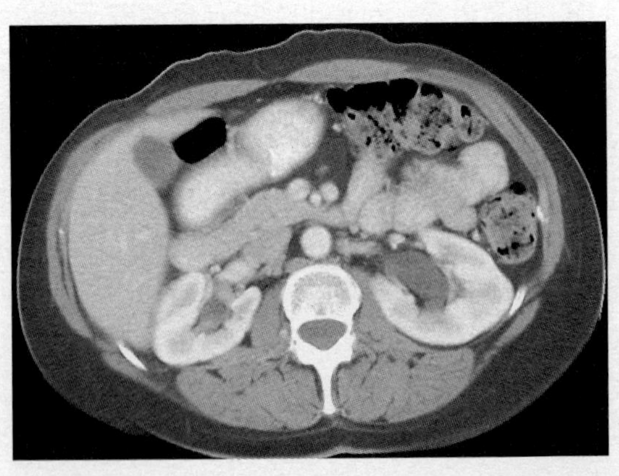

临床要点

1. 对不能手术切除或已发生转移的膀胱癌患者应施行包括顺铂的标准化疗方案。例如 MVAC 或 GC 方案。如果不能给予顺铂或不可能治愈，卡铂可以代替顺铂。
2. 提示预后不良的治疗前因素有身体状况不佳和发生脏器转移。
3. 手术可以用于化疗达到完全缓解后局部病灶的切除，或者发生局限性远处转移的转移瘤的切除。

（孔圆译　李梦强校）

参考文献

1. Siefker-Radtke AO, Walsh GL, Pisters LL, et al: Is there a role for surgery in the management of metastatic urothelial cancer? The M. D. Anderson experience. J Urol 171(1):145-148, 2004.
2. Hussain SA, James ND: The systemic treatment of advanced and metastatic bladder cancer. Lancet Oncol 4(8):489-497, 2003.
3. Juffs HG, Moore MJ, Tannock IF: The role of systemic chemotherapy in the management of muscle-invasive bladder cancer. Lancet Oncol 3(12): 738-747, 2002.
4. Herr HW, Donat SM, Bajorin DF: Post-chemotherapy surgery in patients with unresectable or regionally metastatic bladder cancer. J Urol 165(3): 811-814, 2001.
5. Sternberg CN, de Mulder PH, Schornagel JH, et al: Randomized phase III trial of high-dose-intensity methotrexate, vinblastine, doxorubicin, and cisplatin (MVAC) chemotherapy and recombinant human granulocyte colony-stimulating factor versus classic MVAC in advanced urothelial tract tumors: European Organization for Research and Treatment of Cancer Protocol no. 30924. J Clin Oncol 19(10):2638-2646, 2001.
6. Bajorin DF, McCaffrey JA, Dodd PM, et al: Ifosfamide, paclitaxel, and cisplatin for patients with advanced transitional cell carcinoma of the urothelial tract: Final report of a phase II trial evaluating two dosing schedules. Cancer 88(7):1671-1678, 2000.
7. von der Maase H, Hansen SW, Roberts JT, et al: Gemcitabine and

cisplatin versus methotrexate, vinblastine, doxorubicin, and cisplatin in advanced or metastatic bladder cancer: Results of a large, randomized, multinational, multicenter, phase III study. J Clin Oncol 18(17):3068-3077, 2000.

8. Bajorin DF, Dodd PM, Mazumdar M, et al: Long-term survival in metastatic transitional-cell carcinoma and prognostic factors predicting outcome of therapy. J Clin Oncol 17(10):3173-3181, 1999.

9. Saxman SB, Propert KJ, Einhorn LH, et al: Long-term follow-up of a phase III intergroup study of cisplatin alone or in combination with methotrexate, vinblastine, and doxorubicin in patients with metastatic urothelial carcinoma: A cooperative group study. J Clin Oncol 15(7): 2564-2569, 1997.

10. Bales GT, Kim H, Steinberg GD: Surgical therapy for locally advanced bladder cancer. Semin Oncol 23(5):605-613, 1996.

11. Sternberg CN, Yagoda A, Scher HI, et al: Methotrexate, vinblastine, doxorubicin, and cisplatin for advanced transitional cell carcinoma of the urothelium. Efficacy and patterns of response and relapse. Cancer 64(12): 2448-2458, 1989.

12. Whitmore WF Jr: Management of invasive bladder neoplasms. Semin Urol 1(1):34-41, 1983.

病例 58　肺结节

Luke Nordquist

患者男性，29 岁，既往诊断为右侧睾丸非精原细胞瘤型生殖细胞瘤，CT平扫检查发现主动脉和腔静脉间淋巴结肿大，直径2.2厘米。肿瘤标记物：β-人绒毛膜促性腺激素(β-HCG)＜2U/ml（正常＜5），甲胎蛋白（AFP）6.0 ng/ml（正常＜6.1），乳酸脱氢酶（LDH）135 U/L（正常 100～250）。临床分期ⅡB低危组。予 EP 方案（依托泊苷和顺铂联合）化疗 4 个周期后，行腹膜后淋巴结清扫术，病理结果提示 14 个淋巴结中 3 个淋巴结有胚胎癌残留，故又给予2个周期EP方案化疗。之后每月复诊，行体格检查，并复查胸片和肿瘤标记物。这是患者第4次复诊。

体格检查：

一般状况：良好，无急性病容。Karnofsky 身体状况：90%。生命体征：T 36.6℃，P 60次/分，R 16次/分，BP 100/70mmHg。头颅和五官：巩膜无黄染，黏膜湿润，颈软，无淋巴结肿大。心血管系统：心率正常，节律规整，未闻及杂音。胸部：双肺呼吸音清，未闻及哮鸣音及湿啰音。乳房：质软，无硬结，触诊无压痛。腹部：腹软，无压痛，未触及脏器肿大及异常包块。泌尿生殖器：剩余睾丸无压痛，无包块。淋巴结：无浅表淋巴结肿大。四肢：无水肿。

实验室检查：

全血细胞计数和血生化：正常。LDH 123U/L，β-HCG＜2 U/ml，AFP 2 ng/ml。胸片和 CT 扫描提示：多发肺结节影怀疑肺转移（见图）。CT引导下肺结节活检：转移性胚胎癌复发。

问题：

病人有可能治愈吗？

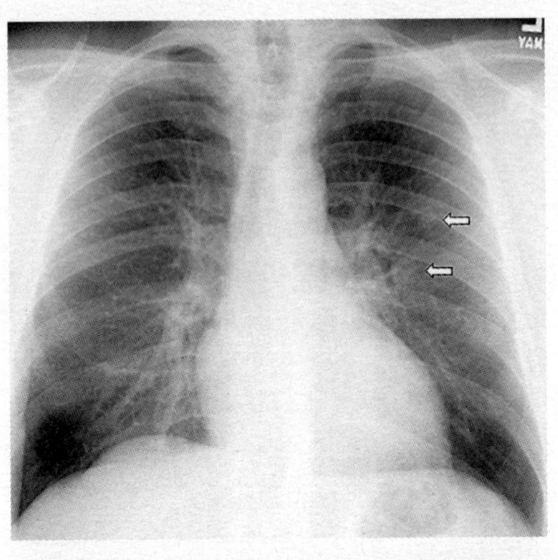

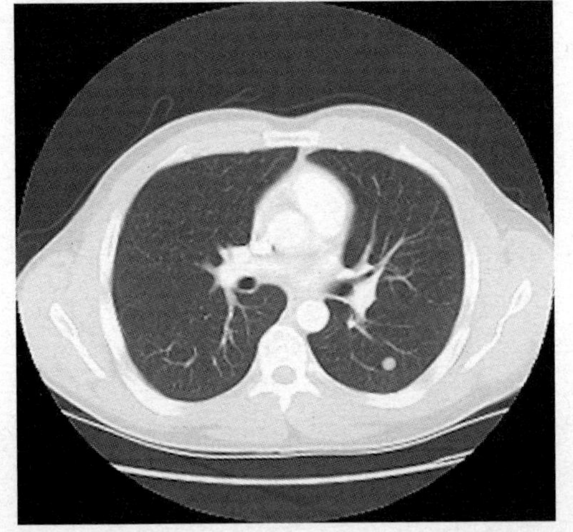

回答：

即使为转移性睾丸非精原细胞瘤型生殖细胞瘤复发，仍有可能治愈。

讨论：

转移性睾丸生殖细胞瘤患者初次化疗后复发率为 5% ～

20%，与是否有腹膜后淋巴结转移有关。多数复发出现在治疗后2年之内。“晚期复发”（这里不讨论）指完成初次治疗2年以后复发。

通过肿瘤标记物和影像学检查可以发现大多数残留和复发病变，其中血清肿瘤标记物升高对诊断早期复发最为敏感。血清标记物AFP和β-HCG进行性升高，在排除导致肿瘤标记物升高的其他因素之后，即使无相关临床表现和影像学证据，也能提示存在癌症残留或复发，并应进行积极治疗。若血清标记物在正常范围，但肿块进行性增大，表明为进行性生长的畸胎瘤，应进行手术切除。PET 成像对化疗后直径大于 3cm 的残留精原细胞瘤具有很高的阳性预测价值。但是，PET成像不能发现畸胎瘤，且不易发现小结节性非精原细胞瘤型生殖细胞瘤。因此，PET应用非常受限。

若肿瘤复发，在选择恰当的二线治疗时应考虑到多个影响因素：肿瘤的原发部位，对初次治疗的反应和治疗疗程，肿瘤的复发部位和组织学类型。在接受常规剂量补救性化疗后，具有以下因素的患者能获得较好疗效：原发灶位于睾丸及初次治疗达到完全缓解。对于完全缓解后复发的患者，常规化疗药物包括异环磷酰胺和顺铂。若初次化疗已经应用依托泊苷，补救性化疗时应联合应用长春碱、异环磷酰胺和顺铂（VeIP）。应用含有异环磷酰胺和顺铂的化疗方案后，大约 35% 的患者将达到完全缓解，大约 25% 的患者能够治愈。近期报道，对具有良好预后因素的复发患者来说，联合应用紫杉醇、异环磷酰胺和顺铂（TIP）完全缓解率达77%，2年生存率达85%。目前尚无可靠的比较VeIP和 TIP 疗效的Ⅲ期临床试验结果的报道。

对于具有下列相对不良预后因素的患者，包括：原发灶位于纵隔和（或）初次化疗后未达完全缓解，应进行包括大剂量强化治疗在内的临床试验。对顺铂耐药的患者，经过两疗程大剂量卡铂联合依托泊苷和环磷酰胺方案化疗后，再进行造血干细胞移植，大约 5% 到 20% 的患者可以治愈。此外，卡铂、依托泊苷环磷酰胺、紫杉醇、吉西他滨和近期的奥沙利铂等化疗药物，都对顺铂耐药的患者具有一定疗效。

本例患者为源自睾丸的预后良好的非精原细胞瘤型生殖细胞瘤，初次给予依托泊苷和顺铂（EP 方案）进行化疗。经过 4 个月的完全缓解期后，肿瘤复发出现肺转移。鉴于该患者具有良好的预后因素，目前可给予 VeIP（因为患者初次化疗已经应用依托泊苷）方案或 TIP 方案进行化疗。

临床要点

1. 复发的非精原细胞生殖细胞瘤有治愈的可能性。
2. 原发灶位于睾丸及初次达到完全缓解的患者，补救性化疗疗效良好。

（孔圆译　李梦强校）

参考文献

1. De Santis M, Becherer A, Bokemeyer C: 2-18 fluoro-deoxy-D-glucose positron emission tomography is a reliable predictor for viable tumor in postchemotherapy seminoma: An update of the prospective multicentric SEMPET trial. J Clin Oncol 22(6):1034-1039, 2004.
2. Kollmannsberger C, Beyer J, Liersch R, et al: Combination chemotherapy with gemcitabine plus oxaliplatin in patients with intensively pretreated or refractory germ cell cancer: A study of the German Testicular Cancer Study Group. J Clin Oncol 22(1):108-114, 2004.
3. Motzer RJ, Sheinfeld J, Mazumdar M: Paclitaxel, ifosfamide, and cisplatin second-line therapy for patients with relapsed testicular germ cell cancer. J Clin Oncol 18(12):2413-2418, 2000.
4. Bokemeyer C, Gerl A, Schoffski P: Gemcitabine in patients with relapsed or cisplatin-refractory testicular cancer. J Clin Oncol 17(2):512-516, 1999.
5. Loehrer PJ Sr, Gonin R, Nichols CR, et al: Vinblastine plus ifosfamide plus cisplatin as initial salvage therapy in recurrent germ cell tumor. J Clin Oncol 16(7):2500-2504, 1998.
6. McCaffrey JA, Mazumdar M, Bajorin DF, et al: Ifosfamide- and cisplatin-containing chemotherapy as first-line salvage therapy in germ cell tumors:

Response and survival. J Clin Oncol 15(7):2559-2563, 1997.
7. Motzer RJ, Bajorin DF, Schwartz LH, et al: Phase II trial of paclitaxel shows antitumor activity in patients with previously treated germ cell tumors. J Clin Oncol 12(11):2277-2283, 1994.
8. Motzer RJ, Bosl GJ: High-dose chemotherapy for resistant germ cell tumors: Recent advances and future directions. J Natl Cancer Inst 84(22): 1703-1709, 1992.
9. Harstrick A, Schmoll HJ, Wilke H: Cisplatin, etoposide, and ifosfamide salvage therapy for refractory or relapsing germ cell carcinoma. J Clin Oncol 9(9):1549-1555, 1991.
10. Toner GC, Geller NL, Tan C, et al: Serum tumor marker half-life during chemotherapy allows early prediction of complete response and survival in nonseminomatous germ cell tumors. Cancer Res 50(18):5904-5910, 1990.

病例 59　左侧睾丸肿物

Matthew Galsky

患者，男性，26 岁，左侧睾丸发现无痛性肿物 3 个月。超声检查发现左侧睾丸肿物，大小为3cm × 2.2cm。3天后，患者接受经腹股沟左侧睾丸切除术。术后病理结果提示为局限于睾丸的畸胎瘤（pT_1期）。目前患者为术后1周，无背痛，无咳嗽，无呼吸困难，无乳房触痛。

体格检查：

一般状况：良好。生命体征：T 37℃，BP 110/70 mm Hg。头颅和五官：巩膜无黄染，黏膜湿润，无淋巴结肿大。心血管系统：心率正常，节律规则，未闻及杂音。胸部：双肺呼吸音清，乳房发育未见异常。腹部：腹软，无压痛，未触及脏器肿大及异常包块。泌尿生殖器：左腹股沟切口处愈合良好，右侧睾丸未触及肿块。四肢：无腋窝淋巴结肿大，四肢无水肿，腓肠肌无压痛。

实验室检查：

睾丸切除术前：乳酸脱氢酶（LDH）159U/L（正常 100 ~ 250），β - 人绒毛膜促性腺激素(β -HCG) 2U/ml （正常＜2.2），甲胎蛋白（AFP）4.6ng/ml （正常＜15）。胸腹部和盆腔 CT 扫描提示：双肺 1cm 大小结节合并主动脉旁多发坏死性淋巴结，大小约 3cm（见图）。

问题：

诊断是什么？病人的危险度分级是什么？给予何种治疗比较恰当？

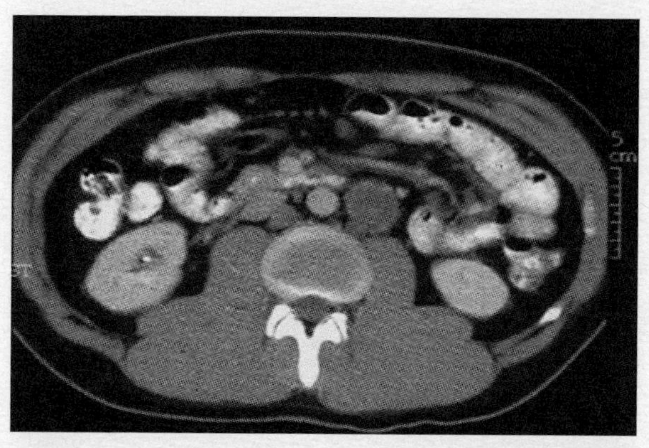

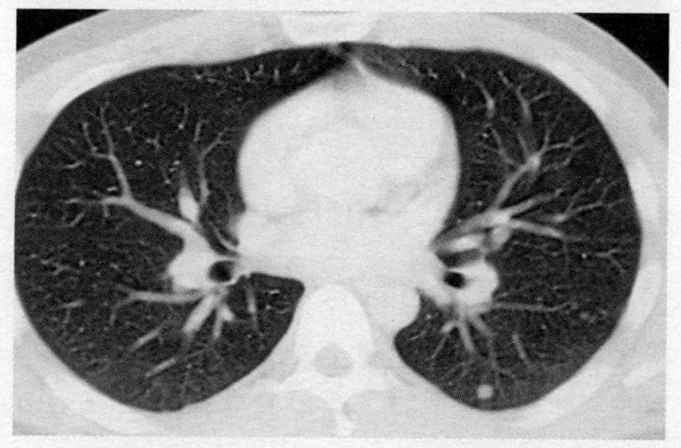

回答：

尽管患者睾丸切除术后病理检查只表现为畸胎瘤，仍有可能患有恶性非精原细胞瘤型生殖细胞瘤（nonseminomatous germ cell tumer, NSGCT）。影像学检查证实肿瘤已向肺和腹膜后淋巴结转移。根据国际生殖细胞肿瘤协会（International Germ Cell Cancer Collaborative Group, IGCCCG）制定的分类标准：该患者为低危组。应该接受4个周期依托泊苷和顺铂（EP方案）联合化疗，或3个周期博来霉素、依托泊苷和顺铂（BEP方案）联合化疗。化疗后，应手术切除全部残留病变。

讨论：

生殖细胞瘤源于原始生殖细胞病变，分为精原细胞瘤和非精原细胞瘤两类。胚胎癌是非精原细胞瘤中分化最差的一类肿瘤，它可以向其他类型非精原细胞瘤分化，如分化为畸胎瘤、绒毛膜癌和卵黄囊癌。因此，青春期后的男性，若病理检查示单纯畸胎瘤，则提示为恶性非精原细胞瘤型生殖细胞瘤，同时应据此诊断给予治疗。

由于临床上精原细胞瘤和非精原细胞瘤的治疗方案不同，因此对生殖细胞肿瘤进行正确分类十分重要。若一份病理标本同时具有精原细胞瘤和非精原细胞瘤的成分，应按照非精原细胞瘤进行治疗。血清β-HCG水平升高可见于精原细胞瘤和非精原细胞瘤，但血清AFP水平升高仅见于非精原细胞瘤。因此，如果病人血清AFP水平升高，即使病理提示为单纯精原细胞瘤，仍应该按照非精原细胞瘤型生殖细胞瘤进行治疗。

对于具有下列特征的非精原细胞瘤型生殖细胞瘤患者在睾丸切除术后必须进行初次化疗，具体包括：所有肿瘤标记物持续升高的NSGCT患者，即使未见影像学异常（分期Ⅰ-S），或有大于5 cm的腹膜后淋巴结转移（分期ⅡC），或多发腹膜后淋巴结转移、远处转移（分期Ⅲ），或肿瘤引发背痛。初次化疗也适用于原发灶位于生殖腺外的肿瘤。若患者为单发直径2～5 cm的结节，且血清肿瘤标记物阴性，可根据具体情况进行化疗或手术治疗。

本例患者在左侧睾丸肿瘤的一级淋巴结引流区出现多发腹膜后淋巴结肿大（主动脉旁区，左睾丸静脉回流入左肾静脉），并且出现肺转移。因此需要对本患者进行初次化疗。

对接受初次化疗的所有患者都需要根据IGCCCG分类标准进行危险度分级。IGCCCG分类标准是基于对5 000多例患者进行了多因素预后分析后制定的。这些预后因素包括：肿瘤的原发部位（睾丸或腹膜后或纵隔），血清肿瘤标记物升高的程度以及是否存在肺以外其他脏器转移。本项研究根据上述预后因素，分为三个预后组：低危组（5年生存率为91%），中危组（5年生存率为79%），和高危组（5年生存率为48%）。以上危险度分级与美国癌症联合委员会及国际抗癌联盟（American Joint Committee on Cancer/Union Internationale Contre le Cancer，AJCC/UICC）对生殖细胞肿瘤的分期相一致。本例患者为睾丸原发肿瘤，血清肿瘤标记物正常，无肺外脏器转移证据，因此为低危组。

根据目前的研究结果，对于低危组患者，首先应进行 4 个周期依托泊苷、顺铂（EP 方案）联合化疗，或 3 个周期博来霉素、依托泊苷和顺铂（BEP方案）联合化疗。最近，法国的一项随机试验对 EP 方案和 BEP 方案进行了比较研究，初步结果显示，应用这两种化疗方案患者总体生存率的差异不具有显著性。鉴于雷诺现象和肺毒性是博来霉素的潜在副作用，所以不加用博来霉素的化疗非常引人注目。中危组和高危组患者应该用4个周期 BEP 方案化疗，或将其纳入临床试验。

非精原细胞瘤型生殖细胞瘤患者化疗后，应切除残余肿瘤（若血清肿瘤标记物已恢复正常）。腹膜后的残留肿块，45% ~ 50% 将转变为坏死组织或发生纤维化，35% ~ 40% 转变为畸胎瘤，10% ~ 20% 仍为有活性的生殖细胞瘤。鉴于残存畸胎瘤仍有转变为有活性的生殖细胞瘤，进而复发或（和）恶性转移的潜在危险，手术切除残存畸胎瘤非常重要。一旦发现有活性的生殖细胞瘤残存，患者就需要接受另外 2 个周期的 EP 方案化疗。

临床要点

1. 对于伴血清AFP水平升高的单纯畸胎瘤或单纯精原细胞瘤患者，以及精原细胞瘤和非精原细胞瘤混合存在的患者，应按照非精原细胞瘤型生殖细胞瘤进行治疗。
2. 对于需要化疗的非精原细胞瘤型生殖细胞瘤患者，在初次化疗前应进行危险度分级，并据此进行个体化治疗。
3. 鉴于有畸胎瘤或有活性的生殖细胞瘤残存的危险，非精原细胞瘤型生殖细胞瘤患者化疗后，对残留肿块进行手术切除是达到完全治愈必不可少的一步。

（孔圆译　李梦强校）

参考文献

1. Bosl GJ, Bajorin DF, Sheinfeld J, et al: Cancer of the testis. In Devita VT, Hellman S, Rosenberg SA (eds): Cancer: Principles and Practices of Oncology, 7th ed. Philadelphia, Lippincott, Williams & Wilkins, 2004.
2. Culine S, Kerbrat P, Bouzy J, et al: The optimal chemotherapy regimen for good-risk metastatic non seminomatous germ cell tumors (MNSGCT) is 3 cycles of bleomycin, etoposide and cisplatin: Mature results of a randomized trial. Proc Am Soc Clin Oncol Abstract 1536, 2003.
3. Fizazi K, Tjulandin S, Salvioni R, et al: Viable malignant cells after primary chemotherapy for disseminated nonseminomatous germ cell tumors: Prognostic factors and role of postsurgery chemotherapy-Results from an international study group. J Clin Oncol 19:2647-2657, 2001.
4. International Germ Cell Consensus Classification: A prognostic factor-based staging system for metastatic germ cell cancers. International Germ Cell Cancer Collaborative Group. J Clin Oncol 15:594-603, 1997.
5. Vogelzang NJ, Bosl GJ, Johnson K, et al: Raynaud's phenomenon: A common toxicity after combination chemotherapy for testicular cancer. Ann Intern Med 95:288-292, 1981.

病例 60　右上腹疼痛

Petra Rietschel

患者男性，53 岁，主因进行性右上腹疼痛，发热 4 天来急诊就诊。既往有睾丸精原细胞瘤，行睾丸切除术并接受化疗，以及早期食管癌后 Ivor-Lewis 食管部分切除术的病史。CT 扫描：大肠、小肠炎症，阑尾增厚。对该患者急诊行阑尾切除术。

体格检查：

生命体征：T 37℃，P 107 次 / 分，BP 120/73 mmHg。头颅和五官：巩膜无黄染，无淋巴结肿大。心血管系统：心率正常，节律规整，未闻及杂音。胸部：双肺呼吸音清。腹部：腹软，肠鸣音存在，未触及包块，结肠造瘘术开口处可见多条新旧瘢痕。泌尿生殖器检查：左侧睾丸植入。四肢：左下肢远端明显水肿。

实验室检查：

白细胞：5 700/μl，血红蛋白：15.4g/dl，血小板202/μl，电解质：正常。阑尾病理检查：急性阑尾炎，脓肿形成，可见印戒细胞，少量杯状细胞，局灶嗜铬粒蛋白和突触素阳性。

问题：

最可能的诊断是什么？如何治疗？

回答：

最可能的诊断是阑尾腺癌，应进行右侧结肠切除术治疗。

讨论：

阑尾腺癌是一类疾病。阑尾上皮源性肿瘤分为四种类型：类癌，黏液腺癌，结肠型腺癌，腺癌。类癌占阑尾上皮肿瘤的85%。黏液腺癌组织中至少含有50%的黏蛋白，据此可与发生率较低的结肠型腺癌相鉴别。该肿瘤更弥漫，易形成黏液囊肿。多数阑尾腺癌发生于腺组织，与其他结肠肿瘤类似。

原发阑尾腺癌在所有胃肠道肿瘤中的比例小于0.5%，占原发阑尾肿瘤的5%。阑尾腺癌的最常见临床表现为可触及包块或急性阑尾炎。由于腹部CT和超声都不能区分阑尾腺癌和其他阑尾疾病，所以该病在术前很难确诊。即使术中也只有1/3病例能够得到确诊。阑尾腺癌常被误诊为卵巢癌，原发灶不明的转移性腺癌，阑尾破裂，疝或回盲肠的结肠癌。阑尾肿瘤平均发病年龄为56岁，男性略多于女性。组织学上，CK-20阳性常见于胃肠道肿瘤，而CK-7阳性多见于妇科肿瘤。但是50%阑尾腺癌患者CK-7阳性。

阑尾腺癌的治疗和预后依赖于病理切片所见预后最差的细胞类型。阑尾解剖结构的特殊性决定了阑尾肿瘤的几种表现。由于阑尾直径狭窄，在阑尾腺癌疾病早期易出现由于肿瘤生长导致管腔闭塞。另一方面阑尾缺乏纵行和横行肌纤维，易发生阑尾穿孔和早期扩散。最常见的转移部位为腹膜腔，继之转移到淋巴结，肝脏，卵巢，腹壁和肺。35%的阑尾腺癌患者同时或相继发生其他肿瘤，尤其是胃肠道肿瘤，应在进一步随访中注意这两种情况。

进行右半结肠部分切除的阑尾腺癌患者较单纯阑尾切除者生存期长。阑尾腺癌患者的预后取决于Duke分期，具体分期标准与结肠癌Duke分期相似。阑尾腺癌不同于其他结肠癌，好发于腹膜表面，很少转移到其他内脏器官。二者的治疗方案也不同，阑尾腺癌应行右半结肠切除术治疗。若病灶波及腹膜，应尽可能手术切除使残留病灶控制在5mm以内。行肿瘤减灭术尽可能缩小病变范围后，可行腹膜内化疗。当腹膜广泛受累时，腹膜腔内化疗的疗效不确定。在很大程度上，这是由于阑尾腺癌是一种少见多变的肿瘤，有多种不同的组织学亚型，而且缺少前瞻性随机对照试验研究结果的支持。例如目前尚无大样本随机临床试验，对进展性阑尾癌患者分别接受全身化疗或腹膜内化疗的疗效进行比较研究。最近的研究结果表明，积极进行肿瘤减灭术有利于改善疗效。

本例患者已经接受6个周期FOLFOX(5-氟尿嘧啶，亚叶酸钙和奥沙利铂)化疗。多次影像学检查未发现有疾病的证据。因此，患者被送往手术室行右半结肠切除术治疗。术中发现腹膜广泛转移不适合行肿瘤减灭术。目前，患者正接受5-氟尿嘧啶、亚叶酸钙和依立替康（FOLFIRI）化疗来治疗转移癌。

临床要点

1. 破裂的阑尾是阑尾腺癌最常见的临床表现。
2. 长期肠道感染性疾病和其他自身免疫性疾病与阑尾腺癌的发生有关。
3. 和卵巢癌相似，阑尾腺癌易转移到腹膜表面，内脏转移少见。
4. 右半结肠切除术是阑尾腺癌的标准治疗方法。

（孔圆译　张剑权校）

参考文献

1. Lo NS, Sarr MG: Mucinous cystadenoma of the appendix. The controversy persists: A review. Hepatogastroenterology 50:432-457, 2003.
2. Ozakyol AH, Saricam T, Kabukcuoglu S, et al: Primary appendiceal adenocarcinoma. Am J Clin Oncol 22:458-459, 1999.
3. Cortina R, McCormick J, Kolm P, Perry RR: Management and prognosis

of adenocarcinoma of the appendix. Dis Colon Rectum 38:848-852, 1995.
4. Deans GT, Spence RA: Neoplastic lesions of the appendix. Br J Surg 82: 299-306, 1995.
5. Sugarbaker PH: Patient selection and treatment of peritoneal carcinomatosis from colorectal and appendiceal cancer. World J Surg 19:235-240, 1995.
6. Conte CC, Petrelli NJ, Stulc J, et al: Adenocarcinoma of the appendix. Surg Gynecol Obstet 166:451-453, 1988.
7. Andersson A, Bergdahl L, Boquist L: Primary carcinoma of the appendix. Ann Surg 183:53-57, 1976.

病例 61　血清前列腺特异性抗原水平进行性升高

David Feltquate

患者男性，67 岁，主因血清前列腺特异性抗原（PSA）水平进行性升高就诊。既往有前列腺癌病史。2年前因常规检查发现 PSA 升高(8.1)，直肠指诊检查异常而诊断为前列腺癌。经直肠前列腺活检提示前列腺腺癌，Gleason 分级为 7，进行了耻骨后前列腺根治性切除术，术中发现Gleason分级为 7(3+4) 肿瘤，已穿破包膜，但无精囊及手术边界区浸润，术中所取盆腔淋巴结无浸润。术后 2 月 PSA 转阴，且持续阴性达 15 个月。但是，近 6 个月来 PSA 水平升高了 2 倍，即倍增时间为 3 个月。自发病以来，患者无泌尿系统症状及肌肉骨骼不适。

体格检查：

一般状况：良好，无急性病容。生命体征：正常。头颅和五官：巩膜无黄染，口咽部未见异常。淋巴结：无肿大。胸部：双肺呼吸音清。心血管系统：心率正常，节律规整，未闻及杂音。腹部：腹软，无压痛，未触及肝脾肿大。骨骼肌肉：无脊柱压痛。四肢：无水肿。直肠检查：前列腺窝未触及肿块及结节。

实验室检查：

全血细胞计数、肾功能和肝功检查：正常。不同时间的PSA 水平如下表所示。骨扫描：未见骨转移。腹部、盆腔CT 扫描：盆腔外科术后，无肿物或盆腔淋巴结肿大。

耻骨后前列腺根治性切除术（RRP）后不同时间 PSA 值

RRP	术前	术后 2 个月	术后 6 个月	术后 9 个月	术后 12 个月
PSA	8.1	＜ 0.05	＜ 0.05	＜ 0.05	＜ 0.05
		术后 15 个月	术后 18 个月	术后 21 个月	术后 24 个月
		＜ 0.05	＜ 0.23	＜ 0.45	＜ 0.93

问题：

患者生化指标复发，应该选择何种治疗方案？

回答：

有多种初始治疗措施，包括：密切进行临床随诊观察、一线激素疗法和雄激素去势治疗（外科手术或药物治疗）、间歇性雄激素阻断、补救性放射治疗或入组临床试验。可根据疾病特征进行预后分析、危险度分级和指导治疗。对于本例患者而言，尽管密切观察或入组临床试验可作为初始治疗，但是基于PSA倍增时间，他发生转移性疾病的危险性很高，因此应考虑近期给予一线激素治疗。

讨论：

前列腺癌是男性最常见的非皮肤源性恶性肿瘤，每年确诊病例约为220 000例。可采用根治性前列腺切除术和放射治疗对局部疾病进行治疗。大部分患者将会复发，PSA水平进行性升高是许多患者疾病复发的最初指标。

因治疗方式的不同，PSA检测值的动力学也不同。PSA的血清半衰期约为3天。因此，在耻骨后前列腺根治性切除术（RRP）后的几周内将检测不到PSA。在放射治疗后，PSA的值将不再遵循一级衰减动力学，而且在治疗后12个月到24个月之间可能达到最低点。尽管在接受放射治疗的患者可能检测到这个最低点，但PSA应达到一个相对稳定的平台期。高于检测基线的PSA水平被认为是疾病进展的证据。

初始治疗后PSA水平进行性升高可由以下三种情况之一引起：局部复发、远处转移或两者兼有。容易导致转移性复发的因素包括：高Gleason分级、PSA倍增时间短、包膜浸润、精囊受侵或手术后早期出现生化学复发。尽管应用了全身骨扫描、腹部和盆腔CT扫描，和（或）盆腔MRI下经直肠内探针检查等多种检查，还是很难确定某个患者是局限性疾病或者已发生转移，因为许多患者的病变通过影像学检查不能检测到。

尽管在生物化学检查上有复发表明了疾病在进展，然而是否具有肯定的临床意义还不得而知。有几项研究报道，不同患者之间明确的转移性病变的发生率存在很大差异。对于前列腺切除的患者，能够预测疾病进展凶险的因素包括：PSA倍增时间（<10个月）、生化复发的时间（<2年）和Gleason病理评分（≥8分）。最近的证据表明，若PSA倍增时间小于6个月，则表明患者1年内将发生骨转移；若每年PSA上升速率大于20ng/ml，则表明患者的生存期显著缩短。

根据患者在生存期内（没有肿瘤）发生远处转移的危险大小，可以决定进行治疗。何为开始治疗的最佳时间还存在争议。尚无研究表明早期进行激素治疗有益于提高患者的生存期。然而早期治疗可能会延缓疾病发展至进展期的时间。因此，目前尚不存在应该开始治疗的PSA阈值。

有多种初始治疗措施，包括：

1．密切进行临床随诊观察。

2．一线激素疗法和雄激素去势治疗 [包括手术切除睾丸或应用黄体生成素释放激素（LHRH）促效药，并同时应用或不应用雄激素受体阻滞剂进行药物性睾丸切除]。

3．间歇性雄激素阻断（与持续性雄激素阻断相比，更能提高患者的生存质量）。

4．补救性放射治疗或补救性前列腺切除术。

5．入组一项临床试验以验证新疗法的疗效。

能预测补救性放疗效果理想的因素包括：Gleason评分（≤7分）、放疗前PSA水平（<2.0）、手术边界区浸润、PSA倍增时间（>10个月）。

本例患者前列腺癌分期为Gleason7级，耻骨后前列腺根治性切除术（RRP）后18个月PSA开始上升。生物化学检查有复发表明其疾病在进展。PSA系列检测表明PSA的倍增时间为3个月。根据Pound预测表进行推算，在不接受任何治疗的情况下，该患者3年内无转移生存的可能性为77%，5年内的可能性为42%，7年内的可能性为24%。若接受补救性放疗，该患者4年内病情无进展生存率仅为22%。尽管密切观察或入组临床试验可作为初始治疗，但是基于PSA倍增时间考虑，他发生明确转移性疾病的危险性很高，因此应考虑近期给予一线激素治疗。

临床要点

1. 初始治疗后PSA水平进行性升高预示存在局部复发、远处转移或两者兼有。
2. 生物化学检查有复发后何为最佳的治疗方案尚无定论，有数个方案可供选择。
3. 可应用几种预后评估方式对患者进行危险度分级、指导制定治疗决策。

（孔圆译　李梦强校）

参考文献

1. D'Amico AV, Chen MH, Roehl KA, Catalona WJ: Preoperative PSA velocity and the risk of death from prostate cancer after radical prostatectomy. N Engl J Med 351(2):125-135, 2004.
2. Stephenson AJ, Shariat SF, Zelefsky MJ: Salvage radiotherapy for recurrent prostate cancer after radical prostatectomy. JAMA 291:1325, 2004.
3. Pound CR, Partin AW, Eisenberger MA: Natural history of progression after PSA elevation following radical prostatectomy. JAMA 281:1591, 1999.
4. Carroll PR, Lee KL, Fuks ZY, Kantoff PW: Cancer of the prostate. In (ed): Cancer: Principles and Practice of Oncology, 6th ed.

病例62　腹胀和阴道出血

Tiffany Traina

患者女性，46岁，主因腹胀、便秘和阴道出血2个月就诊，既往无重要病史。系统回顾发现体重下降8kg，并出现进行性乏力。孕2产2，32岁生育第一胎。否认曾服用口服避孕药。末次月经在3个月以前。曾有7年吸烟史，几年前已戒烟。既往乳腺X线片和结肠镜检查结果均正常。无恶性肿瘤家族史。

体格检查：

T 36.2℃，BP 118/65mmHg，P 88次/分。一般状况：疲倦面容。头颅和五官：巩膜无黄染、咽无充血红肿、无淋巴结肿大。心血管系统：心率正常，节律规整，未闻及杂音。胸部：双肺呼吸音清。乳房：双侧乳房无肿块，皮肤颜色无改变，无乳头溢液。腹部：腹软，可触及巨大的盆腔肿物上达腹腔，右下腹轻度压痛，无反跳痛及肌紧张。四肢：无杵状指，无青紫，无水肿。皮肤黏膜：无瘀点、瘀斑、皮疹。盆腔检查：较难查清。巨大的盆腔肿物超出盆腔达脐水平，宫颈正常，阴道穹隆部可见陈旧性出血，未见外阴及阴道损伤。

实验室检查：

血红蛋白：10.3g/dl，血小板：290 000/μl，白细胞：5 200/μl。基础代谢检查：正常。癌抗原125（CA125）：691。癌胚抗原（CEA）：20.6。癌抗原19-9（CA19-9）：120。盆腔超声可见直径14cm的盆腔包块和子宫肌瘤。腹部和盆腔增强CT显示：盆腔内探及一14cm × 13.4cm大小的多房包块，与膀胱关系密切，伴腹膜软组织增厚（见下图）。胸部X片：正常。阴道涂片细胞学示：非典型细胞可疑癌细胞。

问题：

最可能的诊断是什么？该疾病最恰当的手术方式是什么？辅助治疗有效吗？

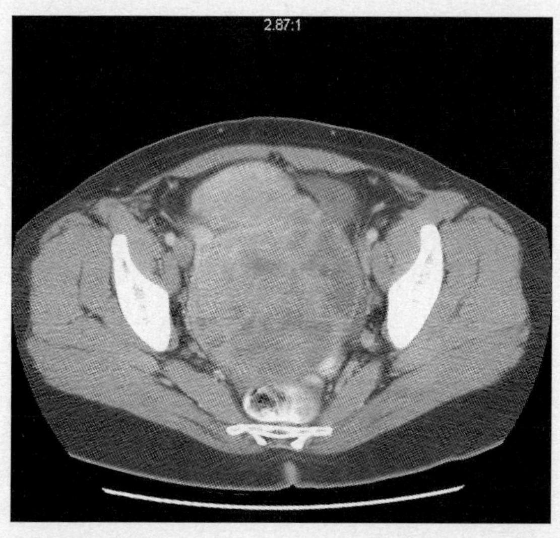

回答：

最可能的诊断为卵巢癌。手术治疗应包括全子宫及双侧附件切除。辅助治疗有一定的疗效。

讨论：

卵巢癌约占妇科恶性肿瘤的30%（每年大约23 000例），每年有超过 14 000 例的卵巢癌患者死亡（占妇科恶性肿瘤死亡患者的53%）。尽管早期卵巢癌患者五年生存率高达80%，晚期卵巢癌的五年生存率仅徘徊在5%～30%。不幸的是，由于早期卵巢癌多无典型症状，75% 以上的患者一经发现已是晚期。即便出现症状，这些症状往往也是非特异性的，例如：月经不规律、腹部不适或腹胀、便秘或者尿频。虽然体格检查、CA125 和影像学检查可能有助于卵巢癌的疗效评估，但是目前尚无证据表明这些方法有助于普通人群中卵巢癌的筛查。

卵巢癌的诊断根据剖腹探查术后的病理学结果确定。事实上，国际妇产科学联盟修订的卵巢癌分期（见表）是根据全面、适当的手术结果。该手术包括全子宫切除、双侧附件切除和转移病灶切除术，对腹腔内所有脏器和腹膜进行探查，行大网膜切除术，对横膈面、盆腔和主动脉旁可疑的淋巴结进行选择性活检。对于那些 IA期（仅限于单侧卵巢）有生育要求者，行单侧附件切除，保留子宫和对侧附件是合理的选择方案。

国际妇产科学联盟分期

Ⅰ期：病变局限于卵巢	
ⅠA	病变局限于一侧卵巢
ⅠB	病变局限于双侧卵巢
ⅠC	病变累及一侧或双侧卵巢伴包膜破裂；或在腹腔冲洗液中找到恶性细胞；或病变已穿出肿瘤表面
Ⅱ期：伴盆腔转移和（或）种植	
ⅡA	病变扩展或转移到子宫和（或）输卵管
ⅡB	病变扩展或转移至其他盆腔器官
ⅡC	ⅡA或ⅡB期病变伴包膜破裂；或在腹腔冲洗液中找到恶性

续表

	细胞；或病变已穿出肿瘤表面
Ⅲ期：	**盆腔外有腹膜种植瘤或淋巴结转移**
ⅢA	显微镜下的腹腔腹膜表面种植瘤
ⅢB	腹腔腹膜种植瘤直径＜2cm
ⅢC	腹腔腹膜种植瘤直径＞2cm，和（或）伴腹膜后淋巴结或腹股沟淋巴结转移
Ⅳ期：	**远处转移**

治疗卵巢癌关键性的第一步是进行理想的肿瘤细胞减灭术或肿瘤缩减术。若术后全部残余病灶小于或等于1cm，则被定义为理想的肿瘤细胞减灭术。Griffiths和他的同事们报道，彻底的肿瘤缩减术可以改善生存率，例如术后残余病灶为0cm患者的总体生存期为39个月，而残余病灶大于1.5cm的患者的总体生存期仅为11个月。最近有数据表明，即使不能切除病灶，首次理想的肿瘤细胞减灭术，以及经化疗后再行间隔减瘤术同样有利于提高患者的生存率。

接受理想减瘤术的患者有10%～50%出现卵巢癌复发。ⅠA和ⅠB期分化良好的肿瘤患者生存率高（5年生存率90%～98%）；然而对于具有高危因素的患者，如中低度分化卵巢癌、ⅠC期、Ⅱ期或组织类型为透明细胞癌，辅助化疗可以改善疗效。一些随机试验已经证实，术后应用以紫杉醇和顺铂为基础的联合化疗有助于提高疗效。

意大利国际区域合作组织完成了两个随机对照试验，对应用以顺铂为基础的联合化疗和 ^{32}P 盆腹腔放疗的疗效进行了比较。结果表明，分别接受上述两种治疗方案患者的五年生存率没有显著性差异；然而，全身化疗组的患者具有更好的耐受性。斯堪的纳维亚的一项研究将早期卵巢癌患者随机分为观察组和手术后顺铂化疗组，两组之间在无病生存率和带瘤生存率上均无显著性差异。然而，这些临床试验都缺乏说服力，并且没有考虑到肿瘤细胞减灭术的程度。

大样本的协作组临床试验(GOG-111和OV-10)研究结果表

明，以铂类药物为基础联合应用紫杉醇化疗组患者的生存率明显优于环磷酰胺组。GOG158 和 AGO-OVAR3 临床试验显示应用卡铂或顺铂患者的缓解率没有显著性差异。EORTC-ACTION研究表明辅助化疗可以提高无瘤生存率。ICON1 研究表明，与复发后治疗的患者相比，早期卵巢癌患者接受辅助化疗5年总生存率提高了7%（75%vs82%）。基于上述临床试验结果，目前早期上皮细胞卵巢癌的标准化疗方案为：紫杉醇175mg/m^{2}联合卡铂AUC 5 ～ 7.5，治疗 3 ～ 6 个周期。

本例患者为局限阶段上皮性卵巢癌；因阴道出血的不典型症状而就诊。该患者肿瘤切除术后病理结果提示双侧卵巢高分化子宫内膜样癌和浆液性腺癌的混合性癌。淋巴管受累。尽管盲肠活检提示腺癌，但网膜活检未见恶性细胞。盆腔冲洗液细胞学检查可见恶性细胞。活检的45个淋巴结均未受累。该患者卵巢癌分期为ⅡC 期，接受了卡铂和紫杉醇的联合化疗。

临床要点

1. 早期卵巢上皮性癌病变局限于卵巢，多无特异性症状，因此很难做出诊断。
2. 该病的诊断和准确分期有赖于实行理想的肿瘤细胞减灭术，包括全子宫及双侧附件切除和转移病灶切除术，此外还应对腹腔内所有脏器和腹膜进行探查，行大网膜切除术，对横膈面、盆腔和主动脉旁可疑的淋巴结进行选择性活检。
3. 对于分期在ⅠA/B 期以上且肿瘤分化程度为 G1,G2 的卵巢癌患者，标准辅助化疗方案为：紫杉醇175mg/m^{2}联合卡铂 AUC 5 ～ 7.5。

（孔圆译　徐冰校）

参考文献

1. Bookman MA, Greer BE, Ozols RF: Optimal therapy of advanced ovarian cancer: Carboplatin and paclitaxel vs. cisplatin and paclitaxel (GOG 158) and an update on GOG0 182-ICON5. Int J Gynecol Cancer 13:735-740, 2003.
2. Goff BA, Mandel L, Muntz HG, Melancon CH: Ovarian carcinoma diagnosis. Cancer 89(10):2068-2075, 2000.
3. Piccart MJ, Bertelsen K, James K, et al: Randomized Intergroup Trial of Cisplatin-Paclitaxel versus Cisplatin-Cyclophosphamide in women with advanced epithelial ovarian cancer: Three year results. J Natl Cancer Inst 92:699-708, 2000.
4. Trope C, Kaern J, Hogberg T, et al: Randomized study on adjuvant chemotherapy in stage I high-risk ovarian cancer with evaluation of DNA-ploidy as prognostic instrument. Ann Oncol 11:281-288, 2000.
5. Dubois A, Lueck HJ, Meier W: Cisplatin/paclitaxel vs. carboplatin/ paclitaxel in ovarian cancer. Update of am Arbeitsgemeinschaft Gynakologie (AGO) Study Group Trial. Proc ASCO 18:A1374, 1999.
6. McGuire WP, Hoskins WJ, Brady MF, et al: Cyclophosphamide and cisplatin compared with paclitaxel and cisplatin in patients with stage III and stage IV ovarian cancer. New Engl J Med 334:1-6, 1996.
7. Bolis G, Colombo N, Pecorelli S, et al: Adjuvant treatment for early epithelial ovarian cancer: Results of two randomized clinical trials comparing cisplatin to no further treatment or chromic phosphate. GICOG. Ann Oncol 6:887-893, 1995.
8. Griffiths CT: Surgical resection of tumor bulk in the primary treatment of ovarian carcinoma. Natl Cancer Inst Monogr 42:101-104, 1975.

病例63　下肢水肿

David Feltquate

患者男性，61 岁，因新发下肢水肿就诊。7 年前曾患前列腺癌，最初因体检发现前列腺特异抗原（PSA）升高而诊断为 Gleason8（4+4）前列腺腺癌，通过 15 个月的外放射治疗 (EBRT)，PSA 水平降到最低值 1.2。5 年前生化检查提示复发，于4年前开始接受亮丙瑞林激素治疗，1年前服用氟他胺出现了短暂的副作用，而对氟他胺停药或酮康唑均没有反应，此前患者的血PSA始终为阴性。最近1个月，患者开始出现双下肢水肿，并出现夜尿增多、排尿困难，以及左侧臀部疼痛等症状。

体格检查：

一般情况：良好，无急性病容。生命体征：正常。头颅和五官：无黄疸，咽无充血。胸部：双肺呼吸音清。心血管系统：心率正常，节律规整，未闻及杂音。腹部：腹软，无压痛，肝脾肋下未触及。肌肉骨骼：脊柱无压痛。四肢：双膝关节以下2+指凹性水肿。直肠指诊：前列腺 35g，无结节及肿块。

实验室检查：

全血细胞计数（CBC）和肝功能：正常。尿素氮 16，肌酐 0.9，前列腺特异性抗原 17.3， 睾酮＜12。双下肢多普勒超声：未见深静脉血栓。腹部和盆腔CT：盆腔淋巴结肿大和左侧输尿管积水，无肾盂积水。骨扫描：左侧坐骨，T10椎骨和双侧部分肋骨有新发转移灶。

问题：

目前应推荐该患者应用何种治疗方案?

回答：

转移性雄激素非依赖性前列腺癌的治疗多推荐应用含有多西紫杉醇的联合化疗。也可以考虑疼痛损伤部位的姑息性放疗、肾盂引流管置入术和（或）应用唑来膦酸治疗。

讨论：

雄激素非依赖性前列腺癌很难治疗。以往，由于没有对前列腺癌特异性敏感的化疗药物，本病的化疗缓解率仅为10%到20%。在过去的10年中，新的化疗药物的发现以及联合治疗方案的应用改善了本病的疗效。尽管FDA批准了米托蒽醌联合泼尼松的化疗方案，但是该方案仅作为姑息性治疗（生活质量评分，疼痛缓解率），而不是基于生存率提高、PSA下降或肿瘤体积减小等指标而批准的，因此直至2004年本病尚无金标准化疗方案。目前雄激素非依赖性前列腺癌的标准化疗方案已经发生改变。两项独立的Ⅲ期临床试验证实，含多西紫杉醇的化疗方案较米托蒽醌/泼尼松方案（以往的标准化疗方案）更能提高生存率。一项试验表明，每3周联合应用1次多西紫杉醇和雌莫司汀可以使生存率提高23%。另一项试验则表明，每3周联合应用1次多西紫杉醇和泼尼松可取得与上述方案相似的疗效。中位生存期提高的绝对值为3～3.5个月。

治疗前列腺癌最有效的药物是具有破坏微管功能的药物。如紫杉醇、长春碱和雌莫司汀，它们都有低水平的单药活性。联合应用其中的某些药物具有协同作用，可以使缓解率超过50%。其他的一些药物如：多柔比星，环磷酰胺，卡铂和依托泊苷单药活性很低，但它们和破坏微管功能药物联合应用可以提高疗效。但是，显著的毒性作用限制了这些药物的应用。例如：联合应用雌莫司汀可使血栓栓塞的发生率增至10%～20%，因此化疗过程中必需预防性的应用小剂量抗凝药物。

受累部位放疗（IFRT）是一种重要的治疗方式。适应证包括：难以控制的骨转移性疼痛，有发生硬膜外肿瘤的潜在危险以及巨大肿瘤产生的压迫性症状。

本例患者有盆腔淋巴结肿大和新发的骨转移。并有形成左侧肾盂积水的危险。该患者已经开始接受多西紫杉醇和雌莫司汀的联合化疗。请肿瘤科放疗医生会诊决定患者是否适合行肿瘤区域姑息性放疗，即对盆腔左侧转移淋巴结放疗，从而避免左侧肾盂积水（对已经接受过放疗的区域再次放疗会出现显著的毒性，因此先前接受放疗的区域可能不适合再次放疗）。若局部放疗对肿大的盆腔淋巴结无效，则需请泌尿外科医生会诊，考虑行肾盂引流管置入术。应用二磷酸盐化合物唑来膦酸可以减轻骨转移所致骨骼并发症（如果患者肾功能正常）。若患者病情进展，可以考虑应用其他药物（单独应用或联合治疗）或入选临床试验。

临床要点

1. 转移性雄激素非依赖性前列腺癌的标准治疗方案是多西紫杉醇为基础的联合化疗。
2. 姑息性化疗可以作为转移灶的治疗方法。
3. 唑来膦酸可以减少由于骨转移所致骨骼并发症。

（孔圆译　李梦强校）

参考文献

1. Tannock IF: Docetaxel plus prednisone or mitoxantrone plus prednisone for advanced prostrate cancer. N Engl J Med 351:1502-1512, 2004.
2. Petrylak DP: Docetaxel and estramustine compared with mitoxantrone and prednisone for advanced refractory prostrate cancer. N Engl J Med 351:1513-1520, 2004.

病例 64　右胁腹部肿块

Ellen Ronnen

患者男性，42岁，因右胁腹部出现逐渐增大并可触及的肿块就诊。既往2年前因右肾细胞癌于腹腔镜下行右肾切除术，当时肾癌直径6cm，未侵及肾包膜，亦无肾外组织受累。术后患者无不适主诉，直至3个月前患者自感右上腹不适和背部疼痛逐渐加剧。近期，右胁腹部肿块逐渐增大并可触及。无发热、寒战、体重下降及血尿。

体格检查：

一般情况：良好，无急性病容。生命体征：T 37.2℃,BP 114/70 mmHg，P 80 次 / 分，R 16 次 / 分，体重 78kg。头颅和五官：巩膜无黄染，咽无充血。胸部：双肺呼吸音清。心血管系统：第一、二心音正常，无杂音，无心包摩擦音，无奔马律。腹部：腹软，无膨隆，无压痛，未触及脏器肿大。背部：右胁腹部可触及 3cm × 4cm 结节样肿块，移动性差。皮肤：无皮疹。

实验室检查：

生化学检查：正常。腹部和盆腔CT：可见多发结节样肿块，包括一个位于右肾切除术手术野两叶的 5cm 肿块，一个邻近右侧腹膜腔肿块，以及一个位于手术切口部位的肿块。PET:右胁腹、右肾上腺区、右肾窝和腹膜后壁 FDG 摄取增多。

问题：

本病的诊断是什么？

回答：

肾细胞癌复发。

讨论：

美国每年大约有30 000例肾细胞癌患者。40%以上的患者诊断时已经出现转移。因此，在诊断时应该评价患者是否已经存在远端转移或肾包膜外受累。对于那些有治愈可能的早期患者，多推荐进行外科手术治疗。根治性肾切除术和腹腔镜肾切除术均可选择，且二者的总体生存率无显著性差异。

发生转移的患者中位生存期小于1年。只有不到10%的发生转移的患者可以存活10年。以下五个预后因素有助于预测发生转移患者的生存率：

1. Karnofsky身体状况评分降低（$< 80\%$）。
2. 乳酸脱氢酶升高。
3. 低血红蛋白（< 10）。
4. 校正的血清钙升高（> 10）。
5. 既往无肾切除术史。

肾切除术同样可以使转移癌患者受益。复发患者若能行肾切除术也可以提高生存率。只有极少数部位的转移癌患者预后良好。对于出现远处转移的患者，细胞毒性化疗药物和激素治疗只有不到10%的有效率；而放疗在多数情况下也仅能使发生脑转移或有症状的骨转移的患者受益。

免疫疗法是许多转移性肾细胞癌的研究焦点。干扰素-α对大约14%～17%的患者有效，并且能使中位生存期提高2.5个月。若患者应用干扰素有效，则有效期通常为4～6个月。因此，必须认真权衡轻微疗效和药物毒性间的利弊。在应用干扰素-α治疗的整个过程中，常会出现流感样症状。其他常见的不良反应有抑郁、恶心、腹泻、肝功能异常和骨髓抑制。标准疗法为干扰素-α皮下注射每周3次。聚乙二醇化干扰素可以减少注射频率，但其疗效有待于进一步评价。

白介素-2（IL-2）对15%的转移性肾细胞癌患者有效。大剂量 IL-2 冲击治疗通常需要在重症监护病房实行，具体方案：IL-2 每次每公斤体重 60 万～72 万单位，每 8 小时 1 次，连续应用五天。少数患者在延长大剂量 IL-2 冲击治疗的疗程后可以达到完全缓解。但是，接受该治疗的患者必须能够耐受一系列药物相关的毒副作用；IL-2的严重副作用包括：血流动力学不稳定、肺水肿、心律失常、毛细血管漏出综合征和死亡。对小剂量IL-2的疗效评估也正在进行中。最近一项研究表明，静脉应用大剂量或小剂量 IL-2 对总体生存率的影响无显著性差异。

人们对联合应用干扰素和白介素-2 的疗效进行了评估。一项试验对联合应用干扰素、IL-2与单用干扰素-α 的疗效进行了比较，并未发现联合用药具有更好的疗效。体质好的患者更容易耐受干扰素 - α 或 IL-2。如果选用其中的任何一种细胞因子治疗，患者都需要到有应用这些药物经验的中心治疗，并且需要进行一系列的监护。

已经对同种异基因移植用于转移性肾细胞癌的疗效进行了评估，此疗法可使少数患者达到完全缓解。移植术的死亡率较高，因此并不是最理想的治疗选择。目前正在对抗血管生成的药物对转移性肾细胞癌的作用进行临床试验研究；2004 年美国临床肿瘤学会的一项研究表明该类药物对 30% 的转移性肾细胞癌有效。

本例患者最初的肾细胞癌分期为 $T_{1b,}N_{x,}M_0$（淋巴结未评价）。目前该患者的肾细胞癌复发并伴有多部位转移，因此外科手术无效。该患者应采用干扰素治疗或进入一项临床试验。

临床要点

1. 外科手术治疗被推荐用于那些有治愈可能的肾细胞癌患者，或为了进行选择性转移肿瘤切除。
2. 标准的细胞毒性化疗药物、激素治疗或放疗均不能提高转移癌患者的生存率。
3. 干扰素-α和白介素-2对转移性肾细胞癌有一定的疗效。

（孔圆译　李梦强校）

参考文献

1. Motzer RJ, Rini BI, Michaelson MD, et al: SU011248, a novel tyrosine kinase inhibitor, shows antitumor activity in second-line therapy for patients with metastatic renal cell carcinoma: Results of a phase 2 trial. ASCO Proceedings 22(14S):4500, 2004.
2. Martel CL, Lara PN: Renal cell carcinoma: Current status and future directions. Crit Rev Oncol Hematol 45:177-190, 2003.
3. Yang JC, Sherry RM, Steinberg SM, et al: Randomized study of high-dose and low-dose interleukin-2 in patients with metastatic renal cancer. J Clin Oncol 21(16):3127-3132, 2003.
4. Flanigan RC, Salmon SE, Blumenstein BA, et al: Nephrectomy followed by interferon alfa-2b compared with interferon alfa-2b alone for metastatic renal-cell cancer. N Engl J Med 345:1655-1659, 2001.
5. Motzer RJ, Mazumdar M, Bacik J, et al: Survival and prognostic stratification of 670 patients with advanced renal cell carcinoma. J Clin Oncol 17(8):2530-2537, 1999.
6. Motzer RJ, Bander NH, Nanus DM: Renal-cell carcinoma. N Engl J Med 335(12):865-875, 1996.
7. Atkins MB, Sparano J, Fisher RI, et al: Randomized phase II trial of high-dose interleukin-2 either alone or in combination with interferon alfa-2b in advanced renal cell carcinoma. J Clin Oncol 11(4):661-670, 1993.

病例 65　痣的进展性色素沉着

Igor Matushansky

患者女性，54岁，既往无明确病史。因后背正中色素沉着性病变近来越来越黑，为美容起见将其切除。病理诊断为黑素瘤，深度1.5mm。对该患者进行了扩大的局部切除术，并行区域淋巴结清扫，发现右侧腋窝一个区域淋巴结为黑素瘤阳性。故对右侧腋窝进行了彻底清扫，未发现其他淋巴结受累。头部、胸部、腹部、盆腔 CT 扫描未见远处转移的征象。

体格检查：

T 37℃，P 76 次 / 分，BP 110/80mmHg。一般状况：良好，无急性病容。头颅和五官：面色轻度苍白，无黄疸，无淋巴结肿大。心血管系统：心率正常，节律规整，未闻及杂音。胸部：双肺听诊呼吸音清。腹部：无压痛，无膨胀，无肝脾肿大。四肢：无发绀、杵状指及水肿。皮肤:无皮疹、紫癜、瘀点及瘀斑；后背正中和右腋窝有一愈合很好的手术瘢痕，未见其他不典型病变。

实验室检查：

血红蛋白：12.5g/dl，血小板：292 000/μl，白细胞：8 200/μl（分类正常），生化全项（包括乳酸脱氢酶）：正常。肝功能检查：正常。

问题：

该患者处于疾病的哪一期？适宜的治疗方法是什么？

回答：

该患者为黑素瘤Ⅲ A 期。干扰素是美国食品与药物管理局（FDA）批准用于恶性黑素瘤辅助治疗的唯一药物；然而，它具有显著的毒副作用且效果不明显。

讨论：

目前，对病变局限的患者通常采用扩大的手术切除术（即1mm深的原发病变，需要切除病变周围1cm的范围），并进行区域淋巴结清扫（仅在原发病变深度大于1mm或Clark分级为Ⅳ/Ⅴ时进行）。如果区域淋巴结无受侵的证据，此时复发的几率相当低，因此不建议行进一步的治疗。另一方面，转移黑素瘤患者经常单独应用达卡巴嗪（DTIC）或以DTIC为基础的联合化疗，但其缓解率不同。

但是，对于局限性中晚期和（或）淋巴结浸润的肿瘤患者应该如何治疗目前尚无定论。该类患者的复发率波动很大（确诊5年的复发率为20%～75%），主要与原发病变的大小、受累淋巴结的数目有关。历史上，曾采用多药联合化疗作为辅助治疗，但结果证明无助于疗效的改善。唯一有效的辅助治疗为大剂量干扰素［20×10^6U/（$m^2 \cdot d$），静脉注射，周1～周5，共用4周；然后改为10×10^6U/m^2，皮下注射，每周3次，共用48周］。目前，干扰素是FDA批准的唯一可用于局限性中晚期和（或）淋巴结浸润（已经切除）黑素瘤治疗的药物。

干扰素有抗黑色素瘤活性的证据源于20世纪90年代末几个东部肿瘤协作组（ECOG）的临床试验结果。ECOG 1684将入选患者［局限性中晚期和（或）淋巴结浸润（无远端转移）的黑素瘤患者］随机分为大剂量干扰素（INF）治疗组和观察组。初步的研究结果表明，与观察组相比，大剂量INF治疗组患者的总体生存率提高了9%，肿瘤复发推迟了1年。但是，延长随访期后，大剂量INF治疗组不再具有明显的改善生存率的优势。与之相似，ECOG 1690将患者随机分为大剂量INF治疗组、低剂量INF治疗组和观察组，结果表明INF治疗组能改善无复发生存率，但并不能提高总体生存率。ECOG 1694 将入选患者随机分为大剂量INF治疗组和GMK（绿猴肾细胞）神经节苷脂疫苗治疗组，研究结果表明，与疫苗治疗组相比，大剂量INF治疗组不仅能改善患者的无复发生存率，而且能提高总体生存率。大剂量 INF 具有显著的毒副作用，表现为流感样症状及临床抑郁等。一些支持性治疗（包括选择性5-羟色胺受体拮抗剂[SSRIs]）已被用来减轻毒副作用，并且已经积累了很多应用这类药物的经验。

总之，尽管研究结果表明大剂量 INF 可能在局限性中晚期和（或）淋巴结浸润的黑素瘤的辅助治疗中有某些效果，该药显著的毒副作用（极度疲劳、肝细胞毒性、骨髓抑制和神经精神损害等）以及复杂的用药程序（IV/SQ，隔天用药，共用1年），常常会导致患者和肿瘤学专家之间在支持和反对应用该药物方面争论不休。因此，尽管干扰素仍是FDA 批准的唯一可用于局限性中晚期和（或）淋巴结浸润黑素瘤的治疗药物，目前还很难将其归入标准治疗方案。当前可选的其他辅助治疗方案包括：应用各种免疫系统调节剂（如疫苗，细胞因子等）以及单独观察治疗。

经过就上述数据进行深入讨论以后，该患者决定应用了6个月低剂量 INF 治疗（不会出现大剂量 INF 的一系列毒副作用）。患者对该治疗的耐受性很好，后来又入组了树突状细胞疫苗方案。该患者已完成该方案且无任何副作用。目前，该患者已经停止治疗2.5年，并且没有复发的征象。该患者的无病生存状态是与她选用的治疗方案有关，还是由于她疾病本身的复发几率相当小（鉴于原发病变表浅且仅一个区域淋巴结有微转移，其复发率为25%）所致，目前尚不明确。相信随着对干扰素的作用机制、疫苗的效用以及黑素瘤生物学特性研究的进一步深入，这些问题将会迎刃而解。

临床要点

1. 对病变局限的患者常采用扩大的手术切除术（即1mm深的原发病变，需要切除病变周围1cm的范围），并进行区域淋巴结清扫（仅在原发病变深度大于1mm或Clark分级为Ⅳ/Ⅴ时进行）。
2. 唯一有效的辅助治疗为大剂量干扰素［20×10^6U/（$m^2\cdot d$），静脉注射，周1～周5，共用4周；然后改为10×10^6U/m^2皮下注射，每周3次，共用48周］。而且，目前干扰素是FDA批准的唯一可用于局限性中晚期和（或）淋巴结浸润（已经切除）黑素瘤治疗的药物。
3. 大剂量干扰素治疗有显著的毒副作用。

（孔圆译　张剑权校）

参考文献

1. National Comprehensive Cancer Network: Clinical Practice Guidelines in Oncology, 2004. http://www.nccn.org/professionals/ physician_gls/ default.asp
2. Kirkwood JM, Ibrahim JG, Sosman JA, et al: High-dose interferon alfa-2b significantly prolongs relapse-free and overall survival compared with the GM2-KLH/QS-21 vaccine in patients with resected stage IIB-III melanoma. Results of Intergroup Trial E1694/S9512/C509801. J Clin Oncol 19:2370-2380, 2001.
3. Kirkwood JM, Ibrahim JG, Sondak VK, et al: High- and low-dose interferon alfa-2b in high-risk melanoma: First analysis of intergroup trial E1690/S9111/C9190. J Clin Oncol 18:2444-2458, 2000.
4. Kirkwood JM, Strawderman MH, Ernstoff MS, et al: Interferon alfa-2b adjuvant therapy of high-risk resected cutaneous melanoma: The Eastern Cooperative Oncology Group Trial EST 1684. J Clin Oncol 18:2444-2458, 2000.

病例 66　皮肤与眼黑素瘤伴腹痛

Petra Rietschel

患者男性，55岁，主因右上腹痛就诊。既往有左肩胛骨处皮肤黑素瘤病史，行皮肤黑素瘤广基底切除术，术中区域淋巴结活检为阴性；有眼黑素瘤病史，曾因眼黑素瘤行眼摘除术。有明确的皮肤黑素瘤家族史。

体格检查：

生命体征：T 37.8℃，P 80 次 / 分，BP 165/92mmHg。一般状况：无急性病容。头颅和五官：左眼为玻璃眼，右眼巩膜略黄染。心血管系统：心率正常，节律规整，未闻及杂音。胸部：双侧肺底呼吸音减低。腹部：膨隆，肝脏肋下 4cm 可触及。四肢：无水肿。皮肤：完好，左肩胛骨处刀口愈合良好，未见可疑损伤。

实验室检查：

血常规：白细胞 10 000 / μl，血红蛋白 13.3g/dl，血小板 286 000 / μl。生化全项：电解质正常，BUN 12，肌酐 0.8。肝功能：AST 86，ALT 81，碱性磷酸酶 349，总胆红素 0.8，总蛋白 8.1，白蛋白 3.5，LDH 1064。胸部、腹部和骨盆 CT 扫描显示：弥漫性肝转移（如图）。

问题：

导致患者实验室检查指标异常的最可能原因是什么？应该行哪项检查确诊？

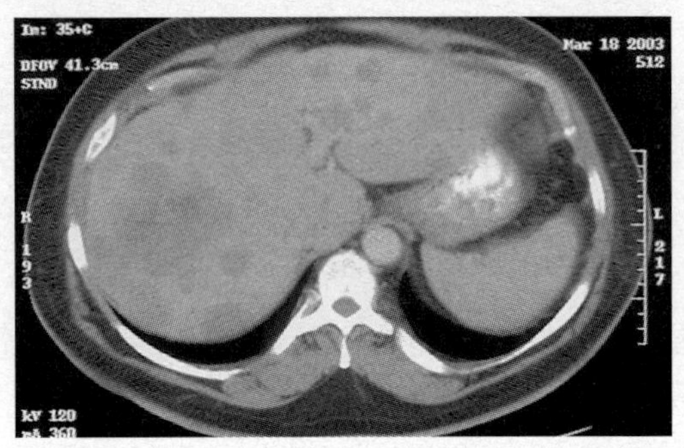

回答：

眼黑素瘤转移是导致患者实验室检查指标异常的可能原因。目前，肝组织活检是主要的确诊手段。

讨论：

眼黑素瘤是威胁患者视力和生命的少见恶性肿瘤，它是唯一具有潜在致死性的成人眼部恶性肿瘤。白种人群平均年发病率为6/100万，每年新确诊病例约1 200人。白种人男性发病率为非洲裔美籍男性的72倍。老年男性的发病率高于老年女性，很可能与较多暴露于阳光下有关。户外活动较多的乡村居民发病率也较高。黑色眼睛人种的发病率较低。肿瘤的好发部位为接受阳光辐射最多的视觉区。棕色或黑色皮肤、褐色巩膜、戴有色眼镜和耐晒等因素具有保护性作用。眼黑素瘤是白种人最常见的原发性眼内恶性肿瘤。

在美国，经年龄因素校正后，眼黑素瘤的年发病率为皮肤黑素瘤的1/8。皮肤黑素瘤的发病率增加的同时眼黑素瘤的发病率没有明显变化。虽然认为原发性皮肤黑素瘤与原发性眼黑素瘤的发生可能具有相关性，但是目前尚无指南说明是否应对眼黑素瘤的患者进行皮肤病学相关检查，或者对皮肤黑素瘤患者进行相应的眼科检查。

与皮肤黑素瘤一样，眼黑素瘤的早期识别和早期诊断非常重要，因为只有早期的患者才有治愈的可能。在放疗应用以前，眼球摘除术是眼黑素瘤的标准治疗方法。近年来，眼黑素瘤的标准治疗方法是将放射性物质斑块缝合入巩膜进行放疗。虽然没有提高生存率，但是保存了眼，多数情况下视力不受影响。其他可以选择的治疗方法有普通放疗、激光凝固、经瞳孔热疗、光化疗和局部切除术。眼球摘除术只适用于肿瘤巨大、巩膜外广泛浸润和合并神经血管性青光眼的患者。一般无症状患者肿瘤体积较小（直径小于 10mm，厚度小于 2mm），直到肿瘤生长迅速才被确诊。眼黑素瘤只通过血液途径转移，90%可有肝转移。因为眼部没有淋巴系统，所以该肿瘤不发生淋巴途径转移。患者随诊时应进行体格检查、胸部 X 片和肝功能检查。鉴于已发生肿瘤转移的患者疗效欠佳，因此有人认为定期随诊的意义不大。

预后不良的因素包括：肿瘤体积大、肿瘤已经累及睫状体、高龄和巩膜外浸润。发生转移患者的中位生存期为 2 ~ 9 个月。尽管原发部位的肿瘤可以得到较好的控制，仍有 50% 的患者死于肿瘤的远处转移。最常见的为经血液系统的肝转移。其他部位（如肺、骨骼、心脏、消化道、淋巴结、胰腺和皮肤）的转移都于肝转移有密切关系。患者的身体状况、最大肿瘤转移灶的最大直径和血清碱性磷酸酶的水平都与生存率密切相关。

对单发转移灶进行手术切除仅能使极个别患者达到长期生存。转移灶对化疗也不敏感。但是，采用隔离性肝脏灌注化疗进行局部治疗取得了可喜疗效。一项单中心研究表明，对肝转移灶进行肝内化学栓塞、动脉内氮芥栓堵和铂类药物为基础的化疗的缓解率为 29% ~ 40%，中位总体生存期为 6 ~ 18 个月。但是，许多患者在化学栓塞和动脉内化学栓堵后出现肝外复发。

本例患者胸部、腹部和骨盆CT扫描显示，肝内多发增大的团块，约占肝实质的50%。CT引导下细针穿刺一个肝损伤区显示为黑色素瘤的转移灶。该患者已经接受了4个周期的阿霉素肝内化疗。再次CT扫描表明，肝内转移灶没有明显变化，又发现胸壁前侧部有软组织团块形成，并伴有第5肋骨病理性骨折。该患者后来接受了胸壁超分割放疗，并改用顺铂、卡氮芥和替莫唑胺联合化疗。经过 2 个周期的化疗，该患者 LDH 恢复正常，复查 CT 发现肝内转移灶、胸壁团块和肾上腺团块明显缩小。目前，该患者正在接受第5周期化疗，感觉良好，并可恢复全职工作。

临床要点

1. 眼黑色素瘤只能通过血源性途径转移。
2. 因为眼部没有淋巴系统，所以眼黑色素瘤不发生淋巴途径转移。肝脏是最常见的转移部位。
3. 眼黑色素瘤患者应每 3 ~ 6 个月进行体格检查和肝功能检查，每年行胸部 X 片和腹部超声检查以随诊。
4. 眼黑色素瘤常常在数十年后复发。

（孔圆译　张剑权校）

参考文献

1. Eskelin S, Pyrhonen S, Hahka-Kemppinen M, et al: A prognostic model and staging for metastatic uveal melanoma. Cancer 97:465, 2003.
2. Kivelae T, Suciu S, Hansson J, et al: Bleomycin, vincristine, lomustine and dacarbazine (BOLD) in combination with recombinant interferon alpha-2b for metastatic uveal melanoma. Eur J Cancer 39(8):1115-1120, 2003.
3. Schmittel A, Bechrakis NE, Scheilbenbogen C, et al: Prognostic factors for development of metastatic disease in ocular melanoma: 5-year follow-up of 271 patients (abstract). Proc Am Soc Clin Oncol 22:711a, 2003.
4. Leyvraz S, Spataro V, Bauer J, et al: Treatment of ocular melanoma metastatic to the liver by hepatic arterial chemotherapy. J Clin Oncol 15: 2589, 1997.
5. Gragoudas ES, Egan KM, Seddon JM, et al: Survival of patients with metastases from uveal melanoma. Ophthalmology 98:383, 1991.
6. Seddon JM, Gradoudas ES, Egan KM, et al: Relative survival rates after alternative therapies for uveal melanoma. Ophthalmology 97:769, 1990.
7. Gallagher RP, Elwood JM, Tootman J, et al: Risk factors for ocular melanoma: Western Canada Melanoma Study. J Natl Cancer Inst 74:775, 1985.
8. Tucker MA, Shields JA, Hartge P, et al: Sunlight exposure as risk factor for intraocular malignant melanoma. N Engl J Med 313:789, 1985.

病例 67　异常阴道点滴状出血

Anne Chiang

患者女性，46岁，既往体健，最近数月每次月经持续达10天，并伴经间期阴道点滴状出血。取 2cm 的宫颈肿块做活检，病理诊断为鳞状细胞癌。2周前行根治性子宫切除术。患者术后恢复良好，无并发症，为进一步治疗前来就诊。

体格检查：

一般状况：无急性病容。生命体征：T36.6℃，P100次/分，BP120/80mmHg。心血管系统：心率正常，节律规整，未闻及杂音。胸部：双肺呼吸音清。乳房：无肿块，无皮肤颜色改变，无乳头溢液。腹部：切口瘢痕已愈合，无红斑，无压痛及异常分泌物。盆腔：子宫和宫颈缺如。

实验室检查：

血红蛋白 10.2g/dl，白细胞 5 000/μl，血小板 180 000/μl，凝血检查：正常。生化全项：正常。肝功能：正常。病理检查：一个2.5cm的肿块侵及宫颈全层并宫旁组织浸润；未累及子宫和淋巴结；手术切缘未见癌灶；某些区域的血管受侵。

问题：

该患者处于宫颈癌的哪一期？目前应推荐该患者应用何种治疗方案？

回答：

该患者为早期非巨块型ⅠB期宫颈癌。多推荐在子宫切除术后，进行同步化疗和放疗相联合的综合治疗。

讨论：

目前，根据1994年修订的国际妇产科学联盟（FIGO）分期法进行宫颈癌分期（见下表）。在进行了仔细的临床检查、阴道镜检查、宫颈刮片、宫腔镜检查、膀胱镜检查、直肠镜检查、经静脉尿路造影术及肺和骨骼X线片检查后才能确定疾病分期。TNM分期法未能得到广泛应用（对于未手术的患者通常不能得到TNM分期所需的一些资料）。

国际妇产科学联盟（FIGO）分期法

ⅠA期：显微镜下浸润癌

ⅠA1期 基质浸润深度不超过3mm，宽度不超过7mm

ⅠA2期 基质浸润深度超过3mm，但不超过5mm；宽度不超过7mm

ⅠB期：临床可见癌灶局限于宫颈

ⅠB1期 临床癌灶体积不超过4cm^3

ⅠB2期 临床癌灶体积超过4cm^3

Ⅱ期：癌灶已超出宫颈，但未达盆壁；癌累及阴道，但未达阴道下1/3

ⅡA期 癌累及阴道为主，无明显宫旁浸润

ⅡB期 癌浸润宫旁为主，无明显阴道浸润

Ⅲ期：癌灶浸润达盆壁；肿瘤累及阴道下1/3

ⅢA期 宫旁浸润未达盆壁，但累及阴道下1/3

ⅢB期 宫旁浸润已达盆壁，或肾盂积水或肾无功能

Ⅳ期：宫颈癌播散至邻近器官

ⅣA期 肿瘤播散侵犯膀胱或直肠黏膜

ⅣB期 肿瘤播散至远处器官

该患者的临床分期为ⅠB1期。

普遍认为手术治疗可使癌灶局限于宫颈（Ⅰ期宫颈癌）的

患者治愈。对于ⅠA1期患者可采用宫颈锥形切除术并进行密切的随访，或者采用单纯的子宫切除术。淋巴结转移的风险随着基质浸润深度的增加而增加。因此，对于ⅠA2期和ⅡA期癌灶，通常可行根治性子宫切除术，包括盆腔淋巴结清扫和主动脉旁淋巴结活检。对于早期宫颈癌患者，如有手术禁忌，也可行放疗（对癌灶和盆腔淋巴结行腔内放疗和体外照射治疗）。

有淋巴结转移，手术切缘浸润，宫旁组织受累等高危因素的早期宫颈癌（ⅠA2、ⅠB和ⅡA期）患者复发率高，应进行辅助性治疗。美国西南癌症研究组Peter和他的同事们完成的第8797号试验，将入组患者随机分为2组，分别接受辅助性放疗，或同步化疗和放疗联合治疗。研究结果表明，同步化疗和放疗组患者的4年无进展生存率（PFS）和总体生存率分别为80%和81%，明显优于单独放疗组的63%和71%。

宫颈癌复发的其他危险因素包括：肿瘤侵及毛细血管和淋巴管、深度的基质浸润和肿瘤体积大。合并上述危险因素的早期宫颈癌患者手术治疗后随机接受辅助性放疗，虽然宫颈癌的复发率下降了44%，但患者的长期生存率并未得到明显改善。

本例患者是非大块型ⅠB期宫颈癌，已接受了适当的初期治疗：根治性子宫切除术。患者肿瘤累及宫旁组织，具有更高的复发风险。因此，患者应接受同步化疗和放疗相联合的辅助性治疗。目前普遍采用顺铂和氟尿嘧啶联合化疗4个周期，同时进行盆腔放疗。

临床要点

1. 宫颈癌的临床分期采用国际妇产科联盟（FIGO）分期而不是 TNM 分期。
2. 对 IA1 期至 II A 期早期宫颈癌患者可仅采用根治性子宫切除术。
3. 具有手术切缘浸润、宫旁组织受累和（或）淋巴结浸润等危险因素的宫颈癌患者复发率高。这些患者应接受同步化疗和放疗相联合的辅助性治疗。

（孔圆译　徐冰校）

参考文献

1. Peters WA III, Liu PY, Barrett RJ Jr, et al: Concurrent chemotherapy and pelvic radiation therapy compared with pelvic radiation therapy alone as adjuvant therapy after radical surgery in high-risk early-stage cancer of the cervix. J Clin Oncol 18(8):1606-1613, 2000.
2. Sedlis A, Bundy BN, Rotman MZ, et al: A randomized trial of pelvic radiation therapy versus no further therapy in selected patients with stage 1B carcinoma of the cervix after radical hysterectomy and pelvic lymphadenectomy. Gyn Oncol 73:177-183, 1999.

病例68　恶臭阴道分泌物

Anne Chiang

患者女性，45岁，主因恶臭阴道分泌物2个月来妇科就诊。偶有月经间期或性交后不规则阴道出血。既往1年前，阴道脱落细胞涂片染色不正常，为意义不明的非典型的鳞状细胞(ASCUS)。

体格检查：

一般状况：良好，无急性病容。T 37℃，P 96次/分，BP106/50mmHg。心血管系统：心率正常，节律规整，未闻及杂音。胸部：双肺呼吸音清。腹部：无包块，无压痛，肠鸣音正常。麻醉下行盆腔检查：宫颈口有一 6cm 大小病变，中心坏死。宫旁病变侵及骨盆壁。

实验室检查：

全血细胞计数：血红蛋白 9.8g/dl，白细胞 4 000/μl，血小板120 000/μl。凝血检查：正常。生化全项：电解质正常，尿素氮：10，肌酐：0.8。宫颈活检：浸润性中分化鳞状细胞癌。盆腔核磁共振：巨块型宫颈肿瘤，两侧宫旁组织浸润已达盆壁，未见淋巴结肿大（见图）。

问题：

该患者宫颈癌的临床分期是什么？应推荐该患者应用何种治疗方案？

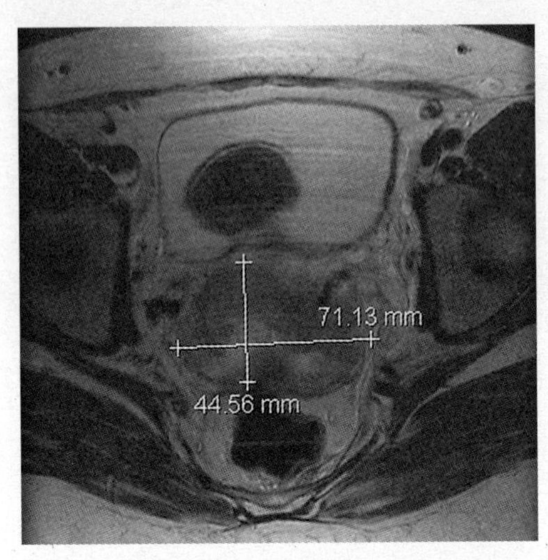

回答：

该患者为宫颈癌Ⅲ B 期。推荐治疗方案为同步化疗和放疗治疗。

讨论：

在宫颈癌的临床分期中，局限性晚期病变包括Ⅱ B 期～Ⅳ A 期。Ⅳ B 期患者已有远处转移需要给予姑息性化疗。

过去，盆腔放疗为局限性晚期宫颈癌的标准治疗方案，5 年总体生存率大约为 65%。然而，几个前瞻性随机试验的结果支持对局限性晚期宫颈癌联合应用以顺铂为基础的同步化疗和放疗方案。总体上，在这些试验中，进行总剂量为 75 ～ 85Gy 的体外照射和腔内放疗联合治疗。化疗和放疗的协同作用机制尚不清楚。化疗可能抑制放疗所致肿瘤细胞的亚致死性DNA损害，也可能促进肿瘤细胞进入对放疗敏感的细胞周期时相。

妇科肿瘤学研究组（GOG）Rose和他的同事们完成的第120号试验对Ⅱ B 期～Ⅳ A 期的宫颈癌患者进行随机分组，在放疗的同时分别给予单用顺铂、联合用顺铂 -5- 氟尿嘧啶 - 羟基脲或单用羟基脲进行同步化疗。所有的患者在给予体外照射放疗后均进行腔内放疗。在顺铂治疗组，2年无进展生存率为67%，而顺铂-5-氟尿嘧啶-羟基脲治疗组为64%，羟基脲治疗组为47%。

放射治疗肿瘤学研究组（RTOG）Morris和他的同事们完成的第9901号试验对ⅡB期到ⅣA期宫颈癌患者分别行单独放疗、放疗同时行顺铂-氟尿嘧啶联合化疗，中位随访43个月，联合放化疗组的总体生存率为73%，而单独放疗组的生存率仅为58%。

Whitney及其同事对处于ⅡB期到ⅣA期的宫颈癌患者分别应用顺铂和氟尿嘧啶同步放化疗、应用羟基脲同步放化疗的疗效进行了随机对照研究，结果表明，中位随访8.7年，接受以顺铂为基础联合化疗同步放疗组43%的患者出现病程进展，而羟基脲同步放化疗组53%的患者出现病程进展。

对于本例患者，推荐的治疗方案为进行限定性放疗（体外照射、腔内放疗），同时每周给予顺铂同步化疗。放疗后是否需要进行辅助性子宫切除术，目前还颇具争议。

临床要点

1. ⅡB期到ⅣA期的宫颈癌患者应进行同步放化疗治疗。
2. 限定性放疗包括：对盆腔和（或）浸润部位行体外放射治疗和腔内放疗。
3. 同步化疗方案是以顺铂为基础的联合化疗。
4. 对于远处转移的ⅣB期宫颈癌患者，应给予姑息性化疗。

（孔圆译　徐冰校）

参考文献

1. Keys HM, Bundy BN, Stehman FB, et al: Cisplatin, radiation, and adjuvant hysterectomy compared with radiation and adjuvant hysterectomy for bulky stage IB cervical carcinoma. N Engl J Med 340(15):1154-1161, 1999.
2. Morris M, Eifel PJ, Jiandong L, et al: Pelvic radiation with concurrent chemotherapy compared with pelvic and para-aortic radiation for high-risk cervical cancer. N Engl J Med 340(15):1137-1143, 1999.

3. Rose PG, Bundy BN, Watkins EB: Concurrent cisplatin-based radiotherapy and chemotherapy for locally advanced cervical cancer. N Engl J Med 340(15):1144-1153, 1999.
4. Whitney CW, Sause W, Bundy BN, et al: Randomized comparison of fluorouracil plus cisplatin versus hydroxyurea as an adjunct to radiation therapy in stage IIB-IVA carcinoma of the cervix with negative para-aortic lymph nodes: A Gynecologic Oncology Group and Southwest Oncology Group Study. JCO 17(5):1339-1348, 1999.

病例 69　早期乳腺癌，激素受体阳性

Karen Smith

绝经后女性患者，56岁，既往有乳腺癌病史，已行乳腺切除术，为咨询术后应行何种辅助治疗来肿瘤科就诊。患者1月前于乳腺 X 线筛查中发现左侧乳腺外上象限有一肿物，遂进行了乳腺肿物粗针穿刺吸取细胞学检查，病理提示为恶性细胞，即行肿物切除术，因切缘距肿物近，故又行左侧乳腺全切术，同时取1个淋巴结进行活检。该患者无乳腺癌家族史，既往有骨质疏松病史，服用钙剂及维生素D治疗，系统回顾有阵发性潮热现象。

体格检查：

T37.7℃，P64次/分，BP122/68mmHg，一般状况：营养良好。头颅和五官：巩膜无黄染，黏膜湿润。颈部：无腺体肿大。心血管系统：心率正常，节律规整，未闻及杂音。胸部：双肺呼吸音清。乳房：左乳腺可见乳腺癌术后瘢痕，右乳腺未触及肿块。腹部：腹软，无压痛，未触及脏器肿大及异常包块。四肢：无腋窝淋巴结肿大，无水肿，无腓肠肌压痛。

实验室检查：

血红蛋白 13 g/dl, 白细胞 4 700/μl，血小板 222 000/μl。生化全项：正常。肝功能检查：正常。胸片：正常。病理：4mm浸润性导管癌，中分化型，无淋巴结及血管浸润，雌孕激素受体阳性，未见HER2neu癌基因过度表达，手术切缘阴性，HE染色及免疫组化检查：前哨淋巴结无转移。

问题：

应推荐该患者应用何种辅助治疗？它将为患者带来何种益处？

回答：

该患者应考虑采用辅助性内分泌治疗，目前激素受体阳性的早期乳腺癌患者的标准治疗方案是使用他莫昔芬(TAM)治疗5年，已被证实可降低乳腺癌的复发率、提高生存率。芳香化酶阻滞剂替代他莫昔芬或在其后使用，具有同样的疗效，可考虑作为常规治疗方案。但是，如何联合应用这些新药疗效最佳（芳香化酶阻滞剂替代他莫昔芬，或在他莫昔芬之后使用)，目前尚无定论。

讨论：

本例患者为早期乳腺癌，无淋巴结转移，激素受体阳性。早期乳腺癌患者尽管已行乳腺切除术，但仍有可能发生肿瘤微转移，最终导致肿瘤复发以致患者死亡，故应采用全身辅助治疗。

有细胞毒化疗和内分泌治疗两类全身辅助治疗。2000 年，国立卫生研究院（NIH）举行了共识大会，并制定了早期乳癌的辅助治疗指南。该指南认为对于所有激素受体阳性的乳腺癌患者，不论年龄、绝经与否，肿瘤大小和腋窝淋巴结有无转移，都应该使用内分泌治疗。而细胞毒性化疗适用于发生腋窝淋巴结转移和肿瘤直径超过 1cm 的乳腺癌患者。

根据本指南，该患者应考虑使用内分泌治疗。目前内分泌治疗的标准方案是使用他莫昔芬治疗5年。他莫昔芬是一种选择性雌激素受体调节剂，对乳腺组织具有拮抗作用。在对应用他莫昔芬作为辅助治疗的 55 个随机临床试验进行荟萃分析的基础上，制定了上述标准方案。荟萃分析结果显示，激素受体阳性的患者，使用他莫昔芬治疗5年可使乳腺癌的复发率降低47%，死亡率降低26%。疗效的改善与患者有无淋巴结转移、年龄、绝经与否以及是否接受细胞毒性化疗无关，但是对存在同侧淋巴结转移等高危因素的女性患者绝对生存期的改善更为显著。值得注意的是，该荟萃分析显示使用他莫昔芬治疗5年的疗效明显优于短疗程应用，此外，随访观察发现使用他莫昔芬 治疗 5 年后疗效可持续至之后 10 年，提示该药具有移行效应。

美国乳腺癌和肠癌外科辅助治疗计划（NSABP）B-14试验

观察了他莫昔芬的最佳疗程。该试验对激素受体阳性、无淋巴结转移的早期乳腺癌患者使用他莫昔芬治疗5年与10年的疗效进行了比较，结果表明延长疗程并不能额外增加益处。与10年治疗组相比，5年治疗组的无病生存率更高，总体生存率也有增高的趋势，提示5年为最佳疗程，这可能与长期使用容易导致他莫昔芬抵抗或依赖有关。值得注意的是，在这些试验中他莫昔芬相关的副作用包括：子宫内膜癌的发生率和死亡率增高、潮热、阴道分泌物增多、月经不规则、血栓性疾病和住院率增加。

芳香化酶阻滞剂成为绝经后早期乳腺癌患者辅助性内分泌治疗的新选择。此类药物能够抑制肾上腺分泌的雄激素转变为雌激素。目前常用的芳香化酶阻滞剂包括：阿那曲唑、来曲唑和伊西美坦。此类药物在已发生转移的乳腺癌患者中的良好疗效和耐受性，更提高了它在激素受体阳性、绝经后的早期乳腺癌患者内分泌治疗中的价值。单用或合用阿那曲唑与他莫昔芬（ATAC）试验的初步结果显示，早期乳腺癌患者使用阿那曲唑或他莫昔芬的3年无病生存率分别为89.4%、87.4%。4年的无病生存率与之相似。但是，就总体生存率而言，阿那曲唑与他莫昔芬相比并未见明显优势。此外，阿那曲唑作为辅助治疗最佳的使用疗程目前尚不确定，也无证据说明在化疗后应用阿那曲唑具有比他莫昔芬更好的疗效。最为重要的是，芳香化酶阻滞剂的副作用与他莫昔芬不同。ATAC试验结果显示，与他莫昔芬不同，阿那曲唑更容易导致骨折和肌肉骨骼性疾病，而潮红、阴道分泌物增多、卒中、血栓栓塞症和子宫内膜癌的发生率较低。

芳香化酶阻滞剂不仅可替代他莫昔芬用来治疗激素受体阳性、绝经后的早期乳腺癌患者，而且目前正在对其作为他莫昔芬的序贯治疗的疗效进行评价。最近的一项随机试验结果显示，与单独应用他莫昔芬相比，应用5年他莫昔芬之后再序贯应用5年来曲唑的4年无病生存率由87%提高到93%。基于上述发现本项研究提前结束（计划随访6年，仅随访了5年）。尚未解决的问题包括：在他莫昔芬之后序贯使用来曲唑的最佳年限及其潜在的长期毒副作用。本试验中来曲唑的副作用与ATAC试验中观察到的阿那曲唑的副作用一致，且接受他莫昔芬治疗之后序贯应用来曲唑组骨骼肌不适、骨质疏松的发生率更高。在另外一项试验中，对激素受体阳性、绝经后的早期乳腺癌患者先用2～3年的他莫昔芬治疗，然后随机分为两组，一组继续接受他莫昔芬治疗，另一组改为伊西美坦治疗，两组的全部疗程均为5年。经过3年随访，伊西美坦组的无病生存率明显优于他莫昔芬组，分别为91.5%和86.6%，伊西美坦的副作用与上述试验中芳香化酶阻滞剂的副作用相似。

显而易见，目前的研究结果提示芳香化酶阻滞剂可作为替代他莫昔芬或他莫昔芬的序贯治疗用于激素受体阳性的早期乳腺癌患者的辅助性内分泌治疗。但是有关该药物的应用很多问题尚未得到解决，因此目前仍将他莫昔芬作为内分泌治疗的首选用药。迫切需要临床医师对已有的患者资料进行总结，并实施个体化治疗措施。

本例患者已开始接受 5 年疗程的他莫昔芬治疗，目前尚未复发。

临床要点

1. 早期乳腺癌患者尽管已行乳腺切除术，但仍有可能发生肿瘤微转移，最终导致肿瘤复发以致患者死亡，应采用全身性辅助治疗。
2. 辅助性内分泌治疗适用于所有激素受体阳性的早期乳腺癌患者。
3. 目前标准的辅助治疗方案为使用他莫昔芬治疗 5 年。
4. 芳香化酶阻滞剂作为绝经后女性辅助性内分泌治疗的新选择，有望取代他莫昔芬或与其序贯使用。

（孔圆译　徐冰校）

参考文献

1. Coombes RC, Hall E, Gibson LJ, et al: A randomized trial of exemestane after two to three years of tamoxifen therapy in postmenopausal women with primary breast cancer. N Engl J Med 350(11):1081-1092, 2004.
2. Goss PE, Ingle JN, Martino S, et al: A randomized trial of letrozole in postmenopausal women after five years of tamoxifen therapy for early-stage breast cancer. N Engl J Med 349(19):1793-1802, 2003.
3. Baum M, Budzar AU, Cuzick J, et al: Anastrazole alone or in combination with tamoxifen versus tamoxifen alone for adjuvant treatment of post-menopausal women with early breast cancer: First results of the ATAC randomized trial. Lancet 359(9324):2131-2139, 2002.
4. Winer EP, Hudis C, Burstein HJ, et al: American Society of Clinical Oncology technology assessment on the use of aromatase inhibitors a adjuvant therapy for women with hormone receptor-positive breast cancer: Status report 2002. J Clin Oncol 20(15):3317-3327, 2002.
5. Anonymous: National Institutes of Health Consensus Development Conference Statement: Adjuvant Therapy for Breast Cancer, November 1-3, 2000. J Natl Cancer Inst 93(13):979-989, 2001.
6. Early Breast Cancer Trialists'Collaborative Group: Tamoxifen for early breast cancer: An overview of the randomised trials. Lancet 351(9114): 1451-1467, 1998.
7. Fisher B, Dignam J, Bryant J, et al: Five versus more than five years of tamoxifen for breast cancer patients with negative lymph nodes and estrogen receptor-positive tumors. J Natl Cancer Inst 88(21):1529-1542, 1996.

病例 70　肾脏切除术后腹痛、贫血

Petra Rietschel

患者男性，61岁，因肾脏切除术后腹痛、贫血就诊。2个月前，患者在肾脏切除术后发现移行细胞癌，表现为右侧肩部囊肿。随后患者接受囊肿切除术，病理提示皮脂腺瘤。随后患者出现左侧面颊部损害，并接受了手术切除。现在，患者出现贫血、右上腹痛。家族史：其父亲因胃癌于 52 岁死亡。

体格检查：

T 36.4℃，P 64 次/分，BP 116/70mmHg。一般情况：慢性病容。心血管系统：心率及心律正常，可闻及收缩期喷射样杂音。胸部：双侧听诊呼吸音清。腹部：右上腹部深压痛，肠鸣音减弱。四肢：未见外周水肿。皮肤：上胸部可见多发性囊样皮肤损害。

实验室检查：

血常规：白细胞 8 200/μl，血红蛋白 9.1g/dl，血小板 232 000/μl。肌酐：1.2mg/dl，BUN：15mg/dl。面颊部皮肤损害的病理学检查：非典型性皮脂腺瘤。腹部 CT 扫描：可见横结肠肝曲肿块。

病程：

在结肠肿块切除术后，患者未接受任何干预治疗，但皮肤损害消失。

问题：

患者可能罹患何种综合征？结肠肿块的病理学检查结果最可能是什么？

回答：

1. 该患者患有 Muir-Torre 综合征。
2. 最可能的病理表现为结肠腺癌。

讨论：

Muir-Torre 综合征是遗传性非息肉病性结肠癌（HNPCC）的变异型，指那些罹患HNPCC并同时患有良性或恶性的皮脂腺肿瘤的患者。1967 年 Muir 及 Torre 均报道发现罹患多发性皮肤肿瘤及内脏恶性肿瘤的患者。Muir-Torre综合征是一个家族性癌症综合征，包含至少一种皮脂腺肿瘤（皮脂腺腺瘤、皮脂腺上皮瘤、或皮脂腺癌）及至少一种内脏恶性肿瘤（通常为胃肠道或泌尿生殖系统恶性肿瘤）。Muir-Torre 综合征以常染色体显性遗传的方式遗传，并有高度的外显率及多变的表达。在许多患者中，癌症倾向于非进展性的病程。但是约 60% 的患者可出现转移性疾病，其 10 年生存率约为 50%。Muir-Torre 综合征在男性及女性中均可出现，男女比例为3∶2。中位发病年龄为53岁，但是有很大的年龄变异。

Muir-Torre综合征中最常见的内脏肿瘤是结肠癌，其发病率几乎为1/2，肿瘤通常邻近结肠脾曲。第二常见的内脏肿瘤是泌尿生殖系统肿瘤。其他肿瘤的范围很广泛，包括乳腺癌、淋巴瘤及软骨肉瘤。

HPNCC的另一个变异型是Turcot综合征，可伴发多形性恶性胶质瘤。HPNCC比家族性腺瘤性息肉病更常见，约占所有结肠腺癌的 1% ～ 5%，其特点是早年发生的结肠直肠癌、多发性结肠直肠癌及主要局限于近端结肠的结肠直肠癌。其伴发的内脏肿瘤为卵巢、胰腺、乳腺、胆管、子宫内膜、胃、泌尿生殖系统及小肠腺癌。

HNPCC 可以被分为Lynch Ⅰ及Lynch Ⅱ型。Lynch Ⅰ型综合征，或称为遗传性位点特异的结肠癌，发生于早年时期，通常位于近端结肠。Lynch Ⅱ型综合征，或称为癌症家族综合征，不仅可伴发结肠癌，也可伴发卵巢、胃、小肠、肝胆系统及肾盂或输尿管癌症。最常见的是子宫内膜癌，在易感家族的女性中发病率可高达43%。但是随着被研究的家族越来越多，Lynch Ⅰ及Lynch Ⅱ型综合征的区别正在变得不清楚。

HPNCC患者肿瘤的发生看起来是从结肠直肠腺瘤进展而来的，它常表现为扁平的，而不是息肉样的。与管状息肉相比，组织学上表现为绒毛样的息肉，发生恶性转化的危险性升高。HNPCC患者的肿瘤通常分化差。但是在易感患者中，5年总体生存率高于散发的结肠直肠癌患者，表明两者有不同的生物学特质。最初诊断HNPCC的患者中位年龄是48岁，一些患者在20岁时发病。接近70%的首发损害在邻近结肠脾曲，其中约10%将会存在同时或异时发生的癌症。

大多数HNPCC患者的亲缘中的遗传缺陷是6个DNA错配修复基因中有一个出现种系突变。商品化的试剂盒可用于检测错配修复基因的异常，如：hMSH2及hMLH1，敏感性高于95%。一个HNPCC基因中存在种系突变的个体其发生结肠直肠癌的危险可高达70%～90%，且发病的危险男性高于女性（80%～90% vs 30%）。女性HNPCC基因携带者发生子宫内膜癌的危险可高达39%，卵巢癌的发病危险可高达9%。

术语“微卫星不稳性”是指短串联重复DNA序列的收缩或延展，这是由基因重复单位的插入或缺失引起的。在罹患HNPCC患者的肿瘤中，这种微卫星不稳性的现象占90%，而在散发性结肠癌的病例中仅为12%。肿瘤组织中微卫星不稳性的存在提示可能存在DNA错配修复基因的缺陷。肿瘤存在微卫星不稳性的患者生存改善，但是对化疗的疗效反应下降。

该患者被发现有局部进展性结肠腺癌，伴随淋巴结受累。患者目前正在接受以5-FU为基础的辅助化疗，并且能够很好地耐受化疗。

临床要点

1. 遗传性非息肉病性结肠癌（HNPCC）多为印戒细胞型，分化差，伴有广泛的炎症。
2. HNPCC 通常位于近端结肠。
3. 在疾病分期相同的情况下，罹患 HNPCC 结肠癌的患者的生存情况好于散发的患者。
4. 肿瘤存在微卫星不稳定性的患者也许有更好的生存情况，但是对化疗的敏感性下降。

（闫晨华译　赵婷校）

参考文献

1. Gryfe R, Kim H, Hsieh ETK, et al: Tumor microsatellite instability and clinical outcome in young patients with colorectal cancer. N Engl J Med 342:69, 2000.
2. Ribic CM, Sargent DJ, Moore MJ, et al: Tumor microsatellite-instability status as a predictor of benefit from fluorouracil-based adjuvant chemotherapy for colon cancer. N Engl J Med 349:3, 2000.
3. Aaltonen LA, Salovaara R, Kristo P, et al: Incidence of hereditary nonpolyposis colorectal cancer and the feasibility of molecular screening for this disease. N Engl J Med 338:1481, 1998.
4. Burt RW, DiSario JA, Cannon-Albright L: Genetics of colon cancer: Impact of inheritance on colon cancer risk. Annu Rev Med 46:371, 1995.
5. International Multicentre Pooled Analysis of Colon Cancer Trials (IMPACT) Investigators. Efficacy of adjuvant fluorouracil and folinic acid in colon cancer. Lancet 345:939-944, 1995.
6. Watson P, Lynch HT: Extracolonic cancer in hereditary nonpolyposis colorectal cancer. Cancer 71:677, 1993.
7. Mecklin JP, Jarvinen HJ: Tumor spectrum in cancer family syndrome (hereditary nonpolyposis colorectal cancer). Cancer 68:1109, 1991.

病例 71　死产后多发转移瘤

Mika A. Sovak

患者女性，24岁，于妊娠27周时发生死产。1周后出现甲状腺危象的症状，故开始应用丙基硫尿嘧啶和普萘洛尔。几天之后，出现恶心、视觉障碍，自阴道排出组织。

体格检查：

一般情况：疲倦面容，无急性病容。T 36.6℃，P 96次/分，BP145/70mmHg。头颅和五官：口咽无异常、巩膜无黄染。淋巴结：颈部、锁骨上、腋窝和腹股沟淋巴结无肿大。心血管系统：心率正常，节律规整，未闻及杂音。胸部：双肺呼吸音清。腹部：腹软，全腹轻度压痛，无反跳痛和腹膜炎征。

实验室检查：

全血细胞计数和生化全项：正常。β-人绒毛膜促性腺激素水平：8 894 060。CT扫描：双肺和肝脏块状阴影；双侧卵巢黄素囊肿；子宫增大和盆腔软组织包块（见图）。脑核磁共振检查：枕叶散在小损伤灶。胎盘病理：异常。

问题：

最可能的诊断是什么？推荐的治疗方案是什么？

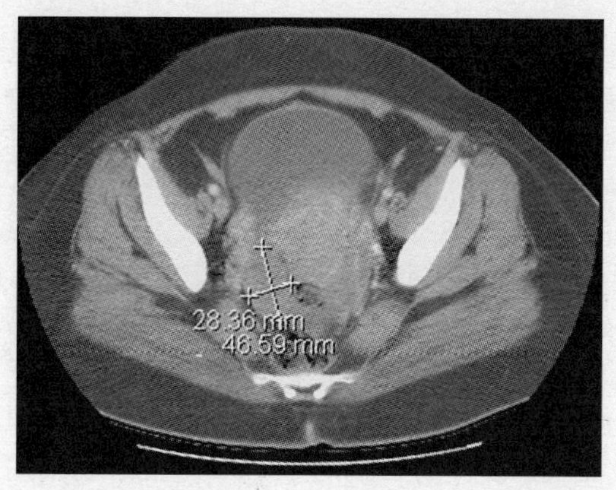

回答：

最可能的诊断是绒毛膜癌。患者需要立即住院接受全身化疗。

讨论：

妊娠滋养层细胞病(GTD) 是指一组由异常妊娠所致的罕见肿瘤（全世界每 1 000 次妊娠中有 1 ～ 2 例）。它们都以 β - 人绒毛膜促性腺激素水平升高为特征，并且大多数对化疗非常敏感；即使是肿瘤发生转移的患者，治愈率也能达到90%。妊娠滋养层细胞病包括葡萄胎（完全性或部分性，也称为葡萄胎妊娠）、侵蚀性葡萄胎、绒毛膜癌以及胎盘部位滋养细胞肿瘤(PSTT)。

葡萄胎起源于妊娠，表现为胎盘组织内的绒毛生长异常。根据形态学、染色体分型、病理学，葡萄胎被分为完全性和部分性。完全性葡萄胎中没有可辨认的胚胎组织。部分性葡萄胎中可能有胚胎组织，但这些胚胎结构都具有发育迟缓和多基因异常的特征。侵蚀性葡萄胎是指侵袭到子宫肌层的葡萄胎，常常是葡萄胎治疗后疾病的持续。

如该病例所表现的那样，妊娠绒毛膜癌可以起病急剧，可以发生在任何妊娠事件（自然流产、葡萄胎、异位妊娠、足月妊娠）之后，并且可以由任何类型的滋养层组织分化而来。胎盘部位滋养细胞肿瘤（PSTTs）起源于足月或非葡萄胎妊娠的中间型滋养细胞植入的部位。这一类型的不寻常之处是，可以在上次妊娠几年后出现，β -HCG 水平较低，而且对化疗的敏感性较差。

近期已经怀孕或者自认为可能怀孕的妇女若出现阴道出血，可能被诊断为 GTD。血清β - 人绒毛膜促性腺激素水平异常增高是本病的典型特征。在进行治疗之前，血清β -HCG阳性必须经尿妊娠试验证实，因为异嗜性抗体可导致血清学检查的假阳性结果。葡萄胎的患者也可表现为子宫体积大于正常妊娠月份、剧烈呕吐、甲状腺功能亢进（继发于β -HCG或其他胎盘蛋白对甲状腺激素受体的刺激）、卵巢黄素囊肿和早期先兆子痫（＜20周）。由于癌栓或肿瘤容易发生转移，绒毛膜癌临床表现凶险，可出现阴道出血、呼吸窘迫以及极罕见的由于肿瘤脑转移所致的颅内出血。

当临床上怀疑GTD时，超声检查常常足以明确葡萄胎的诊断。葡萄胎和绒毛膜癌可以根据临床表现来鉴别。最后诊断由清宫术后病理学检查做出。一旦做出GTD的诊断，就需要进一步进行胸腔、腹腔和盆腔CT扫描来分期。有肺或阴道转移证据的葡萄胎患者以及所有绒毛膜癌的患者，都需要进行头颅MRI检查。

治疗方案的选择取决于GTD的类型以及预后因素。完全性或部分性葡萄胎的患者，如需保留生育能力，可行清宫术，无生育要求者，可行子宫切除术。需要注意的是，如病人血型为Rh阴性，清宫术前应给予抗Rh γ 球蛋白，以避免同源性免疫。在任何一种治疗后，都必须严密监测血β -HCG水平。应每周检查1次直至激素水平转阴连续3周，之后每月检查1次持续6个月，然后1年检查1次持续1 ~ 3年。如果β -HCG水平呈现出平台期或者升高，提示患者为侵袭性葡萄胎（75%），或者是绒毛膜癌（25%）。这样的话，需按修正的 WHO 评分系统对患者进行分期和预后评估（见表）。得分超过或等于8分者被认为是高危患者，低中危侵袭性葡萄胎（分数＜8分）可以单用甲氨蝶呤治疗，该药依从性好并且有很好的远期安全性。甲氨蝶呤作为一线用药要比单用放线菌素 D 更好，因为后者可能会引起脱毛症。对高危患者和所有绒毛膜癌患者必须立即开始评估和治疗，常常需要立即住院接受 EMA/CO 方案（第 1 周用依托铂苷、甲氨蝶呤和放线菌素 D；第 2 周应用环磷酰胺和长春新碱）全身化疗。

世界卫生组织妊娠滋养细胞病预后指数评分

	评分[a]			
预后因素	0	1	2	4
年龄	≤ 35	> 35	——	——
前次妊娠	葡萄胎	流产	足月产	——
时间间隔[b]	< 4	4 ~ 6	7 ~ 12	> 12
HCG 水平	$< 10^3$	$10^3 \sim 10^4$	$10^4 \sim 10^5$	$>10^5$
最大肿瘤直径（包括子宫肿瘤）	——	3 ~ 5cm	> 5cm	——
转移部位	——	肾，脾	胃肠道	大脑，肝脏
转移瘤数目	——	1 ~ 4	4 ~ 8	> 8
上次化疗用药	——	——	单一药物	2 种或 2 种以上

注释：a. 患者的总分是由每项预后因素的得分相加得到的。总分 0 ~ 8 为低危；>8 为高危。

b. 时间间隔（月）：上一次妊娠结束和化疗开始之间的间隔时间。

HCG：人绒毛膜促性腺激素。

与本患者有类似临床表现的患者中，大约有 15% 的患者在化疗的早期死亡，常常死于肺出血。因此，一些临床医师主张初次治疗应采用一些比较缓和的方法，以避免肿瘤溶解过快。

不论患者的诊断和预后如何，所有接受全身化疗的患者在血 β-HCG 人绒毛膜促性腺水平恢复正常之后，应该继续治疗 3 ~ 4 个周期（6 ~ 8 周）。治疗期间每周都必须监测血 β-HCG 水平，若呈现出平台期或者升高表明治疗失败。侵蚀性葡萄胎患者对甲氨蝶呤耐药，仍为低危，并且 β-HCG 低于 100 的可以单用放线菌素 D 作为补救治疗。否则，需要再应用 EMA/CO 方案治疗。

对EMA/CO方案耐药的患者可以应用EMA/EP方案（第1周用依托泊苷、甲氨蝶呤和放线菌素D；第2周应用依托泊苷和顺铂）进行补救。PSTTs复发率高，并且更容易对化疗药物发生耐药，因此所有PSTTs患者均应行子宫切除术，然后尽早应用EMA/EP方案等以铂类制剂为基础的化疗方案。

生育问题常常是困扰患者的难题。目前推荐最好在GTD治疗1～2年之后再考虑妊娠。这段时间包括了患者复发风险最高的时间（这段时间内应进行密切监测，包括β-HCG的监测）。这段严密观察期间，推荐采用口服避孕药或工具避孕。以上讨论的用于该病的联合化疗方案虽然可能加速绝经的进程，但并不会增高不育风险。

本例患者经历了一个复杂的治疗过程。由于中枢神经系统受累，她被立即收入院，并且接受了含大剂量甲氨蝶呤的EMA方案化疗。该患者对化疗较敏感，应用EMA 1个周期之后，β-HCG水平降至116 066。由于显著的血小板减少、肺水肿并且担心出现肺出血，因此停用了第1周的CO。最终，该患者共接受了4个周期的EMA/CO方案化疗，之后血β-HCG水平达到一个平台期。因此，改用EMA/EP方案继续治疗，β-HCG水平进一步下降，但是由于并发急性肾衰竭、严重的黏膜炎和持续性中性粒细胞减少症等再次入院治疗。该患者血β-HCG水平仍然轻度升高，因此她接受了3个周期的卡铂和紫杉醇进行巩固治疗，之后血β-HCG转阴。目前，本患者已经痊愈，口服避孕药2年未出现复发。

临床要点

1. 绒毛膜癌是一个需要立即进行评估和治疗的临床急症。
2. 对于妊娠滋养细胞疾病，增高的血清 β-HCG水平必须经尿妊娠试验加以证实，才能开始治疗。
3. 在治疗期间必须密切监测 β-HCG 水平以了解治疗效果。推荐持续监测 β-HCG 水平直至治疗后 1 ~ 2 年。

（孔圆译　徐冰校）

参考文献

1. Altieri A, Franceschi S, Ferlay J, et al: Epidemiology and aetiology of gestational trophoblastic diseases. Lancet 4:670-678, 2003.
2. Bentley RC: Pathology of gestational trophoblastic disease. Clin Obstet Gynecol 46:513-522, 2003.
3. Wright JD, Mutch DG: Treatment of high-risk gestational trophoblastic tumors. Clin Obstet Gynecol 46:593-606, 2003.
4. McNeish IA, Stickland S, Holden L, et al: Low-risk persistent gestational trophoblastic disease: Outcome after initial treatment with low-dose methotrexate and folinic acid from 1992 to 2000. J Clin Oncol 20:1838-1844, 2002.
5. Cohn D, Herzog TJ: Gestational trophoblastic diseases: New standards for therapy. Curr Opin Oncol 12:492-496, 2000.

病例 72　左腿肿物

Mark Fleming

患者男性，58岁，主因左腿后部灼痛肿胀就诊。既往体健。否认外伤史。发病初期无局部无力、疼痛及麻木，几周后症状加重，疼痛向下肢放射，走路时疼痛加剧。

体格检查：

一般状况：营养良好，无急性面容。生命体征：T37℃，BP124/82mmHg，P96 次 / 分。心血管系统：心率正常，节律规整，未闻及杂音。胸部：双肺呼吸音清。四肢：左腿后部可触及一个16cm × 12cm 大小肿块，质硬，伴有红斑；Homans 征阴性。

实验室检查：

肝功能检查：正常。肿物中心活检免疫组织化学检查：波形蛋白弥散阳性，局灶性平滑肌动蛋白（SMA）阳性，结蛋白阴性，S100 蛋白阴性，细胞角蛋白阴性。

问题：

最可能的诊断是什么？在进行推荐性治疗前还需作哪些诊断性检查？

回答：

本患者为高度恶性软组织肉瘤。推荐的诊断性检查包括：腿部核磁共振（MRI）以评价局部病灶的严重程度，以及胸部CT扫描以确定是否发生转移。

讨论：

本患者具有高度恶性软组织肉瘤（STS）的典型表现：无痛、进行性生长的肢端软组织肿块，多发于50岁以上的患者。成人软组织肉瘤较骨肉瘤更常见（儿童相反）。大多数类型的软组织肉瘤都原发于四肢，下肢比上肢多见。软组织肉瘤（按发病率递减顺序）也见于腹腔和腹膜后，躯干和胸部，及头颈部。

MRI已成为确定软组织肿瘤和邻近结构解剖关系的首选方法。目前，有50多种不同亚型的软组织肉瘤，需要根据病理学诊断来制定合理的治疗方案。软组织肉瘤中心活检与结缔组织的免疫组化结果相一致，例如，波形蛋白和平滑肌动蛋白阳性。大约15%肉瘤的发生与特定的染色体易位有关，包括尤文肉瘤/原始神经内分泌瘤常伴t（11；22）、透明细胞肉瘤常伴t（12；22）、促纤维组织增生性小圆细胞瘤常伴t（11；22）。预后因素包括肉瘤分级和组织学亚型。目前具有多个评价肉瘤等级的评分系统，包括分为低、中、高三个级别，或分为1～4级。美国癌症联合委员会综合考虑原发肿瘤大小（＞5cm）、部位及侵犯程度（浸润带）对软组织肉瘤进行分期。

手术治疗是局限性软组织肉瘤的首选治疗方法。已经证实，保留肢体的手术联合放疗与单一截肢手术疗效相当，因此目前多选用前者以保留肢体功能。对软组织肉瘤的原发部位进行放疗，是大于5cm的肢体或躯干肉瘤的标准治疗方案，而与肿瘤分级无关。目前对辅助性化疗在局限性软组织肉瘤中的作用，仍存在争议。

肺是最常见的转移部位。因此，当原发部位有转移的潜在可能时（例如，＞5cm）必须进行胸部CT检查。对转移性软组织肉瘤采用姑息性治疗（非根治性治疗），可以包括全身化疗（经典方案是联合使用蒽环类药物和异环磷酰胺）。

本例患者已实行手术成功切除肿瘤，下肢功能保留完整，术后康复同时给予腿部放疗。

临床要点

1．多数成人软组织肉瘤发生于四肢。最常见的转移部位是肺。
2．大约15%肉瘤的发生与特定的染色体易位有关（多于任何一种实体瘤）。
3．手术治疗是成人软组织肉瘤的首选治疗方法。与截肢术相比，保留肢体的手术联合放疗能够保留肢体功能，通常优先选用。
4．对转移性软组织肉瘤采用姑息性化疗方案，经典方案是蒽环类药物和异环磷酰胺联合使用。

（孔圆译　张剑权校）

参考文献

1．Bennicelli JL, Barr FG: Chromosomal translocations and sarcomas. Curr Opin Oncol 14:412-419, 2002.
2．Brennan MF, Alektiar K, Maki RG: Soft tissue sarcoma. In DeVita VT Jr, Hellman S, Rosenberg S (eds): Cancer: Principles and Practice of Oncology, 6th ed. Philadelphia, Lippincott, Williams & Wilkins, 2001, pp 1841-1891.
3．Singer S, Demetri, Baldini E: Management of soft-tissue sarcomas: An overview and update. Lancet 1:75-85, 2000.
4．Sarcoma Meta-Analysis Collaboration: Adjuvant chemotherapy for adult soft tissue sarcoma of adults: Meta-analysis of individual data. Lancet 350:1647-1654, 1997.

病例 73　体重减轻和胃部肿块

Michael Danso

患者女性，81 岁，主因进行性体重减轻、饱胀感 9 个月就诊。既往有牛皮癣性关节病和中重度脊柱后凸史。

体格检查：

T 36.6℃，P 80 次 / 分，BP130/70mmHg。淋巴结：无浅表淋巴结肿大。腹部：未触及脏器肿大及异常包块。肌肉与骨骼：重度脊柱后凸。

实验室检查：

全血细胞计数：正常。生化全项：正常。腹部CT示：胃后壁有一直径6cm的卵圆形光滑肿物（见图）。内窥镜检查肿物活检示：密集的非典型淋巴细胞浸润，CD20阳性；CD5阳性、CD10阳性；细胞周期素（cyclin）D1 染色阴性。

问题：

最可能的诊断是什么？还需通过哪种染色方法来预测首次治疗的效果？

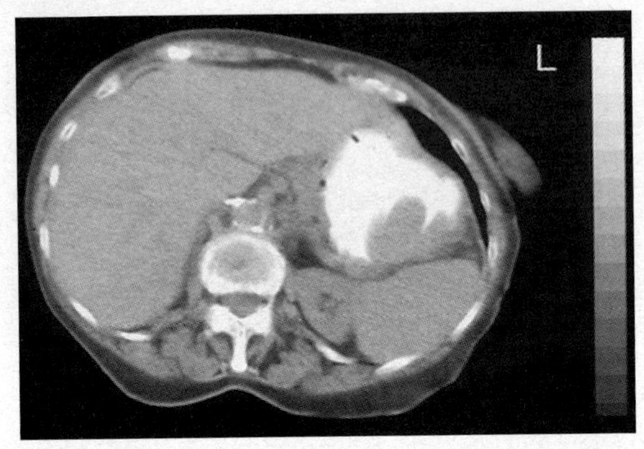

回答：

最可能的诊断是胃黏膜相关淋巴组织（MALT）淋巴瘤。需要进行检测幽门螺杆菌的特殊染色检查。

讨论：

尽管淋巴结外的边缘带 B 细胞淋巴瘤最常发生于胃，其他部位如唾液腺、甲状腺和肺也可发生。这些部位的慢性炎症或感染包括胃幽门螺杆菌感染、滤泡性支气管扩张、累及唾液腺的干燥综合征和累及甲状腺的桥本甲状腺炎，这些部位 T 细胞的慢性激活引起细胞因子释放，刺激边缘区B细胞发生克隆性增生。92% 的胃 MALT 与幽门螺杆菌感染有关。

该病的临床表现有上腹痛、消化不良、食欲减退、恶心和消化道出血。辅助检查包括胸部、腹部和盆腔CT扫描，上消化道内窥镜检查并取多处活检和幽门螺杆菌的特殊染色。在分子水平上，40% 的 MALT 存在 t（11；18）易位。这种易位与 BCL-10 过度表达有关，该类患者更容易发生胃外转移。

胃 MALT 的最初治疗应包括根治幽门螺杆菌的抗生素治疗。例如应用克拉霉素、甲硝唑和奥美拉唑每日两次持续14天。抗生素治疗可使60% ~ 80% 的患者达到缓解。若首次治疗根治幽门螺杆菌失败，应该换用其他的抗生素进行第二疗程治疗。但是，存在t(11,18)易位肿瘤的发生常常与幽门螺杆菌产生的“抗原驱动”作用无关，因此，该易位的存在强烈预示抗生素治疗无效，疾病已播散至区缘淋巴结。

经过两个疗程抗生素治疗仍未达缓解的患者，应重新进行活检以明确是否已经转化为大细胞性淋巴瘤。抗生素治疗无效的患者，应接受胃切除术、胃放疗等局部治疗。单用苯丁酸氮芥或环磷酰胺化疗有效，但是近来单用美罗华取得了更加令人欣慰的疗效，因此，目前多用美罗华来替代传统化疗。若已经发生转化，本病的标准治疗方案为美罗华、环磷酰胺、阿霉素、长春新碱和强的松的联合应用（R-CHOP)。

本例患者幽门螺杆菌染色阴性。经过两个疗程抗生素治疗仍未达缓解，因此应进行放疗。但是，患者存在严重的脊柱后凸，左肾与胃非常接近，因此不适宜接受放疗。目前，患者正在接受美罗华单药治疗，疗效良好。

临床要点

1. 90%以上胃黏膜相关淋巴组织淋巴瘤的发生与幽门螺杆菌感染有关。
2. 40% 的胃黏膜相关淋巴组织淋巴瘤存在 t（11；18）易位。该易位的存在强烈预示抗生素治疗无效。
3. 抗生素治疗可使 60% ~ 80% 的患者达到缓解。
4. 经过 2 个疗程抗生素治疗仍未达缓解的患者，应进行胃放疗等局部治疗。

（孔圆译　王志东校）

参考文献

1．Schechter NR, Yahalom J: Low-grade MALT lymphoma of the stomach: A review of treatment options. Int J Radiat Oncol Biol Phys 46(5):1093-1103, 2000

病例 74　血　便

Matthew Fury

患者女性，35 岁，主因间断血便数周前来就诊。近一段时间排便时疼痛进行性加剧，一周前出现肛区异物感。既往无性病和肛门生殖器疾病史。

体格检查：

T 37℃，BP 98/65 mmHg， P 92次/分。一般状况：发育良好，无急性面容。头颅和五官：巩膜无黄染，口咽部正常，无淋巴结肿大。胸部：双肺呼吸音清晰。腹部：肠鸣音正常存在，腹软，无压痛，无腹胀，未触及脏器肿大。

直肠：距齿状线边缘约 1 ～ 2cm 肛管前壁可触及结节状肿物。四肢：无杵状指、无发绀或水肿。

实验室检查：

全血细胞计数、生化全项、肝功能和凝血功能：正常。直肠内超声：齿状线远端可见一个 2cm 大小的结节状溃疡物。肛管肿物活检：鳞状细胞癌，分化不良。

问题：

肛管癌的危险因素是什么？该患者正确的初始治疗方案是什么？

回答：

肛门生殖器疣和乳头瘤病毒（尤其是第16型）是很强的危险因素。其他危险因素包括曾患有性病、肛交和器官移植后长期接受免疫抑制剂治疗，吸烟也是可能的危险因素。痔和肛裂不增加患肛管癌的风险。新辅助放化疗是本患者最佳的初始治疗方案。

讨论：

美国每年有 4 000 人患肛管癌。其中 80% ～ 85% 为鳞状细胞癌。大约 15% 的肛管肿瘤是腺癌，可按照直肠癌进行治疗。少见的组织类型包括：黑色素瘤、神经内分泌肿瘤和肉瘤。

肛管癌必须与肛管边缘区肿瘤相鉴别，后者属于皮肤癌，应行局部切除治疗。多年来，肛管较大肿瘤的标准治疗方案为经腹切除术（abdominoperineal resection，APR）和永久性结肠造瘘术，5 年生存率为 40% ～ 70%。目前的标准治疗方案是对放化疗不能控制的患者才进行 APR 治疗。有两项随机临床试验对本病患者分别应用联合放化疗和单独应用放疗作为初始治疗的疗效进行了比较，两项研究结果均显示，新辅助放化疗可使很多患者避免进行结肠造瘘术，而且并不降低患者的总体生存率。

Bartelink 和他的同事们将 T_3/T_4 期肿瘤或发生淋巴结转移的110名患者随机分为两组，分别接受联合放化疗或仅接受放疗治疗。联合放化疗中的化疗方案是 5- 氟尿嘧啶和丝裂霉素联合化疗。给予 45cGY 放疗 5 周以上，随后给予一个冲击量化疗。中位随访3.5年，病变局部控制率在联合放化疗组和仅接受放疗组分别为 58% 和 39%。

英国的一项更大规模的研究得出了相似的结果：将 585 例患者随机分为仅接受放疗组或放疗联合 5- 氟尿嘧啶和丝裂霉素化疗组。中位随访3.5年，与仅接受放疗相比，接受联合放化疗后再进行结肠造瘘术的相对危险度为0.56。两组患者的总体生存率没有显著性差异。两个试验均证实，联合放化疗可使大部分患者避免进行经腹切除术和永久性结肠造瘘术，而且并不降低患者的总体生存率。

Flam 和同事们报道，若在联合放化疗中不使用丝裂霉素，不接受结肠造瘘术患者的生存率明显下降。因此，标准的放化疗方案仍为5-氟尿嘧啶和丝裂霉素联合化疗。丝裂霉素毒性很强，而且不是放射治疗增敏剂。顺铂则可作为有效的放射治疗增敏剂。目前进行的临床随机试验将有助于阐明5-氟尿嘧啶联合顺铂方案是否比5-氟尿嘧啶联合丝裂霉素方案更适合作为肛管癌的新辅助放化疗方案。患者每天接受 180cGy，共 28 次放疗，总剂量 4 500 ～ 5 040cGy。放疗野应包括腹股沟淋巴结。化疗方案为丝裂霉素［第 1 周和第 5 周，每周 1 天，8 ～ 10mg/（m^2 · d）］和 5- 氟尿嘧啶［第 1 周和第 5 周，每周 4 或 5 天，1000mg/（m^2 · d）］。

本例患者接受了 5- 氟尿嘧啶加丝裂霉素的联合放化疗治疗，并且由于出现肛管癌局部复发，接受了手术切除治疗。

临床要点

1. 肛管腺癌与直肠癌的治疗相似。
2. 肛管边缘区肿瘤属于皮肤癌，应行局部切除治疗。
3. 5- 氟尿嘧啶加丝裂霉素的联合放化疗，可使大部分肛管鳞状细胞癌患者避免进行经腹切除术和永久性结肠造瘘术，而且并不降低患者的生存率。

（孔圆译　张剑权校）

参考文献

1. Esiashvili N, Landry J, Matthew RH: Carcinoma of the anus: Strategies in management. Oncologist 7:188-199, 2002.
2. Ryan DP, Compton CC, Mayer RJ: Carcinoma of the anal canal. N Engl J Med 342:792-800, 2000.
3. Bartelink H, Roelofsen F, Eschwege F, et al: Concomitant radiotherapy and chemotherapy is superior to radiotherapy alone in the treatment of locally advanced anal cancer: Results of a phase III randomized trial of the

European Organization for Research and Treatment of Cancer Radiotherapy and Gastrointestinal Cooperative Groups. J Clin Oncol 15:2040-2049, 1997.

4. Flam M, John M, Pajak TF, et al: Role of mitomycin in combination with fluorouracil and radiotherapy, and of salvage chemoradiation in the definitive nonsurgical treatment of epidermoid carcinoma of the anal canal: Results of a phase III randomized intergroup study. J Clin Oncol 14: 2527-2539, 1996.
5. UKCCCR Anal Cancer Working Party: Epidermoid anal cancer: Results from the UKCCCR randomized trial of radiotherapy alone versus radiotherapy, 5-fluorouracil, and mitomycin. Lancet 348:1049-1054, 1996.

病例 75　乙型肝炎和肝细胞癌患者部分肝切除术后复发

Tiffany Traina

患者男性，74岁，俄罗斯人，既往有乙型肝炎病史，在常规体检时发现患有肝细胞癌（HCC）。对局部病变行部分肝切除术，术后2年肝内肿瘤复发。尽管已行酒精注射、肝动脉栓塞等局部治疗，后来又出现了顶骨转移。在孤立的顶骨转移瘤切除后12个月内，出现逐渐加重的腹痛，并发现肝尾叶肿瘤复发。

体格检查：

T37.4℃，BP135/75mmHg，P84次/分。一般状况：营养良好。头颅和五官：巩膜轻度黄染，枕部头皮切口愈合良好，扁桃体及甲状腺未见异常。心血管系统：心率正常，节律规整，未闻及杂音。胸部：双肺呼吸音清。腹部：肝切除术切口愈合良好，肝脏于肋缘下2cm可触及，无腹水。四肢：无杵状指、发绀及水肿。皮肤：无黄疸、蜘蛛痣、瘀点及脐周静脉曲张。

实验室检查：

全血细胞计数：正常，血小板144 000/μl。生化全项：正常。甲胎蛋白：4 000ng/ml。总胆红素：2.1mg/dl。白蛋白：3.8g/dl。凝血酶原时间：15.1s。胸、腹及盆腔CT（见图）：肝右叶切除术后改变，伴肝左叶肥大；肝左叶内侧段可见两个非增强低密度团块，体积较上次检查时缩小、与上次栓塞时一致；临近右侧肿瘤切除边缘外侧面可见一2.9cm × 1.6 cm大小的稳定软组织块；尾叶可见一 2.8cm × 1.9 cm 大小的新生富血管团块，考虑为新发的肝细胞癌。

问题：

病毒性肝炎与肝细胞癌的发病有何相关性？化疗在肝细胞癌治疗中的作用？

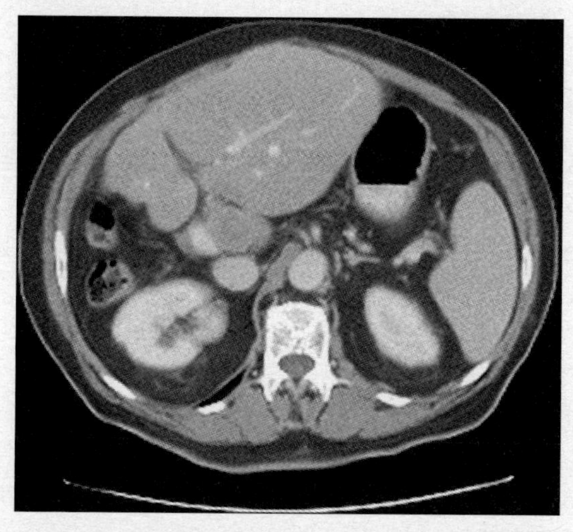

回答：

在世界范围内，病毒性肝炎是引起肝细胞癌的一个主要原因。单纯化疗对肝细胞癌治疗无效；但是，联合化疗已取得了一定疗效。

讨论：

在世界范围内，肝细胞癌是最常见的恶性肿瘤之一，每年导致 1 000 000 人死亡。尽管美国自 1981 年至 1995 年肝细胞癌相关的发病率和死亡率增加了1倍，但西非和中国仍然是本病发病率最高的地区。与肝细胞癌的发生有关的危险因素包括：病毒感染（乙型和丙型病毒性肝炎）、毒素（如黄曲霉毒素、酒精所致的肝硬化）及代谢紊乱（比如：血色素沉着症、α-1-抗胰蛋白酶缺乏、Wilson 病）。

在世界范围内，乙型和丙型病毒性肝炎的流行是导致肝细胞癌发生最重要的因素。乙型病毒性肝炎的发病率与肝细胞癌的发病率具有相同的地区分布。在特定地区，大约 90% 的肝细胞癌患者感染有乙型肝炎病毒。抗原持续阳性和慢性活动性肝炎的患者发生肝细胞癌的风险增加了9倍。除此以外，在感染乙型肝炎病毒后饮酒将使发生肝细胞癌的风险明显增加（相差 7.3 倍）。

在世界的很多地区，慢性丙型肝炎病毒感染已成为肝细胞癌发生最重要的危险因素。在美国，已有3 900 000 人感染了丙型肝炎病毒。其中的 85% 的患者在 10 年内将发展为慢性肝炎，20% 将发展为肝硬化。与乙型肝炎病毒感染不同，从丙型肝炎病毒感染发展而来的肝细胞癌患者几乎全部都已发生肝硬化。每年有 3% ~ 4% 的代偿性肝硬化患者发生肝细胞癌。

在认真制定肝细胞癌的治疗方案时，肿瘤科医师不仅要考虑病毒性肝炎在肝细胞癌发病机制中的重要性，还要兼顾慢性肝病及肝硬化所导致的后果。治疗措施的选择是由疾病程度及患者的肝脏储备功能决定的。TNM 分期可用来评估疾病的严重程度，但是不能同时对肝功能进行评价，因此TNM分期的应用受到了限制。已有数个肝细胞癌的预后评分系统试图对肝硬化程度进行分层，包括：修订的Child-Pugh分级、Okuda系统、Cancer of the Liver Italian Program(CLIP)评分、Barcelona分级及法国预后分级。所有的评分系统均显示，当肝脏储备功能下降时，中位生存期和总体生存率也相应下降。

手术治疗可能是治愈肝细胞癌的唯一手段。但是仅有不到30% 的肝细胞癌患者的肿瘤可被切除。切除术的禁忌证包括：有肝外疾病、肝脏储备功能较差、肝内多发病灶及门静脉主干受累。处于 Child-Pugh 分级 A ～ B 级的患者应行部分肝切除术，其 5 年总体生存率为 35% ～ 50%。

原位肝移植可选择性地提高较小肿瘤患者（单个肿瘤小于5cm或肿瘤总数少于3个且均小于3cm）和中～重度肝硬化患者的生存率（5 年生存率为 70%）。但是，供体的来源受限、手术相关死亡率较高及系统性免疫抑制作用的存在，限制了肝移植的广泛开展。有趣的是，具有肝移植适应证的肿瘤患者，接受肝切除术与接受肝移植具有相似的生存率。

尽管尚无临床试验对烧灼处理方法与手术治疗在局限性肝细胞癌中的疗效进行随机对照研究，但是已经建立了数种治疗局限性肝细胞癌的烧灼处理方法。局部烧灼治疗包括经皮酒精注射、冷冻疗法、射频烧灼、微波凝固及激光凝固疗法。也在尝试应用局部损伤化疗和瘤内注射^{90}Y微球疗法进行局部治疗。不幸的是，尚无足够的数据来对不同的烧灼处理方法之间，以及烧灼处理方法与手术治疗在肝细胞癌中的疗效进行对比研究。

肝细胞癌治愈后的高复发率推动了辅助或新辅助全身治疗的研究。然而，大量的随机研究表明，将全身化疗作为主要治疗或辅助性治疗手段均不能提高生存率。全身化疗在进展期肝细胞癌中的应用也未能得出令人满意的结果。阿霉素、氟尿嘧啶和顺铂等药物的部分缓解率大约为 10%。化疗对肝细胞癌无效是由多种因素造成的。肝细胞癌细胞过度表达MDR-1和P-糖蛋白等多药耐药基因，而且二氢嘧啶脱氢酶水平增高。此外，由于存在肝功能不全，一些具有潜在毒性的药物常常需要减量使用。2,2-

二氟脱氧胞嘧啶核苷和依立替康等新药也未能提高缓解率。

已经证实，以顺铂为基础加用干扰素的联合化疗方案可以提高进展期肝细胞癌的缓解率。在一项研究中，对50例患者应用PIAF方案（顺铂、α-干扰素、阿霉素及注射用5-氟尿嘧啶）进行化疗，共有13例（26%）患者达到缓解；其中9例患者进一步行手术切除，而且4例患者（44%）组织学检查未发现肝细胞癌的证据。一项对PIAF方案与单用阿霉素的疗效进行比较的Ⅲ期临床试验正在进行中。

本例患者经多种局部治疗后仍出现复发性肝细胞癌。由于尚无针对进展期转移性肝细胞癌的标准性全身治疗方案，故给予本患者一种新的生物制剂进行临床试验研究。进展期肝癌患者为新的生物制剂、药物或现有药物的复合制剂、放射增敏剂和放疗临床试验的候选者。接受上述研究，患者的病情有时能够减轻。

临床要点

1. 由于乙型病毒性肝炎和丙型病毒性肝炎的流行，在美国乃至世界范围内肝细胞癌的发病率有上升的趋势。
2. 手术治疗可能是治愈肝细胞癌的唯一手段。
3. 正确评价患者的肝脏储备功能，对于判断患者对治疗的耐受能力，并使患者最终从治疗中获益非常重要。
4. 在早期研究中，PIAF方案（顺铂、α-干扰素、阿霉素及注射用5-氟尿嘧啶）已得出令人欣慰的结果：缓解率约为26%。一项对PIAF方案与单用阿霉素的疗效进行比较的III期临床试验正在进行中。

（孔圆译　张剑权校）

参考文献

1. Levy I, Sherman M; and Liver Cancer Study Group of the University of Toronto: Staging of hepatocellular carcinoma: Assessment of the CLIP, Okuda, and Child-Pugh staging systems in a cohort of 257 patients in Toronto. Gut 50:881-885, 2002.
2. El-Serag HB, Mason AC: Rising incidence of hepatocellular carcinoma in the United States. N Engl J Med 340(10):745-750, 1999.
3. Leung TW, Patt YZ, Lau WY, et al: Complete pathological remission is possible with systemic combination chemotherapy for inoperable hepatocellular carcinoma. Clin Cancer Res 5(7):1676-1681, 1999.
4. Poon RT, Fan ST, Lo CM, et al: Intrahepatic recurrence after curative resection of hepatocellular carcinoma: Long-term results of treatment and prognostic factors. Ann Surg 229(2):216-222, 1999.
5. Tagger A, Donato F, Ribero ML, et al: Case-control study on hepatitis C virus as a risk factor for hepatocellular carcinoma: The role of HCV genotypes and the synergism with hepatitis B virus and alcohol. Int J Cancer 81(5):695-699, 1999.